En tullut opettamaan sinua.
Tulin rakastamaan sinua.
Rakkaus opettaa sinua.

ILMAINEN BONUS

Tutustu muinaisiin parantamisen salaisuuksiin, jotka voivat muuttaa elämäsi.

Onko sinulla tai jollakulla rakkaallasi jokin haaste:

- ✓ Fyysinen
- ✓ Psyykkinen
- ✓ Emotionaalinen
- ✓ Henkinen

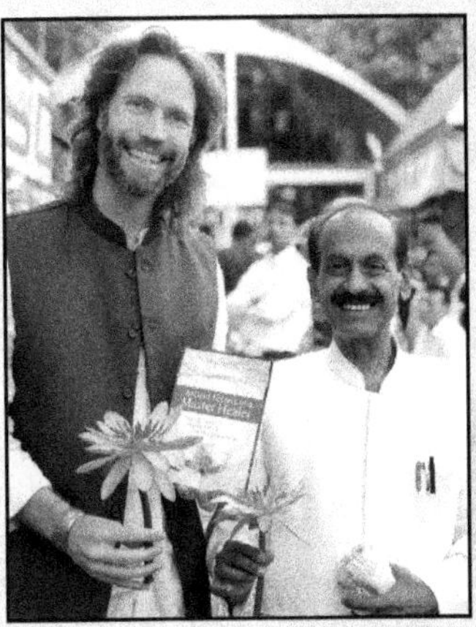

Tohtori Clint G. Rogers &
Dr. Naram

Haluatko helpotusta vaivaan, joka on vaivannut sinua jo vuosia?

Lahjana sinulle, löydät ILMAISELTA jäsensivustoltamme tämän kirjan kaikki linkit, videot ja lähteet.

Voit rekisteröityä osoitteessa:
www.MyAncientSecrets.com/Belong

ILMAISELLA JÄSENSIVUSTOLLA löydät mm. seuraavat aiheet?:

- ✓ Miten vähentää ahdistusta nopeasti
- ✓ Miten laihtua ja pitää paino kurissa
- ✓ Miten lisätä energiaa ja vastustuskykyä
- ✓ Miten lievittää nivelkipuja ruokavalion avulla
- ✓ Miten parantaa muistia ja keskittymiskykyä
- ✓ Miten löytää elämän tarkoitus
- ✓ Ja paljon muuta...

Auttaaksesi itseäsi ja muita saat jokaiseen lukuun liittyvät videot, jotka havainnollistavat tämän kirjan salaisuuksia.

Lisäksi voit kokeilla voimallista peliä, jonka nimi on 30 päivää iki-aikaisen salaisen voimasi avaamiseen. Pelatessasi tulet huomaamaan miten voit välittömästi soveltaa muinaisia parantavia salaisuuksia elämässäsi. (HUOMAUTUS: Tämä sisältää pidemmälle edennyttä materiaalia, jota ei löydy kirjasta.)

Tutustu osoitteessa: MyAncientSecrets.com/Belong

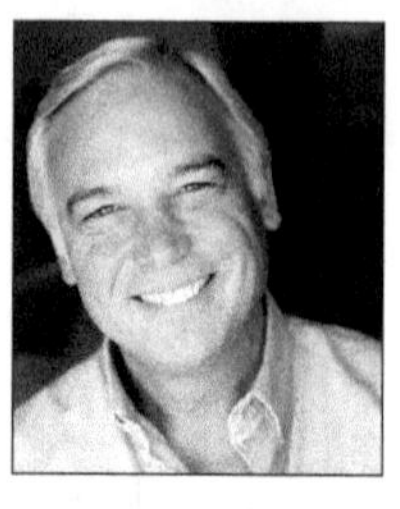

"Tunnen Dr. Naramin, joka on vaikuttava ihminen ja innostuin todella, kun kuulin, että tohtori Clint G. Rogers oli kirjoittanut tämän kirjan hänen muinaisista parantavista salaisuuksistaan. Useimmat ihmiset eivät saa edes kolmea minuuttia Dr. Naramin kanssa, mutta tämän kirjan avulla kuka tahansa voi olla mukana matkassa kokemassa valtavaa iloa, rauhaa, selkeyttä ja syvää viisautta hänen kanssaan. Se kaikki on tallennettu loistavasti tähän kirjaan, joka on ilmiömäinen lahja maailmalle. Tee itsellesi palvelus ja lue tämä kirja." *

– Jack Canfield (menestysjohtaja ja *Chicken Soup for the Soul* -kirjan toinen kirjoittaja).

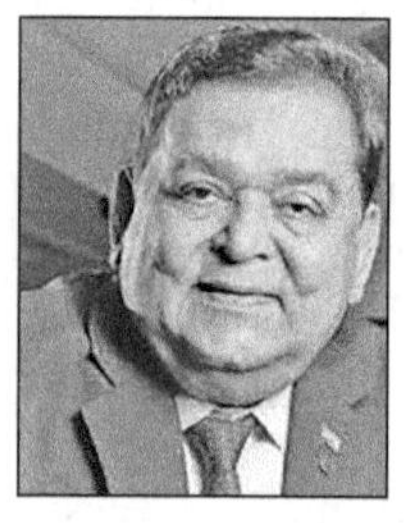

"Olen tuntenut Dr. Naramin yli 30 vuotta ja nähnyt, miten hänen tavoitteensa levittää paranemista on kasvanut maailmanlaajuisesti edistäen muinaisten parantavien opetusten merkitystä nyky-yhteiskunnassa. Dr. Naram on palauttanut sukupolvien saatossa kadonneita muinaisia parantamisen käytäntöjä maailmaan. Olen varma, että kun löydät tästä kirjasta jokapäiväisessä elämässäsi sovellettavia muinaisen viisauden helmiä, pidät tätä yliopistotutkija Dr. Clint G. Rogersin kirjoittamaa tositarinaa kiehtovana ja inspiroivana." *

– A.M. Naik (Larsen & Toubro hallituksen puheenjohtaja, yksi Intian ja maailman arvostetuimmista toimitusjohtajista)

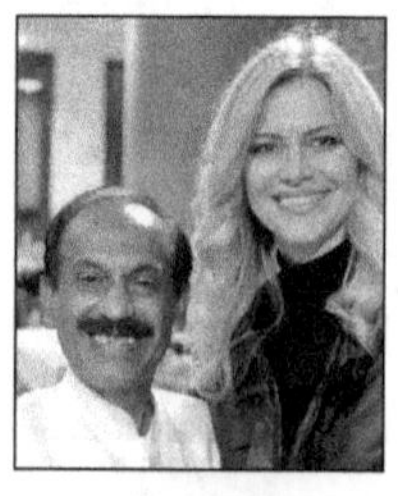

"Tämä kirja, *Mestariparantajan ikiaikaiset salaisuudet*, on kuin valonsäde ihmisille. Yksinkertaisesti rakastuin siihen. Se on niin kauniisti kirjoitettu ja antaa paljon toivoa sitä tarvitseville ihmisille. En halunnut, että se loppuisi! Oivalsin, että Amrapalin salaisuuden oppiminen on "se juttu"?. Tämä on ehdottomasti yksi lempikirjoistani." *

– Arianna Novacco (Miss Maailma Italia, 1994).

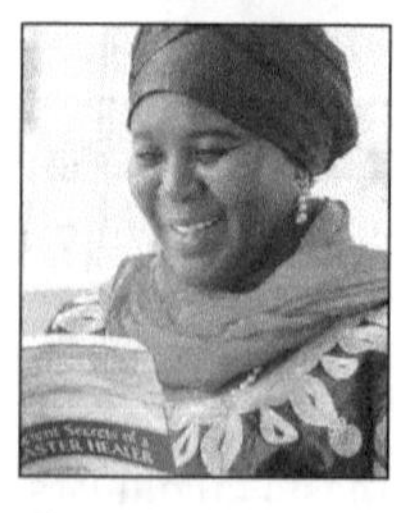

"Tämä mahtava kirja tulee muuttamaan niin monen elämän ympäri maailmaa. Koraanissa ja Hadithissa puhutaan terveydestä, ja profeetta Profeetta Muhammad (rauha hänelle) sanoi: Jumala ei ole lähettänyt mitään sairautta lähettämättä siihen parannuskeinoa (Hadith nro 5354). Tässä kirjassa kuvattujen ikivanhojen viisauksien avulla todella monet ihmiset tulevat löytämään parannuskeinon! Rukoilen, että yhä useammat ihmiset omistautuvat elämässään tälle ikivanhalle tieteelle oppiakseen ja jakavat tätä tietoa auttaakseen ihmisiä kaikkialla Afrikassa ja maailmassa." *

– Hänen ylhäisyytensä Dr. Batilda Salha Burian (Tansanian entinen suurlähettiläs Japanissa, Australiassa, Uudessa-Seelannissa ja Etelä-Koreassa).

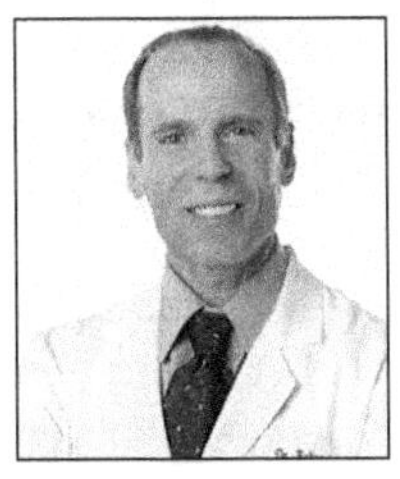

"Merkittävät tarinat ihmisistä, jotka ovat parantaneet kaikenlaisia sairauksia ja tauteja, eivät ole 'lääketieteellisiä ihmeitä'. Tällaiset tulokset ovat ennustettavissa, kun noudatetaan tiettyjä periaatteita. Terveys on oikeutesi. Clint on totuuden etsijä, jonka uteliaisuus on johdattanut hänet ainutlaatuiselle polulle ja tärkeään tehtävään. Hänen tietonsa hyödyllisistä, mutta yleisesti tuntemattomista muinaisista parantavista tekniikoista on vaikuttavaa. Toivotan hänelle ja hänen kirjalleen kaikkea hyvää sekä hänen missiolleen ylipäätään auttaa ihmiskuntaa." *
– Joel Fuhrman, M.D. (Ravitsemustutkimus Säätiön puheenjohtaja ja kuusi kertaa *NY Timesin* myydyin kirjailija)

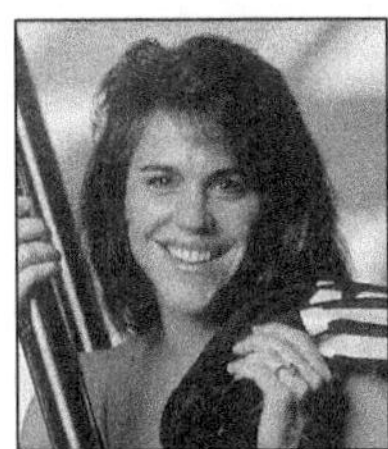

"Vau! Tämä kirja, Parantajamestarin ikiaikaiset salaisuudet on käänteentekevä useimmille ihmisille ja heidän käsitykselleen elämästä ja terveydestä. Jokaisella tarinalla on suuresti elämää muuttava vaikutus. Jokaista sivua lukiessani, ajattelin miten paljon haluan poikani ja kaikkien rakastamieni ihmisten lukevan tämän." *
– Wendy Lucero-Schayes, olympiakilpailija, sukelluksen yhdeksänkertainen kansallinen mestari)

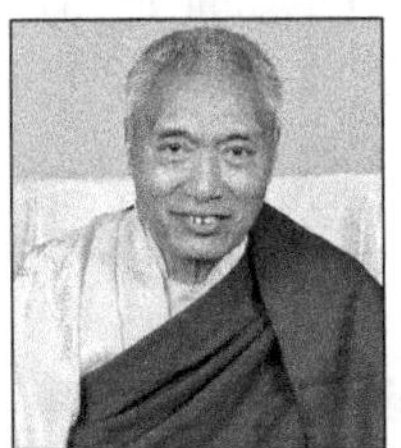

"Tässä kirjassa seurataan vanhoja perinteisiä parantamismenetelmiä erittäin hyvin. Dr. Naram on kuin hyvä professori, joka tuntee ikivanhojen rohtojen oikeat valmistusmenetelmät käyttäen oikeita ainesosia ja auttaakseen näin muita parantumaan syvästi ilman sivuvaikutuksia. Minullakin oli vatsaongelmia, diabetesta ja myös verenpaineongelmia. Mutta voin paljon paremmin saatuani Dr. Naramin hoitoja kolmen vuoden ajan. Se auttoi minua suuresti, ja voin nyt hyvin." *
– Hänen eminenssi Namkha Drimed Ranjam Rinpoche (Nyingma Vajrayana Buddhalaisuuden Ripa-linjan korkein johtaja,)

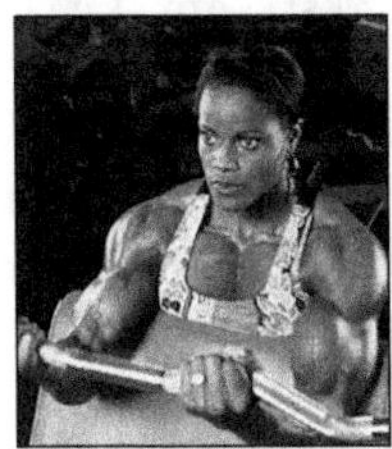

"Olen innoissani voidessani jakaa nämä viisaudet muiden kanssa ja siitä, että tämän muinaisen parantavan tiedon rikkaus leviää kaikkialle maailmaan, koska tiedän, kuinka paljon se on auttanut minua. Minulla oli myoomia ja menetin paljon verta, olin aneeminen. Länsimaiset lääkärit halusivat poistaa kohtuni, mutta uskoin, että jos keho luo ongelman, se voi myös parantaa itsensä. Tavattuani Dr. Naramin, koko ruokavalioni muuttui ja aloin käyttää yrttejä, jotka auttoivat minua puhdistamaan ja ravitsemaan kehoani. Nyt voin ilokseni todeta, että nautin elämästä paljon enemmän. Sen lisäksi, että myoomani katosivat, myös polveni, jotka olivat kärsineet vuosien ammattimaisesta kehonrakennuksesta, paranivat! Se vaatii uskoa ja ajattelutavan muuttamista siitä, mitä oli, siihen, mitä on. Mutta jos sinulla on palava halu, Dr. Naram voi auttaa sinua toteuttamaan unelmasi." *
– Yolanda Hughes kaksinkertainen Ms. International kehonrakennuskilpailun voittaja).

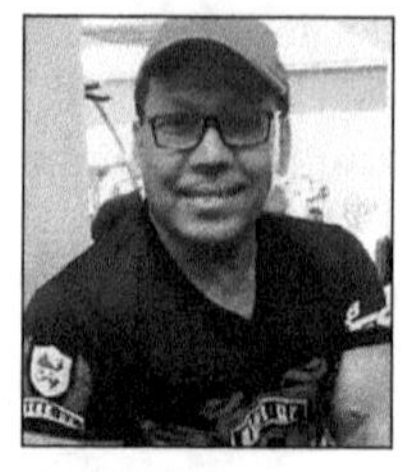

"Ihmiset kutsuvat Dr. Naramia moneksi, mutta minä kutsun häntä parantavaksi gurukseni. Olen käyttänyt vuosien ajan hänen kasviperäisiä lisäravinteitaan tukeakseni luonnollisesti hormoni- ja testosteronitasojani. Olen testauttanut veriarvojani nähdäkseni vaikutuksen ja voin erinomaisesti. 73-vuotiaana käyn edelleen kuntosalilla ja treenaan Mr. World -kilpailuihin. Paljon on kyse positiivisesta ajattelutavasta, ja rakastan sitä, että Dr. Naram antaa minulle keinoja hyvään terveyteen ja unelmieni toteuttamiseen täysin luonnollisella, myrkyttömällä tavalla." *

– Sadanand Gogoi (viisinkertainen Mr. India Masters -voittaja).

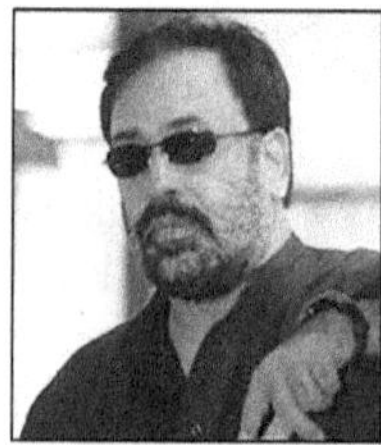

"Kun aloitin lukemisen, en halunnut laskea kirjaa pois käsistäni! Tämä kirja yhdistää loistavasti idän ja lännen, kuten *Autobiography of a Yogi* teki, tavalla, joka on vilpitön, mukaansatempaava ja virkistävä. Tämä kirja tulee leviämään kaikkialle maailmaan ja koskettamaan miljoonien ihmisten elämää, kun Dr. Naramin jakamat muinaiset salaisuudet muuttavat uskomuksiamme terveydestä ja syvemmästä parantumisesta." *

– Pankuj Parashar (taiteilija, muusikko ja Bollywood-elokuvaohjaaja).

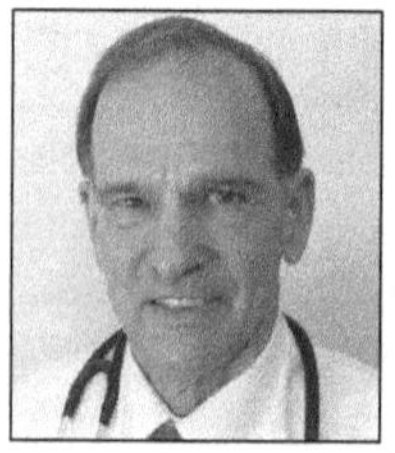

"Jokainen länsimaisen lääketieteen koulutuksen saanut lääkäri arvostaa sen vahvuuksia mutta ymmärtää samalla sen rajoitukset. Einsteinin ajattelu muutti ikuisesti käsitystämme energiasta ja fysiikasta. Totuutta on löydettävissä nykyisen ajattelumme rajojen ulkopuolelta myös lääketieteessä. Mielemme avaaminen tuhansien vuosien aikana kertyneelle tiedolle itämaisesta lääketieteestä tarjoaa mahdollisuuden täydentää ja laajentaa länsimaista lääketiedettä tehokkaammaksi ja parantavammaksi. Tämä kirja, Parantajamestarin ikiaikaiset salaisuudet, on avannut mieleni ja toivottavasti avaa teidänkin mielenne universumiin, jossa on niin paljon, josta voimme edelleen oppia ja hyötyä. " *

– Bill Graden, M.D.

*Lue tämän kirjan lääketieteellinen vastuuvapauslauseke.
Lisää tärkeitä suosituksia tälle kirjalle löytyy osoitteesta MyAncientSecrets.com.

Parantajamestarin
ikiaikaiset salaisuudet

Parantajamestarin
ikiaikaiset salaisuudet

Länsimainen Skeptikko
Itämainen Mestari
Ja Elämän Suurimmat Salaisuudet

CLINT G. ROGERS, PHD

Wisdom of the World Press

PARANTAJAMESTARIN IKIAIKAISET SALAISUUDET
Länsimainen Skeptikko, Itämainen Mestari, Ja Elämän Suurimmat Salaisuudet
by Clint G. Rogers, PhD

Kustantaja Wisdom of the World Press
www.MyAncientSecrets.com

ISBN-13: 978-1-952353-54-3
eISBN: 978-1-952353-44-4

Kannen suunnittelu Daniel O'Guin
Kirjan taitto Christy Collins, Constellation Book Services
Englanninkielinen alkuteos The Ancient Secrets of a Master Healer
Suomentanut Idalotta Backman ja Satu Paavola

Huomautus uusista sanoista: Tässä kirjassa on monta sanaa, jotka todennäköisesti ovat sinulle tuntemattomia – ainakin minulle ne olivat. Kun esimerkiksi kuulin sanan *marmaa* ensimmäisen kerran ajattelin, että se voisi olla mitä vain – jonkinlainen voi, pehmoeläin, tai humalaisen merirosvon äidistään käyttämä sana. ("Aargh, I luv me dear marmaa!). Käy ilmi, ettei se ole mikään näistä. Jotkut sanat saattavat kuulostaa aluksi oudoilta. Teen parhaani kääntääkseni niiden merkityksen, ja mikä kaikkein tärkeintä, selittääkseni mitä ne tarkoittavat. Jokaisessa luvussa on muistiinpanoistani merkintöjä rohdoista, sitaatteja ja kysymyksiä. Kannustan sinua tutustumaan jakamiini tietoihin kuin tutkija. Testaa niitä ja katso mitä tapahtuu. Kirjan lopusta löydät myös asiasanaston.

***Lääketieteellinen vastuuvapauslauseke:** Tämä kirja on tarkoitettu ainoastaan opetustarkoituksiin. Tätä kirjaa ei ole tarkoitus, eikä tule käyttää minkään lääketieteellisen tai emotionaalisen tilan diagnosoimiseen tai hoitamiseen. Kirjailija ei tarjoa lääketieteellisiä neuvoja tai määrää menetelmiä käytettäväksi kehollisiin, emotionaalisiin tai lääketieteellisiin ongelmiin ilman lääkärin neuvoa suoraan eikä epäsuorasti. Hakeudu hyvän lääkärin vastaanotolle saadaksesi neuvoa kyseisiin ongelmiin, erityisesti tilanteissa joihin liittyy lääkityksiä. Kirjailijan ainoa tarkoitus on antaa yleisluontoista tietoa koskien fyysistä, emotionaalista ja henkistä hyvinvointia. Tässä kirjassa kerrotut tapaukset ovat poikkeuksellisia, ja on tärkeätä muistaa, että tulokset voivat vaihdella monesta syystä henkilöstä toiseen, eivätkä ne välttämättä ole tyypillisiä. Kirjailija ja kustantaja eivät ota vastuuta, mikäli käytät oikeuttasi soveltaa kirjassa olevaa informaatiota itseesi. Olet vastuussa omista teoistasi ja niiden tuloksista. Hanki laajasti tietoa, jotta voit tehdä parhaat päätökset päästäksesi toivomiisi tuloksiin.

Sisällysluettelo

Et lue näitä sanoja sattumalta. Sinulla ja minulla on yhteys, ja uskon, että joku erityinen syy johdatteli sinua tämän kirjan ääreen juuri tänä ajankohtana.

Keitä rakastat syvästi? Kuinka paljon olisit valmis auttamaan heitä, jos ja kun he kipeästi tarvitsisivat apuasi?

Rakkaus on vahvimpia sisäisiä voimiasi. Älä koskaan aliarvioi mihin se kykenee. Jopa kaltaiseni tieteeseen vannovan yliopistotutkijan kohdalla rakkaus oli se voima, joka sinkosi minut ulos mukavuus-alueeltani etsimään ratkaisuja kaiken loogisena tai mahdollisena pitämäni tuolta puolen.

"Poikani?" Sävy isäni äänessä kertoi, että jokin oli huonosti. "Voitko tulla kotiin? Meillä on puhuttavaa."

Oli kevät 2010. Olin tutkijatohtorina tekemässä tutkimusta Joensuun Yliopistossa Suomessa, kun puhelu tavoitti minut matkallani Intiassa. Minulla ei ollut minkäänlaista aavistusta, että elämäni suunta oli muuttumassa hyvin radikaalisti.

Lensin kotiin Yhdysvaltoihin niin pian kuin pystyin ja tapasin isäni hänen toimistossaan Midvalessa, Utahissa. Hänen suljettua oven takanamme me istuuduimme vierekkäisille tuoleille hänen kir-joituspöytänsä ääreen. Hän tuijotti lattiaa tietämättä, miten aloittaa. Kivuliaan pitkältä tuntuvan hiljaisuuden jälkeen hän nosti hitaasti silmänsä kohdatakseen hämmentyneen katseeni.

"En tiedä miten kertoa sinulle tätä", hän sanoi, " mutta kokemani kipu on sietämätön. Iltaisin makaan hereillä niin ahdistuneena, etten rehellisesti tiedä haluanko elää nähdäkseni seuraavaa aamua. On hyvin mahdollista, etten elä tämän viikon loppuun."

Hänen sanansa salpasivat henkeni. Välittömästi suru vyöryi ylit-seni ja olin pelon halvaannuttama. Tämä ei ollut isäni kaltaista. Hän oli sankarini. Kallioni. Vierelläni elämäni joka askeleella. Edellisellä kerralla kun tapasimme, hän oli tietääkseni terve. Tietenkin hänellä oli ongelmansa, kuten jokaisella ikääntyvällä. Mutta tämä? Kaikki, mikä oli ennen tätä hetkeä tuntunut tärkeältä, häipyi kaukaisuuteen samalla, kun yritin miettiä, miten voisin auttaa häntä.

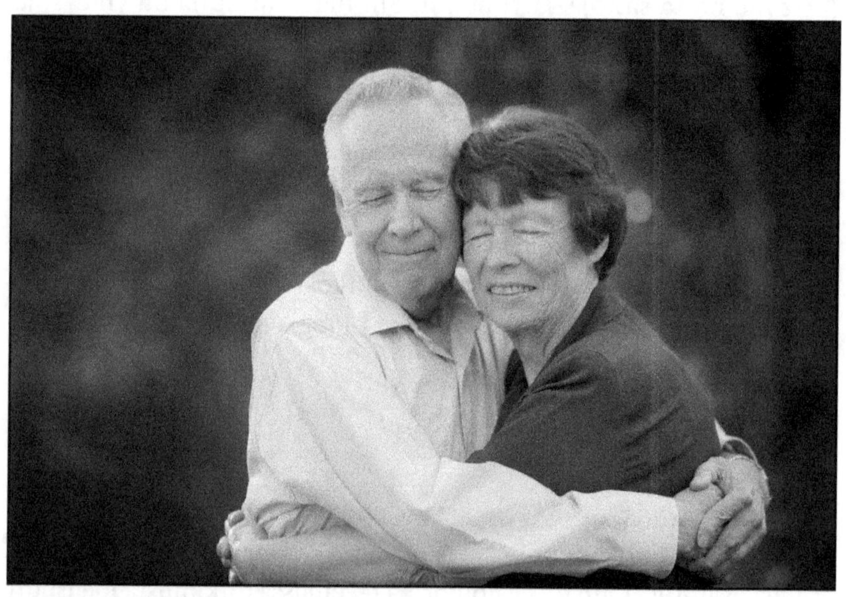

Isäni ja äitini syleilevät

Isäni oli jo saanut parasta tarjolla olevaa lääketieteellistä apua; neljä arvostettua lääkäriä olivat määränneet hänelle kaksitoista eri lääkettä niveltulehdukseen, korkeaan verenpaineeseen sekä korkeista kolesteroliarvoista ruoansulatusongelmiin ja univaikeuksiin, mutta oireet eivät hälvenneet. Päinvastoin kivut vain pahenivat. Mieleni ja kehoni olivat shokissa. Tuntui kuin olisin saanut odottamattoman iskun palleaan.

Mikään elämässäni ei ollut valmistanut minua tällaiseen hetkeen. Eikä mikään tähän asti kokemani antanut minulle tietoa siitä, miten voisin auttaa isääni. Olin vuosia auttanut ihmisiä investoimaan eläkesäästöjään osakemarkkinoilla. Taloudellisesti palkitsevaa, mutta henkilökohtaisesti epätyydyttävää, joten ryhdyin valmistelemaan oppimispsykologian ja teknologian väitöskirjaa. Tohtoriopintoni antoivat hyvät eväät selvitä akateemisen tutkimuksen tiukoista vaatimuksista, mutta parantamisesta en tiennyt mitään. Kuten eräs professoreistani kerran sanoi, "Korkeiden oppiarvojen saavuttaminen yleensä tarkoittaa, että tiedät yhä enemmän yhä vähemmästä"

Siinä me siis olimme. Isäni sanoi: "kaksi lääkäreistäni sanoi minulle tässä kuussa, etteivät he tiedä miten voisivat auttaa minua." Isä oli päätynyt siihen, että loppu oli lähellä. Nyt hän halusi vain, että auttaisin häntä joidenkin asioiden päätökseen saattamisessa, jos hänellä ei olisi enää paljoa aikaa. Nähdessäni, että hän oli menettänyt toivonsa parantua, sanoin, "Isä, en ole oikeastaan koskaan jakanut kanssasi Intiassa kokemaani. Voinko kertoa sinulle muutaman tarinan?"

Kokemukset, jotka isäni kanssa jaoin, jaan nyt tässä kirjassa sinun kanssasi. En tiennyt olisiko niistä hänelle avuksi, mutta olin epätoivoinen, enkä tiennyt mitä muuta olisin tehnyt.

Ehkä elämä väistämättä tekee meille jokaiselle juuri tämän. Se johdattaa meidät epätoivoiseen pisteeseen, jossa mitä tahansa meillä onkaan, ja keitä tahansa olemmekin, se ei riitä. Ja me tiedostamme sen. Siinä pisteessä joko annamme periksi, tai kurottaudumme jonnekin ohi tuntemamme – kohti jotakin suurempaa voimaa.

Kirjoittaessani tätä tajuan, että ehkä sinä olet – tai joku jota rakastat – voi olla siinä pisteessä nyt. Rukoukseni on, että tämä kirja muuttaisi ja siunaisi elämääsi antamalla sinulle mitä eniten tarvitset: toivoa ja rohkeutta. Toivoa siitä, että löytyy ratkaisu jokaiseen kohtaamaasi ongelmaan, ja rohkeutta pitää mielesi avoimena vastaanottamaan ratkaisuja, vaikka ne tulisivatkin odottamattomasta suunnasta.

Se, mikä isäni kanssa tapahtui, auttoi minua ymmärtämään, miten rakkaus voi johdattaa meitä elämämme pimeimpinäkin aikoina. Palaan myöhemmin tässä kirjassa tuohon vaikeaan keskusteluun isäni kanssa, mutta ensin minun täytyy kertoa sitä edeltävästä odottamattomien tapahtumien sarjasta.

Vuonna 2009 tapasin Dr. Pankaj Naramin Kaliforniassa. Vaikka hän oli melko tuntematon Yhdysvalloissa, yli miljoona ihmistä tunsivat hänet mestariparantajana – kaikkialla Euroopassa, Afrikassa ja Aasiassa, kuten myös Intiassa, jossa hän oli syntynyt. Hän oli osa vuosisatoja jatkunutta katkeamatonta mestariparantajien traditiota, joka sai alkunsa Buddhan henkilökohtaisesta parantajasta. Jokainen mestari säilytti ja välitti eteenpäin muinaisia salaisuuksia, joiden avulla kuka tahansa voi kohentaa psyykkistä, fyysistä, emotionaalista ja hengellistä hyvinvointiaan.

Henkilökohtaisesti en ollut kiinnostunut vaihtoehtoisesta lääketieteestä enkä ihmisistä, jotka kannattivat sitä. Oletin, että yliopistojen ja sairaaloiden hyvin rahoitettu tieteellinen tutkimus tuottaa lääketieteen parasta ymmärrystä. Ihmiset, joita Dr. Naram auttoi, kertoivat, että vain heidän pulssia kuuntelemalla hän pystyi tunnistamaan heidän ongelmansa. Sitten hän lääkitsi heitä luonnonvoimia kantavilla rohdoilla. Ne auttoivat heitä paranemaan jopa ”parantumattomista” sairauksista. Heidän kuvauksensa toi mieleeni lähinnä jonkun *Star Wars* elokuvan Jedi parantajan.

Tavatessani Dr. Naramin olin kiivaasti skeptinen. Miten oli mahdollista tehdä niitä asioita, joita minulle kerrottiin hänen tekevän? Ennen niitä tapahtumia, joista näillä sivuilla kerron, suhtautumiseni terveyteen oli sellainen, jota voisi kuvata tyypilliseksi amerikkalaiseksi. Kulutin suuria määriä prosessoitua pikaruokaa, ja kun sairastuin, etsin Googlesta ratkaisua tai menin lääkäriin. Tilani diagnosointiin oletin lääkärin käyttävän kuumemittaria lämpötilani mittaamiseen, pistävän minua sterilisoidulla neulalla imeäkseen kehostani verta, ja joissakin tapauksessa sädettävän minua röntgensäteillä tai pyytävän minua virtsaamaan pieneen kuppiin. Tuloksista riippuen oletin saavani lääkemääräyksen tai rokotteen, joka parantaisi minut, tai äärimmäisessä tapauksessa lähetteen leikkaukseen. Oletin, että he antaisivat minulle tuoreimpien tutkimusten osoittaman parhaan mahdollisen hoidon. Näin ollen järkeeni ei käynyt, että Dr. Naram pystyisi tarkkaan diagnostisointiin ja auttamaan ihmisiä ”kuudella salaisella syvän parantamisen avaimella”, kuten hän niitä kutsui.

Jopa tavattuani Dr. Naramin ja nähtyäni miten hänen työnsä

vaikutti potilaisiin, minua epäilytti ja taistelin ymmärtääkseni mitä näin. Yliopistotutkijan uteliaisuudella, yhdistettynä terveeseen länsimaiseen skeptisismiin, vietin aikaa hänen vastaanotoillaan ja haastattelin Dr. Naramia ja hänen auttamiaan ihmisiä. Nytkin kirjoittaessani näitä sanoja, tajuan, että jollen olisi elänyt tätä tarinaa, uskoisin tuskin sitä todeksi itsekään.

Matka vei minut Kaliforniasta, Hollywoodin Lowes Luxury Hotelista Italian parhaaseen pizzaravintolaan; New Yorkin Ground Zeron tuhosta Mumbain slummeihin Intiaan; ja puhtaassa ja siistissä Joensuun Yliopistossa Suomessa suorittamistani tutkimuksista Himalajan kaukaisiin vuoristoalueisiin, jossa helikopterilla matkaten tutustuin pyhiin tulisijoihin ja piilotettuihin temppeleihin. Nyt olen kymmenen viime vuoden aikana käynyt Dr. Naramin kanssa yli sadassa kaupungissa kahdessakymmenessäyhdessä maassa.

Vielä paljon paikkoja huikeampia ovat olleet Dr. Naramia tapaamaan tulleet tuhannet ihmiset; poliiseista, papeista ja mafiasta nunniin, elokuvatähtiin ja prostituoituihin. Näin naisia tulevan pukeutuneena sariin, burkhaan ja bikineihin; työasuisia tai uskontokaapuihin pukeutuneita miehiä, jopa pari alastonta swamia! Tuli tiukkaan prässättyihin tummiin pukuihin pukeutuneita biljonäärejä, businesstitaaneja, politiikan ja median suurmiehiä sekä katulapsia likaisissa ja ryppyisissä rääsyissään. Ihmiset toivat lapsiaan, naapureitaan ja eläimiään. Dr. Naramin seurassa kohtasin miljoonien palvomia sahraminvärisiin kaapuihin kietoutuneita rinpocheja ja laamoja kultaisissa temppeleissään; oranssiin kietoutuneita yogeja tai swameja ashrameissaan suurten jokien rannoilla; sekä mustiin pukeutuneita mystisiä aghori tantra

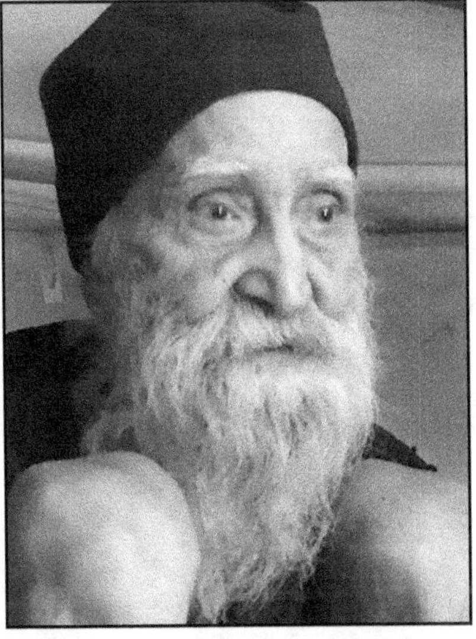

Tyagginath, 115 vuotias Aghorimestari, jonka tapasin useita kertoja Dr. Naramin kanssa.

mestareita palavien hautaustulien äärellä. Sain todistaa jokaisen kohtaamia ongelmia ja miten kirkkaan valkoiseen pukeutunut Dr. Naram auttoi heistä jokaista.

Vastaanotoilla dokumentoin videolle kuvaten satojen potilaiden tapauksia heidän luvallaan, valokuvasin (osa tämän kirjan kuvitusta) ja pyysin nähdä sairaskertomuksia ja muita todisteita heidän kokemuksistaan. Arvelen, että ainakin osa ongelmista ovat sinulle tuttuja (kuten ahdistus, ruoansulatusongelmat, verenpaine, hedelmättömyys, ylipaino, hiustenlähtö tai autismi). Keskustelin usein ihmisten kanssa ennen kuin he tapasivat Dr. Naramin ja sitten uudelleen vuosia myöhemmin, nähden näin *koko* heidän muutoksensa kaaren. Dokumentoin myös suuren osan lukemattomista keskusteluistani Dr. Naramin kanssa. Niistä paljastuvat vuosisatojen ajan mestarilta toiselle välittyneitä salaisuuksia. Yllätyksekseni huomasin, että pelastava rohto moniin elämäämme haastaviin tilanteisiin löytyy omasta kodista ja keittiöstä – jos vain tiedämme miten käyttää niitä.

Ladattuna rakkaudella isääni kohtaan *Mestariparantajan Muinaiset Salaisuudet* seuraa matkaani länsimaisena skeptikkona suhteessa tähän muinaiseen parantamisen tieteeseen kunnes ... niin, lukemalla se avautuu. Aikani Dr. Naramin kanssa haastoi minua ja käsityksiäni terveydestä enemmän kuin mikään muu koskaan. Tämä kirja tallentaa sen matkan ensimmäisen vuoden. Dr. Naram menehtyi traagisesti 19. helmikuuta 2020, vain pari kuukautta ennen tämän kirjan julkaisua. Siksi tämän tiedon jakaminen on entistäkin tärkeämpää.

Jaettuani näitä salaisuuksia muiden kanssa olen järkytyksekseni huomannut, miten harva tietää tällaisen muinaisen parantamistieteen olevan olemassa. Mikä johdatti sinut tämän kirjan luo? Et ehkä tiennyt, että tällainen syvä paraneminen voi olla sinunkin vaihtoehto. Olen innostunut siitä, miten tämä tieto voi mullistaa sinun ja rakkaittesi elämää, ehkä osoittaen, miten mahdollisuuksien kirjo on paljon olettamaasi laajempi.

Clint G. Rogers, PhD
Mumbai, Intia
maaliskuu 2020

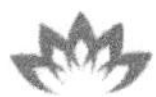

LUKU 1

Muinaiset Parantamisen Salaisuudet Jotka Voivat Pelastaa Elämäsi

Elämässä paras tapahtuu odottamatta. Parhaat seikkailut eivät koskaan toteudu sellaisina kuin millaisiksi ne on suunniteltu. Vapaudu odotuksista. Paras tulee yllättäen ja odottamattomasta suunnasta.

— Kirjoittaja tuntematon

Mumbai, Intia

Syvä rakkaus on voima joka voi nostaa sinut taivaan korkeuksiin, mutta joskus se saattaa sinut polulle, joka johdattaa sinut hornan kitaan.

Reshma rukoili ratkaisua, mitä tahansa, mikä voisi pelastaa hänen ainoan tyttärensä, joka oli leukemiahoitojen aiheuttamien komplikaatioiden seurauksena vaipunut hänen henkeään uhkaavaan koomaan. "Toivoa ei ole" sanoivat lääkärit Mumbain sairaalassa. "Emme ole koskaan nähneet kenenkään selviytyvän näin vakavasta tilasta. On aika päästää hänestä irti". Mitä voit tehdä, kun joku jota syvästi rakastat, on kuolemaisillaan ja haluat auttaa, mutta et tiedä miten? Ja miltä tuntuisi, jos auttamisyrityksesi vain pahentaisivat tilannetta?

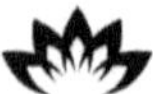

Inspiraation vai epätoivon ohjaamana?

Olin käymässä Mumbaissa, Intiassa Dr. Naramin klinikalla. Minulle oli kerrottu, että hän on maailmankuulu parantaja. Minut oli johdattanut klinikalle epätodennäköisten olosuhteiden sarja. Kerron niistä tuonnempana. Toistaiseksi totean vain, että Intiassa olemisessa oli paljon sulateltavaa ja Dr. Naramia ympäröivä toiminta oli hämmentävää. Eräänä viimeisenä päivänä klinikalla ollessani kysyin häneltä miksi ihmisiä lensi kaikkialta maailmasta viideksi minuutiksi tapaamaan häntä. Miten he tiesivät hänestä?

Dr. Naram hymyili ja kutsui minut studioon katsomaan, kun hän nauhoitti 169 maassa esitettävää TV-ohjelmaa muinaisista parannuskeinoista. Päätin mennä uteliaisuudesta katsomaan.

Kuvaukset kiehtoivat minua, vaikka Dr. Naram puhui enimmäkseen hindiä nauhoituksissa. En ollut koskaan aikaisemmin ollut TV-ohjelman kuvauksissa ja olin ihmeissäni siitä, miten paljon vaivaa nähtiin jokaisen yksityiskohdan eteen. Kesti noin neljäkymmentä minuuttia ennen kuin valot oli saatu kohdilleen ja ohjaaja vihdoin sanoi: "Valmista, hiljaisuus, olkaa hyvä!"

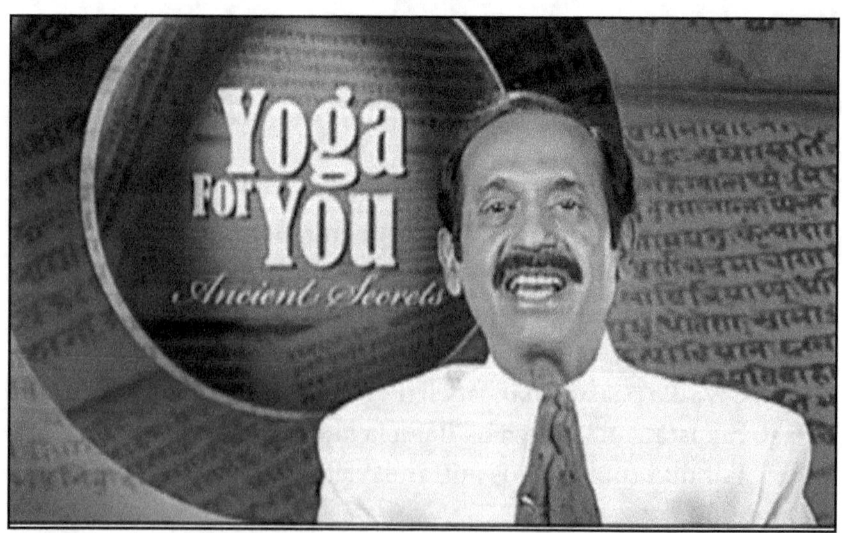

Dr. Naram 169 maahan levitettävän ZeeTV:n ohjelman nauhoituksissa

Seurasi hetken hiljaisuus. Sitten Dr. Naram puhui kameralle kuin puhuisi parhaalle ystävälleen. Kaikki olivat lumoutuneet hänen läsnäolostaan ja äänestään. Koska oli kestänyt niin pitkään päästä tähän hetkeen, minä ärsyynnyin, kun kuulin huoneesta kuuluvaa meteliä. Vihreään huiviin pukeutunut nainen tuli studioon keskeyttäen tilanteen kovalla äänellä puhuen täysin piittaamatta häntä ympäröivästä hiljaisuudesta.

Myös ohjaaja ärsyyntyi. Mutta kun Dr. Naram näki naisen, pyysi hän ohjaajaa keskeyttämään nauhoituksen. Hän meni naisen luo ja kuunteli kärsivällisenä, kun nainen aneli: "Dr. Naram, minä tarvitsen teitä. Pyydän, pelastakaa tyttäreni elämä. Hän on kuolemaisillaan. Rukoilen, auttakaa." Hänen purskahtaessa itkuun, sydämeni pehmeni.

"Katson TV-ohjelmaanne joka aamu Bangladeshissa" hän sanoi, "jossa autatte niin monia ihmisiä. Käytämme neuvomianne kotirohtoja joka kerta kun sairastumme, ja ne auttavat. Löysin tämän TV studion osoitteen ja tulin taksilla tänne, jotta voisitte pelastaa tyttäreni." Naisen nimi oli Reshma. Hän oli matkustanut 11-vuotiaan tyttärensä Rabbatin kanssa yli tuhat kilometriä Bangladeshista Mumbaihin, maailman parhaimpiin kuuluvaan syöpäsairaalaan. Rabbat sairasti verisyöpää ja tultuaan sairaalaan hän sai vaikean keuhkotulehduksen, joka on eräs hoidon mahdollisista sivuvaikutuksista. Reshma kuvaili miten kerran niin hymyilevä ja leikkisä Rabbat vaipui nopeasti koomaan, kun tulehdus valtasi hänen kehonsa. Yksitoista päivää Rabbat oli maannut tajuttomana, sataprosenttisen riippuvaisena hengityskoneesta. Vaikka sairaalassa oli kalleimmat mahdolliset lääkintälaitteet, parhaatkaan lääkärit eivät voineet muuta kuin todeta Rabbatin hengissä selviytymisen mahdollisuuden olevan lähes olematon ja he kannustivat Reshmaa irroittamaan Rabbat elämää ylläpitävistä laitteista.

Reshma oli käyttänyt miehensä ja sukunsa kaikki taloudelliset resurssit, vajoten syvälle velkoihin yrittäessään pelastaa tytärtään. Vaikka hänellä olisi ollut käyttää tuhat dollaria päivässä, jonka tyttären hengissä pitäminen teho-osastolla maksoi – mitä hänellä ei ollut – häneltä oli loppumassa aika. Mitä pidempään Rabbat oli osoittamatta paranemisen merkkejä, sitä painokkaammin lääkärit kannustivat Reshmaa lopettamaan Rabbatin keinotekoisen hengissä pitämisen.

> *"Riippumatta siitä,*
> *kuinka vaikea ongelma*
> *tai haaste on, älä*
> *koskaan luovu toivosta!"*
> –Baba Ramdas
> (Dr. Naramin mestari)

Kuten kuka tahansa tyttärensä hyvinvointiin omistautuva äiti Reshma etsi kuumeisesti mitä tahansa keinoa tai ketä tahansa, joka voisi auttaa. Paineet elintoimintoja ylläpitävien laitteiden kytkemiseksi irti olivat jo suuret, kun pieni toivon kipinä syttyi ja Reshma yhtäkkiä muisti, että Dr. Naram asuu Mumbaissa. Reshman epätoivo ja äidin intuitio johdattivat hänet kuvausstudioon vain kaksitoista tuntia ennen kuin Dr. Naram oli taas lähdössä maasta. Dr. Naram matkusti niin paljon, että hän harvoin oli Intiassa ja vielä harvemmin kuvausstudiossa, joten Reshma tulkitsi tämän Jumalan johdatukseksi.

"Teidän täytyy olla täällä syystä," Reshma sanoi. "Allah (Jumala) johdatti minut luoksenne. Olette ainoa toivoni!" Tämä tuntui melkoiselta paineelta asettaa jollekulle ja seurasin tarkkana, kun Dr. Naram vastasi. Hän kosketti Reshman käsivartta hellästi ja sanoi, "Mestarini opetti minulle, että riippumatta siitä, kuinka vaikea ongelma tai haaste on, älä koskaan luovu toivosta!"

Vaikka hän oli juuri lähtemässä maasta, hän lupasi lähettää yhden huippu oppilaistaan, Dr. Giovanni Brincivallin seuraavana päivänä katsomaan tytärtä. Sitten hän kääntyi puoleeni ja sanoi "Clint mikset seuraa Dr. Giovannia? Saatat oppia jotakin arvokasta."

En ollut suunnitellut viettäväni yhtä viimeisimmistä päivistäni Intiassa sairaalassa, mutta menin silti. Se päätös osoittautui käänteentekeväksi.

Elämää ja kuolemaa erottava välimatka

Seuraavana päivänä Reshma jännittyneenä tervehti Dr. Giovannia ja minua sairaalan ovella. Hän oli sitonut pitkät tummat hiuksensa nutturaksi niskaan ja kietonut vihreän huivin ympärilleen. Aikaa tuhlaamatta hän johdatti meidät ripein askelin teho-osastolle, jossa hänen tyttärensä Rabbat makasi koomassa. Kuten teho-osastot muissakin sairaaloissa, tämä oli steriili ja apea. Neljä vuodetta ahtaassa huoneessa, jokaisessa koomassa oleva potilas. Raskas ilmapiiri roikkui huoneessa ja toivoin ettei minun tarvitsisi jäädä pitkäksi aikaa. Perheenjäseniä seisoi sänkyjen ympärillä hillityssä hiljaisuudessa. Heidän kuiskauksensa ja hiljaa valuvat kyyneleensä sekoittuivat koneiden ja näyttöjen taukoamattomaan piipitykseen. Synkkä ilmapiiri muistutti tunnelmaa ruumishuoneella ja tajuntaani iski todennäköisyys, että nämä perheet, Reshma mukaan lukien, saattaisivat pian seistä arkun tai polttohautaustulen äärellä. Se sulkisi sisäänsä heidän rakkaansa. Valkoisiin housuihin ja valkoiseen napitettuun paitaan puettu Dr. Giovanni käveli Rabbatin vuoteen viereen. Hän oli lempeä mies harmaantuvissa hiuksissaan. Kun hän tarttui Rabbatin käteen tarkastaakseen pulssin, hänen laupiaat silmänsä, jotka tavallisesti yhdistyivät leveään iloiseen hymyyn, olivat huolesta sumeat.

Minä seisoin Reshman vieressä hänen tyttärensä sängyn päädyssä. "Siitä ei ole kauan, kun katselin häntä hyppimässä narua, hymyilemässä ja syömässä jäätelöä puutarhassamme", hän sanoi katsellessamme hänen tyttärensä peitoilla koteloksi käärittyä haurasta pientä kehoa. Rabbat hädin tuskin hengitti. Hänen silmänsä säpsähtelivät mutta niitä pidettiin suljettuina ohuilla teipeillä. Hänen

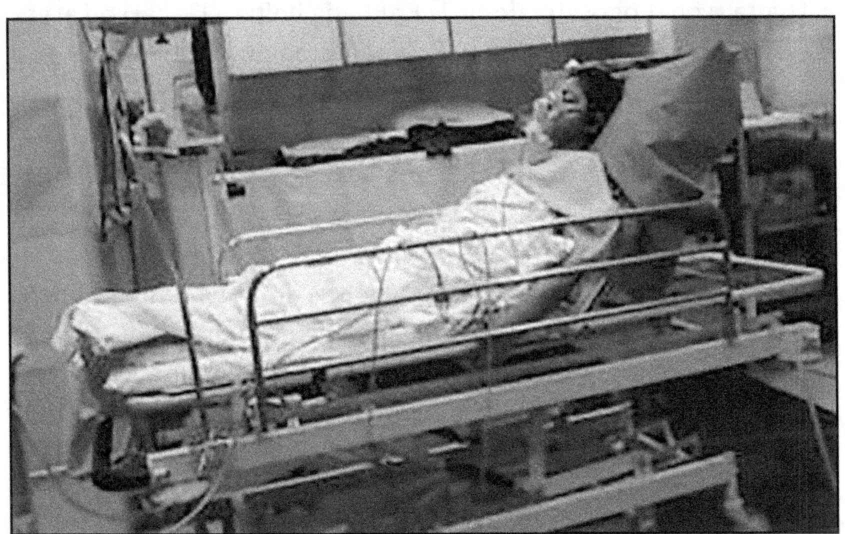

Rabbat makaa koomassa, kuvan on ottanut hänen äitinsä.

nuoret kasvonsa ja kehonsa olivat turvonneet ja pöhöttyneet kuin kuolema jo omaansa kutsuisi. Terävä neula lävisti hänen ranteensa ja yhdisti hänet tippalaitteeseen. Hänen nenästään ja suustaan johdetut letkut auttoivat häntä hengittämään, ja hänen rintaansa ja päähänsä kiinnitetyt sähköjohdot seurasivat hänen elintoimintojaan.

Epävarmana siitä, mitä voisin sanoa, seisoessamme siinä katsomassa hänen tajutonta tytärtään, ajattelin kysymystä, jonka Dr. Naram kysyi minulta, kun ensimmäistä kertaa tapasimme – se oli sama kysymys, jonka hän kysyy kaikilta. Kysyin siis Reshmalta: "Mitä sinä haluat?"

Hän katsoi suoraan minuun kyyneleiden valuessa pitkin hänen poskiaan ja vastasi heikolla englannilla: " Kaikki mitä haluan on, että pikku tyttäreni avaa silmänsä ja sanoo taas 'Äiti'". Reshman ääni värähti. Hänen pyyntönsä ja kipunsa määrä painoi raskaasti sydäntäni, kun en ymmärtänyt miten se voisi mitenkään käydä toteen. Katsoessani ympärillämme olevaa sairaalahuoneen kehittynyttä modernia teknologiaa ajattelin, että jos mikään voisi tytön pelastaa, eikö se olisi tämä paikka? Tämä lääketieteen laitos laitteineen vastasi mitä tahansa Yhdysvalloissa tai Euroopassa näkemääni vastaavaa. Se oli parhaita syöpähoitosairaaloita, ja Rabbatia hoitava lääkäri oli arvostettu syöpäspesialisti. Alansa huippuauktoriteetti, ei vain Intiassa tai Aasiassa, vaan maailmanlaajuisesti. Jollei hänellä ollut ratkaisua, oli ilmeisen selvää, että sellaista tuskin löytyisi mistään.

Oliko Dr. Naramilta ylimielistä ajatella, että hänen muinaiset parannusmenetelmänsä voisivat uhmata todennäköisyyttä, kun parhaat asiantuntijatkaan eivät siihen kyenneet? Tai ehkä Dr. Naram tiesi, ettei mitään ollut tehtävissä, joten hän jätti tulematta ja lähetti oppilaansa sijaisekseen. Jos näin oli, miksei hän voinut olla rehellinen Reshmaa kohtaan ja kertoa suoraan, ettei hänellä ollut ratkaisua? Miksi herättää turhaa toivoa lähettämällä Dr. Giovanni? Pelkäsin, että Reshmalle annettiin väärää toivoa. Että luottamalla Dr. Naramin muinaisiin parannusmenetelmiin hän suuntaisi suoraan kohti vääjäämätöntä sydänsurua.

> *"Mitä sinä haluat?"*
>
> (Kysymys, jonka Dr. Naram kysyy kaikilta)

Oli herättävää seistä Reshman vieressä katsomassa avuttomana hänen tytärtään. Aloin tuntea ja ymmärtää paremmin hänen kokemaansa painetta ja tuskaa. Hän oli uhraamassa kaiken. Hän jätti Bangladeshiin miehensä ja kaksi poikaansa hakiessaan parasta hoitoa ainoalle tyttärelleen. Kun Rabbat näytti paranemisen merkkejä, Reshma oli toiveikas, että se olisi kaiken uhrauksen arvoista. Toiveikkuus kesti aina siihen päivään saakka, kun sienitulehdus yhtäkkiä valloitti hänen tyttärensä koko kehon. "Eräänä päivänä Rabbat alkoi pitää kurkustaan kiinni" Reshma selitti hiljaa, "hän sanoi, että tuntui kuin joku kuristaisi häntä. Pian sen jälkeen hän vajosi koomaan." Surullinen tosiasia oli, että hoito, jonka takia he olivat ottaneet suuret velat, aiheutti sivuvaikutuksia, jotka nyt uhkasivat tytön elämää enemmän kuin syöpä itse. Hoitaja kertoi Reshmalle, että jos hänet irrotettaisiin hengityskoneesta, hän todennäköisesti eläisi vain muutaman minuutin.

Reshman rakkaus tytärtään kohtaan oli valtava ja vahva kuin valtameri, mutta se oli nyt katoamassa taivaan tuuliin ja hajoamassa hiekkaan. Katsoessaan tytärtään Reshma kohtasi musertavan kysymyksen. Tämäkö oli vastaus hänen rukouksiin, uhrauksiin ja kyyneleisiin? Hänenkö pitäisi olla se, joka tekee kammottavan päätöksen päättää tyttärensä elämä? Miten se olisi mahdollista? Sellaista päätöstä ei kenenkään pitäisi joutua tekemään - kohdata äidin käsittämätön kauhu.

Seuratessani Reshman epätoivoa minussa heräsi tunteita, jotka olivat kauan olleet haudattuna sisälläni. Olin kahdeksanvuotias, tervehtimässä omaa sisartani sairaalassa, vähän ennen hänen odottamatonta kuolemaa. Näin pienenä poikana siskoni kärsivän ja tunsin avuttomuutta, kun en voinut tehdä sille mitään. Kauhuissani tästä muistosta, Reshman seistessä vierelläni hiljaa itkien, tunsin kyyneleiden nousevan silmiini.

Sillä hetkellä minuun iski tietoisuus elämän hauraudesta: välimatka kenen tahansa elämän ja kuoleman välillä voi olla vain yhden tai kahden hengityksen pituinen. Tulin tietoiseksi ilmasta, jota hengitin sisään ja ulos.

Ymmärsin, että jokainen hengitys on lahja.

Oma suruni vaihtui epämukavaksi itsetietoisuudeksi. Sillä hetkellä koin, että ehkä oli erehdys tulla Intiaan ylipäätään, erityisesti nyt, kun seisoin siinä katsomassa tätä pientä tyttöä, joka taisteli jokaisesta viimeisestä hengenvedostaan enkä tiennyt voisiko Dr. Naram tai hänen muinaiset metodinsa auttaa häntä.

Hämmentyneenä Reshman päätöksestä ottaa yhteyttä Dr. Naramiin – ja vapauttaakseni itseni omasta epämukavuudestani siirsin huomioni Dr. Giovanniin.

Kyyneleitä & Sipuleita

Katselin, kun Dr. Giovanni luki Rabbatin pulssin ja soitti sitten Dr. Naramille keskustellakseen tilanteesta. Ennen ryhtymistään opiskelemaan Dr. Naramin oppilaana seitsemäntoista vuotta sitten, Dr. Giovannilla oli takanaan lääketieteen tutkinto yhdestä Euroopan vanhimmista ja kunnioitetuimmista lääketieteen kouluista. Tavatessani hänet ensimmäisen kerran, olin ihmetellyt miksi tämä korkeasti koulutettu lääkäri maineikkaasta koulusta olisi kiinnostunut opiskelemaan näitä ikiaikaisia parannuskeinoja, ja vielä niin pitkän ajan. Epäilin Dr. Giovannin mahdollisuuksia ratkaista tätä pahaenteistä tilannetta hänen sekä lännen että idän lääketieteen koulutustaustasta huolimatta.

Klinikalla olin nähnyt Dr. Naramin tai Dr. Giovannin määräävän yrttirohtoja tai kotirohtoja. Vaikka ihmiset kertoivat minulle, että nämä auttoivat heitä paranemaan, minä epäilin, että tämä johtui ennen kaikkea plasebovaikutuksesta. Ehkä Dr. Naramin potilaat *uskoivat*, että he saivat apua ja heidän uskonsa loi positiivisen paranemiskokemuksen. Mutta miten plasebovaikutus voisi toteutua Rabbatin kohdalla, hänhän oli tajuton. Hän ei voinut *uskoa*, että jokin auttaisi häntä ja näin kokea parantuvansa. Usko on uskoa mutta faktat ovat tosiasioita. Tämä tyttö makasi koomassa. Hän ei voinut syödä mitään, joten hän ei pystyisi ottamaan vastaan mitään kotirohtoa tai yrttilisiä. Miten hänelle edes jotakin luonnonlääkettä voisi antaa?

Kuuntelin valppaana, kun Dr. Giovanni puhui. "Dr. Naram sanoo, että meidän täytyy tehdä välittömästi tiettyjä asioita". Modernin ja muinaisen, länsimaisen ja idän hoitojen yhdistelmän ehdottamisen sijaan Dr. Giovanni keskittyi yksinomaan näihin vanhoihin parantamiskeinoihin.

Ensin hän otti laukustaan yrttitabletteja, joita hän antoi Reshmalle murskattavaksi ja sekoitettavaksi *ghee*hen (kirkastettu voi, joka on valmistettu keittämällä poistaen kaikki maidon kiinteät aineet) ja hierottavaksi Rabbatin napaan. "Tapauksissa joissa potilas ei kykene syömään, tämä ruumiinosa toimii toisena suuna, ja sitä käytettiin muinoin tarvittavien ravintoaineiden saattamiseksi kehoon", Dr. Giovanni selitti.

Tämä lähestymistapa tuntui oudolta, mutta kun sairaalan lääkärit olivat jo tehneet parhaansa eikä ollut enää mitään menetettävää, kukaan ei yrittänyt pysäyttää Dr. Giovannia.

Seuraavaksi Dr. Giovanni opasti Reshmaa mistä kohtaa ja miten usein hänen tulisi painaa tiettyjä pisteitä tyttären kädessä, käsivarressa ja päässä. "Dr. Naramin perinteen mukaisessa opissa tätä syvempää parannuskeinoa kutsutaan nimellä *"marmaa shakti"*, Dr. Giovanni selitti Reshmalle. Oli outoa seurata, miten suurella luottamuksella kunnioitettu eurooppalainen lääkäri antautui näihin kummallisiin toimiin. Ja se, mitä hän seuraavaksi teki, oli todella omituista.

"Tarvitsemme sipulin", hän sanoi, "ja maitoa". Joku toi hänelle sipulin keittiöstä ja hän asetti sen pöydälle Rabbatin kasvojen lähelle. Kun hän leikkasi sipulin kuuteen lohkoon, näytti siltä, että sipulin höyryt saivat tytön silmät liikkumaan ja vesittymään hieman. Dr. Giovanni asetti sipulilohkot kulhoon Rabbatin pään vasemmalle puolelle ja pyysi Reshmaa kaatamaan maidon toiseen kulhoon ja asettamaan sen tyttären pään oikealle puolelle.

"Sinun ei pidä tehdä kulhoille mitään," hän selitti, "jätä ne vain tähän kun Rabbat nukkuu ."

Tämä oli epätodellista. Vaikka meitä ympäröi huippuluokan kalliit lääketieteen välineet, oltiin tässä leikkaamassa sipulia ja kaatamassa maitoa kulhoon. En sanonut mitään, mutta ajattelin *Ihanko tosissaan?* Seurasin sivusta, enkä halunnut osallistua outoon ja taikauskoiselta näyttävään toimintaan. En voinut kuvitella, että mikään, mitä Dr.

Giovanni teki voisi vaikuttaa mihinkään. Reshma kuitenkin tuntui olevan kiitollinen voidessaan tehdä muutakin kuin katsella tyttärensä roikkuvan elämänsyrjässä.

Sairaalan henkilökunta ei yrittänyt estää Reshmaa ja Dr. Giovannia, koska ei ollut mitään vaaraa, että keinot vahingoittaisivat Rabbatia, mutta heidän ilmeistään heijastui oma epäilykseni, että tästä voisi seurata mitään hyvää. Kun Dr. Giovanni ja minä lähdimme sairaalasta iltapäivällä en uskonut näkeväni Rabbatia enää, jollei meitä sitten kutsuttaisi hänen hautajaisiinsa. Kuljettajamme ajaessa meitä hitaasti läpi Mumbain meluisan liikenneruuhkan, hiljainen suru sulki minut sisäänsä. Tuo tunne oli liiankin tuttu oman elämäni aikaisemmista kokemuksista. Muistot vyöryivät mieleeni. Moni sanoisi, että vaikutin onnelliselta ja menestyvältä nuoresta asti, mutta syvällä sisimmässäni tunsin toisin. Koin kokonaisvaltaista surumielistä yksinäisyyttä, josta harvoin puhuin edes läheisilleni. Sen sijaan pyrin pakenemaan tunnetta toimintaan.

En ole huolissani omasta kuolemastani, mutta pelko jonkun läheisen menettämisestä on tehnyt minusta haavoittuvaisen, aina siskoni Denisen kuolemasta lähtien, kun olin vielä pieni poika. Hänen kuolemansa teki raaemmaksi se, että monen yrityksen jälkeen hän riisti henkensä oman käden kautta.

Muistan sinä iltana kompuroineeni ulos pimeästä huoneesta, jossa olin katsonut televisiota. Perheen maailmasta kertovan slapstick tilannekomedian tekotodellisuudesta putosin hetkessä oman perheeni järkyttävään todellisuuteen. Kävelin olohuoneeseen hämilläni ulkopuolella vilkkuvista ambulanssin hätävaloista. Isäni veti minut sivuhuoneeseen, jossa toiset veljeni ja siskoni olivat kyynelehtien takertuneet toisiinsa. Omien kyyneleidensä läpi isä kertoi, että siskoni oli poissa. Hän oli riistänyt oman henkensä.

Vaikka olin vain kahdeksan vuotias, kysyin itseltäni yhä uudelleen saman kysymyksen. *Miksi mikään lääkäreiden tai vanhempieni yrityksistä ei auttanut? Miten minä olisin voinut auttaa häntä? Oliko jotakin muuta mitä olisin voinut tehdä tai sanoa muuttaakseni jotakin.* Terapeutti, joka auttoi perhettäni sanoi, ettei minun tulisi tuntea syyllisyyttä, mutta en voinut estää itseäni.

Sen jälkeisinä vuosina lapsuuteni kysymykset muuttuivat vahvaksi haluksi tietää mistä elämässä on kyse. *Miksi elämä on elämisen arvoinen? Olenko riittävän läsnä ihmisille, joita rakastan? Käytänkö käytettävissä olevan aikani asioihin, joilla todella on merkitystä? Elänkö elämääni sen arvoisella tavalla?*

Ollessani sairaalassa Reshman ja Rabbitin kanssa, kaikki nämä kysymykset ja tunteet nousivat sisältäni pintaan. Mietin jälleen, miten arvokas elämä onkaan.

Käsittämätön

Seuraavana päivänä Reshma soitti tuoden hämmentäviä uutisia. Rabbatin riippuvuus hengityskoneesta oli vähentynyt 100 prosentista 50 prosenttiin. Hän hengitti enemmän omillaan! Vaikka hän oli yhä koomassa ja hänen elonmerkkinsä olivat heikot, hänen tilansa oli vakautumassa. Dr. Giovanni vaikutti tyytyväiseltä, mutta minä yhä epäilin, ettei kyseessä ollut muuta kuin hetkellinen hengähdystauko epätoivoisesti toivon merkkejä etsivälle äidille.

Kolme päivää sairaalassa käyntimme jälkeen Reshma soitti taas. "Hän on hereillä!"

"Mitä?" Dr. Giovanni kysyi yllättyneenä.

"**Hän on hereillä!**" Reshma huudahti. "Rabbat, pikku tyttöni, avasi silmänsä!" Ääni väristen ja painottaen jokaista sanaa hän jatkoi "Hän katsoi silmiini ja kutsui minua, Äiti!" Reshman ääni suli

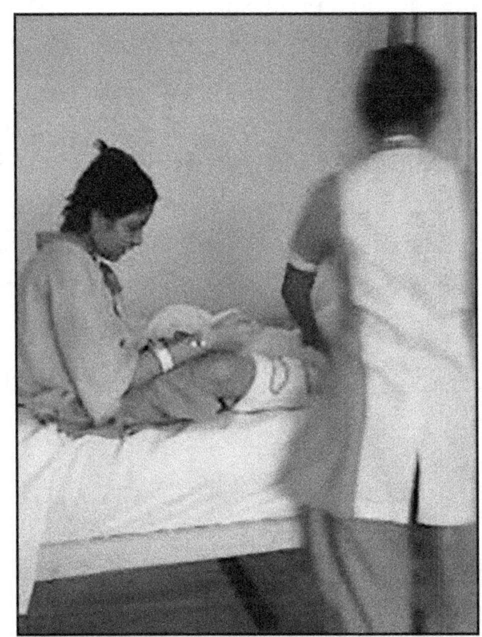

Hoitaja huolehtii koomasta heränneestä Rabbatista.

hiljaiseksi kiitolliseksi itkuksi. Olin shokissa. Mieleni oli sekaisin. Voisiko tämä olla totta?

Dr. Giovanni ja minä ajoimme takaisin sairaalaan. Hänellä oli tytölle lisää yrttirohtoja, koska tämä pystyisi nyt nielemään. Hävettää tunnustaa, että vielä kun ajoimme läpi liikenteen, epäilin mahtaisiko hän vielä olla hereillä, kun saavumme. Ehkä silmien avaaminen oli vain hetkellinen onnenpotku.

Epäilyni hävisivät samalla hetkellä, kun astuimme sairaalahuoneeseen ja näimme tämän kauniin tytön istuvan sängyllään!

Dr. Giovannin lukiessa hänen pulssinsa, Rabbat katseli sormusten määrää hänen sormissaan. Uteliaana olisiko tohtori taikauskoinen, hän kysyi: "Pelkäätkö tulevaa?" Nauroimme hämmästellen miten virkeä ja hereillä hän oli. Minä olin vaikuttunut siitä, että hän puhui paremmin englantia kuin äitinsä. Hänen silmänsä sädehtivät elämää ja ihmetystä.

Kuvasin tätä tämän tapaamisen videokamerallani. "Näytät hyvältä," sanoin. "En samalta kuin aiemmin kotona," hän vastasi. "Tämä Rabbat ja se Rabbat ei ole sama."

"No, ainakin näytät paremmalta kuin viimeksi, kun sinut näin," sanoin hellästi.

Hän hymyili.

"Miten tämä alkoi?" kysyin. Rabbat kertoi, miten eräänä päivänä kivut alkoivat hänen kehossaan ja hämmennyksestä, kun kaikki vain paheni. Hän muisteli viimeisiä tuntojaan ennen koomaan vaipumista ja ensimmäisistä kun hän heräsi.

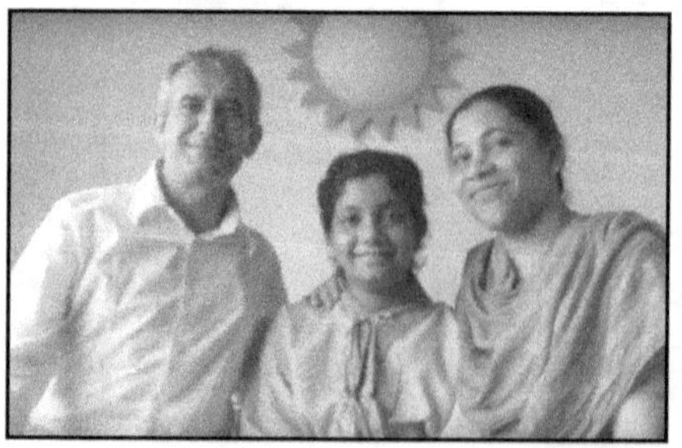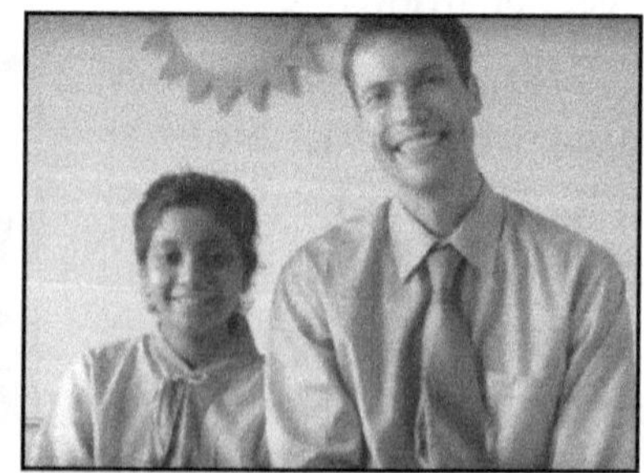

*Dr. Giovanni ja minä Reshman ja Rabbatin kanssa sairaalassa
Rabbatin herättyä koomasta.*

Reshma kertoi Rabbatille kuka häntä auttoi, ja niin Rabbat kiittämisen lisäksi sanoi Dr. Giovannille "Kaikki maailman kiitokset 'Setä Naramille', hän on pelastanut elämäni. Se on käsittämätön ihme."

"Onko Dr. Naram setäsi?" kysyin hämmästyneenä. Hän nauroi. "Ei, mutta minun kulttuurissani kutsumme vanhempia miehiä sedäksi ja vanhempia naisia tädiksi kiintymyksen ja kunnioituksen merkiksi." Hymyilin hänen vastaukselleen, mutta olin täysin ymmälläni näkemästäni. Hän oli ollut koomassa! Miten pisteiden paineleminen ja sipulin ja maidon asettaminen hänen päänsä viereen oli voinut auttaa? Oliko tällä edes mitään tekemistä sen kanssa mitä Dr. Giovanni teki, vai johtuiko kaikki jostakin muusta tekijästä?

Rabbatin nopeassa paranemisessa oli jo yksinään sulateltavaa, mutta häkellyttävintä oli, mitä tapahtui muille potilaille samassa teho-osaston huoneessa.

Tarttuva paraneminen

Monet teho-osastolle tulevista eivät poistu sieltä hengissä. Kuin kohtalon järjestämänä, Rabbatista sairaanhoitajan sisko makasi koomassa vastapäisessä sängyssä. Sisko oli tuotu sairaalaan vakavan maksaongelman takia, eivätkä lääkärit pystyneet sitä parantamaan. Myrkyt lisääntyivät hänen kehossaan ja pian hän vaipui tajuttomuuteen. Kuten Rabbatin tapauksessa, lääkärit kertoivat hoitajalle, ettei siskon suhteen ollut toivoa. Kun hoitaja Rabbatin parantumisen ihmeen, hän kysyi Reshmalta mitä hän teki aiheuttaakseen paranemisen. Reshma kertoi hoitajalle mitä oli tehnyt, ja tämä toimi siskonsa suhteen täsmälleen samalla tavalla.

Käytyämme Reshman ja Rabbatin luona hoitaja vei meidät siskonsa luo. Hänen silmänsä, joiden luultiin sulkeutuneen viimeisen kerran, olivat nyt auki ja hän oli täysin virkeä. Hän hymyili heti kun näki meidät.

"Muinaisten keinojen käyttäminen vei aikansa," sanoi hoitaja. "Muutokset tapahtuivat ensin hitaasti, kunnes hän viimein heräsi ja nyt voitte itse nähdä ihmeellisen tuloksen!" Hän puhui kiitollisena riemuiten.

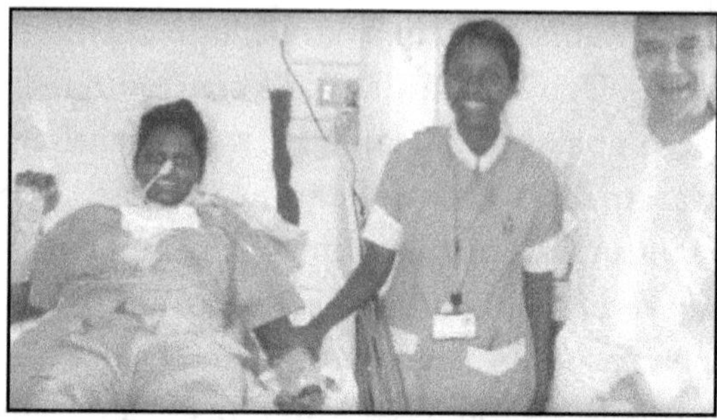

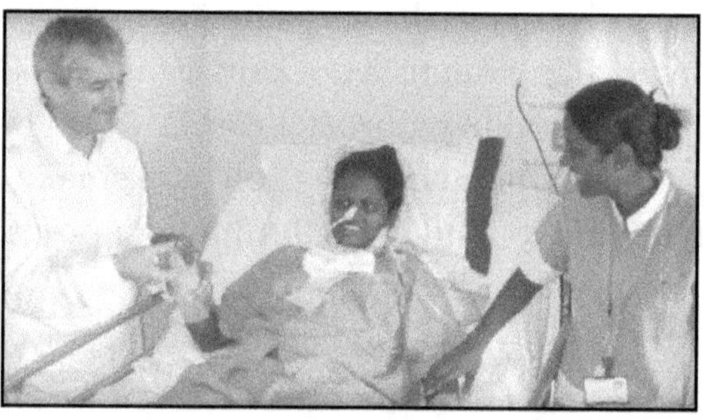

Ylhäällä: Dr. Giovanni, sairaanhoitaja ja hänen siskonsa päivä sen jälkeen, kun sisko heräsi koomasta.

Alhaalla: Dr. Giovanni näyttää marmapisteen sairaanhoitajalle ja hänen siskolleen.

Hoitaja kertoi meille, että myös muiden potilaiden perheet olivat ottaneet käyttöön muinaiset parannuskeinot. Huoneen neljästä potilaasta kolme oli tajuissaan eivätkä enää teho-osastolla, ja yksi oli jo kotiutettu sairaalasta. Hän ihmetteli miten nämä ikiaikaiset keinot tuottivat syvän parannuksen jopa tapauksissa, joissa lääkärit olivat jo luopuneet toivosta.

Poistuin sairaalasta syvästi vaikuttuneena, miettien uskoisivatko ihmiset, kun kerron kotona Yhdysvalloissa, mitä olen nähnyt. Ehkä he luulisivat, että olin poltellut jotakin Intiassa! Olin iloinen, että olin tuonut mukanani videokamerani ja muistikirjani joihin tallentaa kokemani.

Ihmettelin miten nämä ikiaikaiset metodit voivat tuottaa niin perusteellista paranemista? Jos nämä keinot toimivat niin tehokkaasti jopa elämän ja kuoleman rajalla miksi ne eivät ole laajemmin

Päiväkirjani merkintöjä

3 perinteen mukaista parannuskeinoa koomapotilaan auttamiseksi*

1) Yrttirohto – Murskaa tarvittavat yrtit, sekoita gheen kanssa tahnaksi ja hiero napaan (esim. yrtit, jotka Dr. Giovanni määräsi Rabbatille olivat pillereitä, joita Dr. Naram oli valmistanut aivojen ja keuhkojen toiminnan vahvistamiseksi, ja myöhemmin yhden hoitajan siskoa varten maksan toiminnan vahvistamiseksi*)..

2) Marmaa Shakti – Nämä ovat marmapisteet joita Dr. Giovanni opetti Reshmaa painelemaan Rabbatille. Hän painoi niitä 15-21 kertaa päivässä samalla, kun kutsui hellästi Rabbatia nimellä ja puhui tälle rakastavia asioita hänestä.

a) paina ja päästä 6 kertaa oikean käden etusormen ylintä osaa.

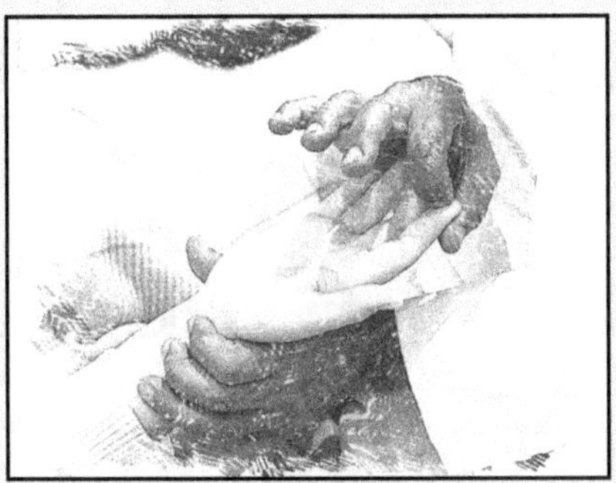

b) paina ja päästä 6 kertaa pistettä nenän ja ylähuulen välistä.

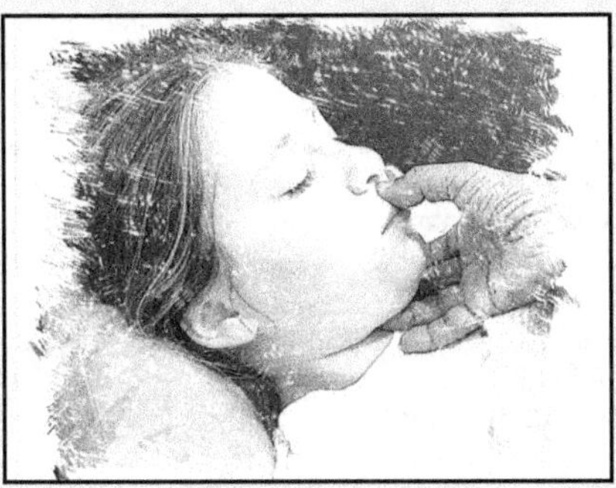

c) purista hellästi päätä 6 kertaa asettaen toisen käden kämmen otsalle ja toisen käden takaraivolle siten, että sormet ja peukalot koskettavat ja puristavat päänahkaa.

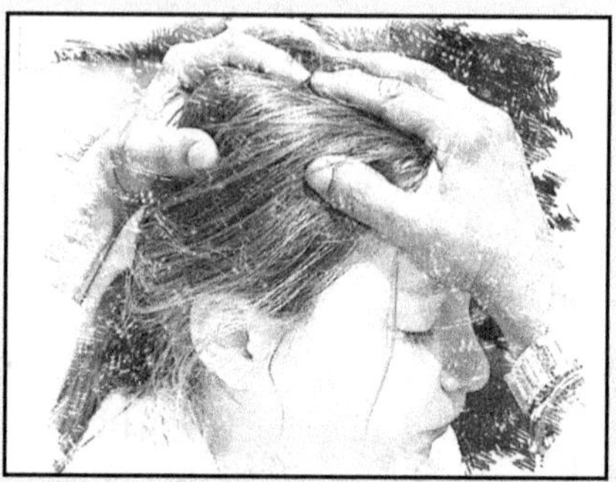

d) joissakin tapauksissa voidaan lisätä muitakin pisteitä.

3) Kotirohto – Leikkaa tuore sipuli raakana kuuteen lohkoon, aseta kulhoon pään vasemmalle puolelle; kaada maitoa toiseen kulhoon pään oikealle puolelle. Jätä kulhot siihen niin kauaksi aikaa, kun potilas on tajuton.

(Vielä kaksi salaisuutta koomassa olevan auttamiseksi paljastetaan myöhemmin tässä kirjassa.)

* Tiedot kirjassa mainituista yrttisekoituksista ja tableteista (sisältäen tärkeimmät vaikuttavat aineet) on listattu hakemiston taulukossa.

Bonus materiaali: Ymmärtääksesi syvällisemmin tämän menetelmän ja "tavataksesi" Reshman, Rabbatin, hänen sairaanhoitajansa ja Dr. Giovannin kuvaamallani videolla, vieraile ilmaisella jäsensivustolla (www.MyAncientSecrets.com/Belong).

Tärkeä lääketieteellinen vastuuvapauslauseke: Tämä kirja on tarkoitettu ainoastaan opetuskäyttöön. Tässä kirjassa löytyvä informaatio ei ole tarkoitettu käytettäväksi eikä sitä tulisi käyttää minkään lääketieteellisen tai emotionaalisen tilan diagnosoimiseksi tai hoitamiseksi. Kirjaa julkaistaessa näitä muinaisia hoitokeinoja ei tietääkseni ole hyväksytty tai hylätty missään länsimaisen lääketieteen tutkimuksessa. Ne perustuvat muinaisiin opetuksiin ja ne ovat tarkoitettu yleiseen hyvinvointiin. Muista lukiessasi, että kirjoittaja ei anna lääketieteellistä neuvoja tai määrää mitään keinoja tai hoitoja käytettäväksi terveysongelmiin ilman lääkärin neuvoa. Hankkiudu ammattimaisen terveydenhoidon piiriin saadaksesi sopiva lääkinnällinen hoito. Tapaukset, joista tässä kirjassa kerrotaan ovat merkittäviä, ja on tärkeätä muistaa, että hoidon tulokset voivat vaihdella yksilöstä toiseen riippuen monista tekijöistä, eivätkä ehkä ole tyypillisiä. Mikäli käytät mitään tämän kirjan informaatiota itsehoitoon, johon sinulla on oikeus, kirjailija ja kustantaja eivät kanna vastuuta teoistasi. Olet vastuussa omista teoistasi ja niiden tuloksista. Kouluttamalla itseäsi kattavasti voit tehdä parhaat valinnat saadaksesi toivomasi tulokset.

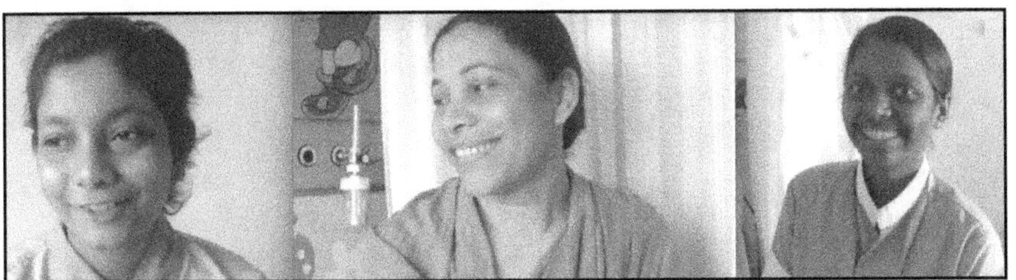

*Kuvakaappauksia kuvaamastani videosta jossa ovat Rabbat,
hänen äitinsä Reshma ja onnellinen sairaanhoitaja.*

ihmisten tietoisuudessa? Mitä jos perheeni olisi tiennyt tästä, kun
siskoni tarvitsi apua? Olisiko se voinut pelastaa hänen henkensä?
Miksi sipulia ja maitoa? Miten ihmeessä se toimi? Toimiiko se aina?
Mistä nämä "muinaiset salaisuudet" tulevat, ja miten Dr. Naram oppi
tämän kaiken? Ja ennen kaikkea, miksi minä olin todistamassa tätä?

Saattaa selkeyttää asioita, jos kerron, miten tapasin Dr. Naramin. Se
tapahtui, kun olin käymässä Kaliforniassa lokakuussa 2009. Siihen
aikaan minulla ei ollut pienintäkään kiinnostusta "vaihtoehtohoitoja"
kohtaan eikä mitään haluja matkustaa Intiaan. Minun kiinnostukseni
oli minulle paljon tärkeämmässä kohteessa: yritin tehdä vaikutuksen
tyttöön, jonka olin juuri tavannut.

Omat muistiinpanosi (luvusta I)

Syventääksesi lukemaasi, varaa muutama minuutti vastataksesi itsellesi seuraaviin kysymyksiin:

Ketä rakastat?

____

____

____

____

____

Mitä toivot/haluat? (Itsellesi? Rakastamillesi?)

____

____

____

____

____

Mitä muita ajatuksia, kysymyksiä tai oivalluksia tämä luku herätti sinussa?

____

____

____

____

____

LUKU 2

95% Ihmisistä Eivät Tiedä Tätä Tärkeää Asiaa Itsestään

Jos haluat kuulla Jumalan nauravan, kerro hänelle suunnitelmistasi.
–Woody Allen

Los Angeles, Kalifornia (muutama kuukausi aikaisemmin)

Oletko koskaan tavannut ketään, joka lopulta muutti elämäsi täysin, mutta tajusit sen vasta paljon myöhemmin? Syksyllä 2009 työskentelin Suomessa tutkijana yliopistossa. Vapaa-ajallani toimin vapaaehtoisena San Franciscosta käsin toimivassa Wisdom of the World järjestössä. Projekti *10 Days to Touch 10 Million* jakoi innoittavia viestejä lomakausina tarkoituksenaan vähentää masennusta ja itsetuhoisuutta. Saadaksemme huomiota projektille tuotimme sarjan tunnettujen ihmisten haastatteluja edistämään toimintaa projektin jokaisena päivänä. Yksi tehtävistäni oli ottaa yhteyttä julkisuuden henkilöihin ja auttaa haastattelujen tekemisessä. Kun olin käynyt läpi tähtien, urheilijoiden ja muiden mahdollisten haastateltavien listaa, veljeni Gerald sanoi, että minun olisi tavattava Gail Kingsbury. Kävi ilmi, että hän oli järjestämässä tilaisuutta tasokkaassa hotellissa

Hollywoodissa. Veljeni sanoi, että tilaisuuteen oli osallistumassa monta kuuluisuutta, ja ainoa tapa, jolla voisin päästä mukaan, oli ilmoittautua vapaaehtoiseksi. Niin siis tein.

Farkkuihin ja lyhythihaiseen paitaan pukeutuneena tunsin olevani väärässä paikassa hienossa hotellissa, mutta olin heti rento Gailin seurassa. Hän oli tehokas tapahtumajärjestäjä, mutta samalla sydämellinen persoona. Tauolla seisoimme käytävällä ja kerroin hänelle, että minun ensisijainen syyni osallistumiseen oli tavata hänet ja pyytää hänen apuaan. Projektimme kosketti häntä ja hän lupasi auttaa. Kun ojensin hänelle haastateltavien elokuvatähtien, urheilukuuluisuuksien ja muusikoiden listaamme, hän katseli sitä hetken ja piti sitten pitkän tauon. "Samaistun projektinne päämäärään ja tunnen, että suurin osa listallanne olevista henkilöistä eivät oikeasti ole niitä, jotka haluatte tavata. Moni heistä ei ole sitä, miltä vaikuttaa, eivätkä ehkä sovi yhteen viestinne kanssa," hän sanoi ja piti lyhyen tauon. "Tiedätkö ketä ehdottaisin?" "Niin?" "Sinun pitäisi haastatella Dr. Naramia" "Kuka hän on?" "Hän on mestariparantaja Intiasta. Hänen potilaitaan ovat olleet sellaiset kuin Dalai Lama ja Äiti Teresa. Ja tänään hänellä on vastaanotto tässä samassa hotellissa."

Mestariparantaja?! Se ei ollut mitä meillä oli mielessä. Olin aikeissa kysyä, jos hän voisi esitellä minut jollekin toiselle.

Juuri silloin Gail keskitti huomionsa johonkin minun takanani. "Ihmeellistä. Tässä hän onkin," hän sanoi.

Käännyin ja näin Intialaisen miehen ainutlaatuisen valkoisessa puvussa, ja naisen, jolla oli koristeellinen, pitkä etnisen näköinen takki kävelevän meitä kohti. Hymyilin ajatellessani, etten ollutkaan ainoa oudosti pukeutunut täällä.

"Dr. Naram, tässä on Clint" Gail sanoi, heidän lähestyessään. Dr. Naram, sinun on kuultava projektista, jota Clint työstää Wisdom of the World järjestön kanssa. Ehkä voisit antaa haastattelun, jos sinulla on aikaa."

Dr. Naram kääntyi katsomaan minua. Hän oli jonkin verran minua lyhyempi. Hänellä oli yllään valkoinen Nehru -tyylinen asu, pikimusta tukka, jossa vain häivähdys hopeaa, ja huolellisesti hoidetut viikset. Hän näytti nuorelta, mutta mikä kiinnitti huomioni, oli hänen valppaat silmänsä ja energinen ja rakastava tapa keskustella.

"Mukava tavata," hän sanoi lämpimästi, "Mikä on Wisdom of the World?"

Kerroin Dr. Naramille järjestön perustajasta, ystävästäni Gary Malkinista, palkitusta muusikosta, jonka intohimona on yhdistää ihmisiä parhaimpiin asioihin maailmassa ja heissä itsessään. Yksi Garyn lahjoista on luoda merkityksellisiä hetkiä ja inspiroida musiikin avulla, ja näin auttaa ihmisiä muistamaan mikä on

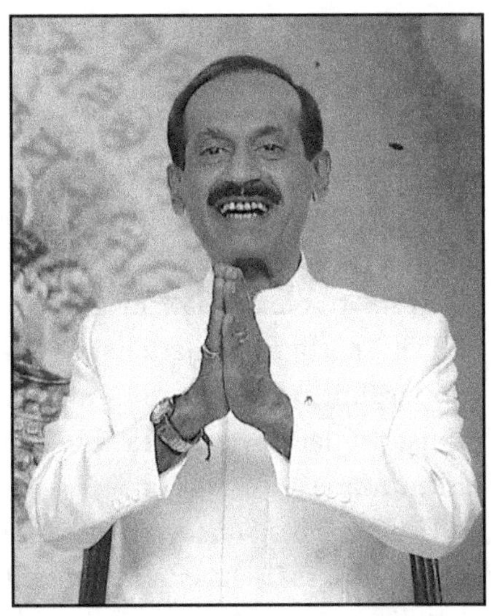

Mestariparantaja Dr. Pankaj Naram
Kuvan lähde Wikipedia

kaikkein tärkeintä. Selitin, että olimme tekemässä erikoisprojektia lomien yhteyteen.

"Mitä sinä tahdot?" hän kysyi minulta. Hänen äänensä oli aseistariisuvan vilpitön. Hänen uteliaat tummanruskeat silmänsä katsoivat suoraan minun joltisenkin väsyneisiin, sinivihertäviin silmiini. Oma vastaukseni yllätti minut.

"Minulla oli sisko," aloitin, "Hän riisti oman henkensä. Se oli vaikeimpia asioita, joita olen elämässäni kohdannut." Tämä oli asia, josta en yleensä avautunut, enkä varsinkaan kenellekään, jonka olin vasta tavannut. Puhuessani siskostani, tunsin menettämisen tuskan. "Haluan tehdä jotakin auttaakseni muita siskoni kaltaisessa tilanteessa olevia. Haluan edesauttaa rauhaa tällä planeetalla."

"Ymmärrän. Miten voin auttaa?" hän kysyi aidosti kiinnostuneena. "Haastattelemme merkittäviä henkilöitä, joilla saattaisi olla jakaa toivon tai inspiraation sanomaa. Gail sanoi, että yksi haastatteluista tulisi tehdä teidän kanssanne?."

Dr. Naram oli seuraavana aamuna jatkamassa matkaansa kiertueensa seuraavaan kaupunkiin, joten sovimme, että haastattelu nauhoitettaisiin samana iltana hotellissa, hänen klinikkansa vastaanoton sulkeuduttua. Kun aika ja paikka oli sovittu, Dr. Naram otti valkoisen takkinsa taskusta esineen. "Tämä on lahja sinulle. Sen on siunannut yli 147 vuotias suuri mestari. Sinä teet hienoa työtä."

Hänen tumma kätensä, jonka sormia koristi useat merkityksellisiltä vaikuttavat sormukset, oli jyrkässä kontrastissa kirkkaan valkoisen hihan kanssa. Hän piti kädessään kiiltävää sormusta, jonka kaiverrettu teksti näytti olevan sanskritia.

Tietämättä mitä ajattelisin hänen väitteestään, että joku olisi 147 vuotias, kiitin lahjasta. Sitten Dr. Naram ja hänen naispuolinen seuralaisensa jatkoivat käytävää eteenpäin ja minä laitoin sormuksen taskuuni.

Tämän erikoisen tapaamisen jälkeen palasin vapaaehtoisen tehtäviini. Pyrkiessäni luomaan kontakteja haluamiimme haastateltaviin, ajattelin että Los Angeles (LA) todella on kontrastien kaupunki. Kun televisio ja elokuvat näyttivät Beverly Hillsin ja Hollywoodin rikkaiden elämää, Disneylandin huveja ja Etelä-Kalifornian kauniita rantoja, järkytyin tajutessani, että kaupungissa eli yli viisikymmentä tuhatta koditonta miestä, naista ja lasta.

Se on enemmän kuin syntymäpaikkani Minnesotan Eden Prairien koko asukasluku. Sain tutustua läheltä heidän elämäänsä tunnetun motivaatiopuhujan Les Brownin kautta. Hän ilmoittautui auttamaan projektissamme ja piti kymmenpäiväisen tapahtumamme avajaispuheen eräässä kodittomien yömajassa, yhdellä Los Angelesin rankimmista alueista.

Pitkin päivää ajatukseni palasivat valkopukuiseen Dr. Naramiin. Koska olin utelias tietämään kuka tämä mies on, jota pian haastattelisin, menin nettiin. Siihen aikaan hänestä oli vain vähän tietoja englanniksi. Näin kuvia hänestä yhdessä joidenkin Hollywood ja Bollywood tähtien kanssa. Esimerkiksi Liv Tylerin, joka on kuuluisa rooleistaan elokuvissa *Lord of the Rings*, *Armageddon*, ja *The Incredible Hulk*. Kuten Gail oli jo maininnut, näin kuvia Dr. Naramista yhdessä Dalai Laman ja Pyhä Äiti Teresan kanssa. Löysin myös kuvauksen hänen säätiönsä työstä kodittomien, sairaiden ja muutoin unohdettujen auttamisessa

Kiertueaikataulu osoitti hänen vierailevan monessa kaupungissa.

Sen lisäksi löysin satunnaisilta nettisivuilta (vain) muutaman artik-kelin ihmisistä, jotka olivat käyneet hänen luonaan Intiassa. Niissä kerrottiin hänen kyvystään ymmärtää ihmistä tunnustelemalla tämän pulssia. Kirjoituksissa oli paljon sanoja, joita en ymmärtänyt ja hänen toimintansa koko konsepti oli minulle vieras. Ihmiset väittivät, että hän oli auttanut heitä parantumaan vaikeista sairauksista ja ongelmista tavoilla, jotka tuntuivat venyttävän mielikuvituksen rajoja. Samalla näytti siltä, että minne hän menikään, hän auttoi yhtä lailla rikkaita

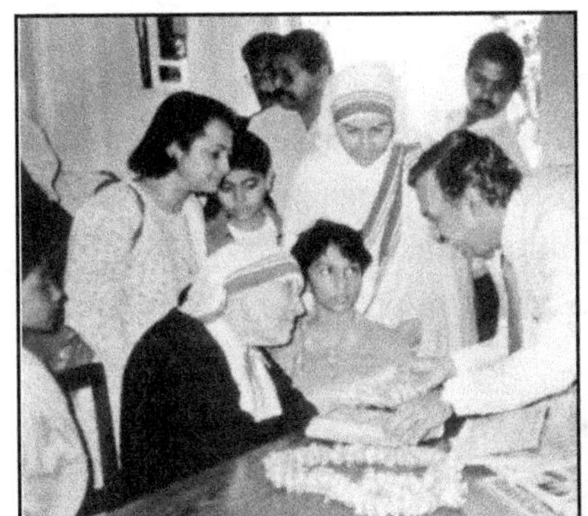
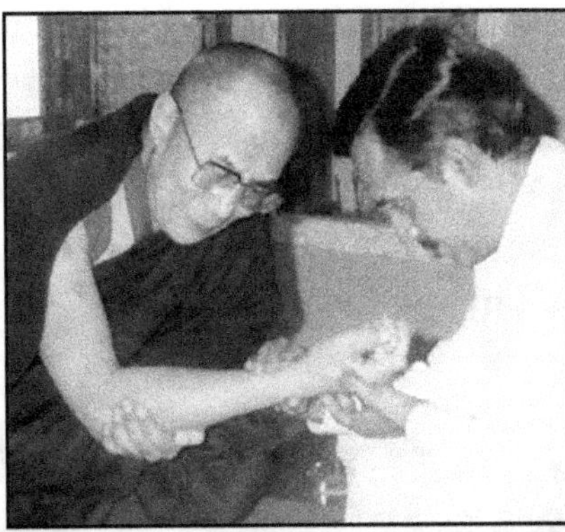
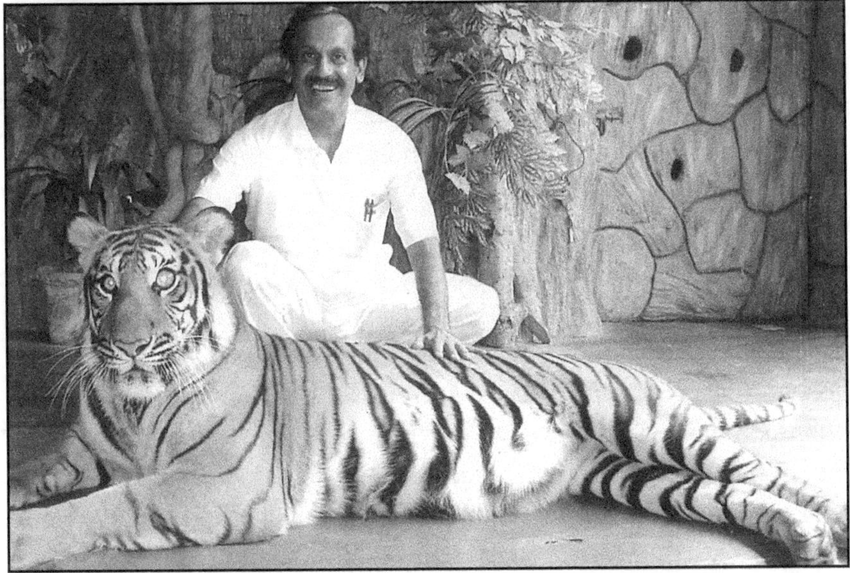

Dr. Naram lukee Äiti Teresan, Hänen ylhäisyytensa Dalai Laman
ja Kuninkaallisen Bengalin tiikerin pulsseja

kuin varattomia. Tätä hän oli tekemässä Los Angelesissa, auttamassa ihmisiä Hollywood tähdistä kaupungin kodittomiin..

Mietin, teenkö oikein haastatellessani häntä. Miten mikään hänestä lukemani tarina voisi olla totta? Ja jos se mitä hän teki, oli todella tehokasta, eikö useampi olisi kuullut hänestä? Eikö hänestä olisi enemmän tietoa? Ensimmäisestä kohtaamisestamme lähtien hän vaikutti vilpittömältä, sympaattiselta ja helpolta lähestyä. Nautin hänen valppaudestaan ja avoimuudestaan. Silti ihmettelin: *oliko tämä vain jonkinlainen esitys?*

Tutkijan koulutukseni edellytti, että tutkin, kunnes on todistettu jonkun asian olevan joko niin tai näin. Tämä mielessäni menin hotellihuoneeseen, joka toimi Dr. Naramin klinikan odotushuoneena. Siellä oli vielä muutama ihminen, joka odotti pääsyä vastaanotolle, joten istahdin odottamaan. Pöydällä näin samoja kuvia joita olin nähnyt netissäkin. Kun oli vihdoin minun vuoroni, Dr. Naram tervehti minua hymyillen.

125-vuotias mestari?

Pohdin, olisiko Dr. Naramin energia vähissä vastaanottonsa loputtua. Mutta päinvastoin hän pursui elämää ja hän oli niin läsnäoleva kanssani, että häkellyin. Videokamerani nauhoittaessa pyysin Dr. Naramia esittäytymään.

"Minulla oli mestari joka eli 125 vuotiaaksi, ja hänellä oli mestari, joka eli 145 vuotiaaksi katkeamattomassa, yli 2500 vuotta jatkuneessa mestariparantajien ketjussa. Tämä jatkumo tunnetaan nimellä *Siddha-Veda*. Jatkumosta on yhä hengissä mestarini veli. Hän on se, joka siunasi sinulle antamani sormuksen. Hän on nyt 147 vuotias. Jokainen mestari eli yli 125 vuotiaaksi tuntien ja välittäen eteenpäin pitkän iän, terveyden ja onnellisuuden salaisuuksia."

En tiennyt mitä sanoa. Jos oli totta, että noin vanhoiksi eläviä ihmisiä olisi, eikö tämä olisi laajasti tiedetty? Eikö hänen mainitsemansa ihmiset olisi mainittu *Guinnesin ennätysten -kirjassa?*

"Perinteemme ensimmäinen mestari oli Jivaka. Hän oli Lord

Buddhan henkilökohtainen lääkäri. Voit kuvitella, miten valaistunut parantajan on oltava työskennellessään niin lähellä Buddhaa. Muita Jivakan kuuluisia hoidettavia olivat Amrapali, yksi maailman kauneimmista naisista, ja intialainen kuningas Bimbisara. Jivaka ja jokainen suuri mestari hänen jatkumossaan, kirjasi muinaisiin käsikirjoituksiin ikiaikaisen tiedon elinvoimaisen terveyden, rajattoman energian ja mielenrauhan saavuttamisesta kaikenikäisenä."

Kaikki mitä Dr. Naram sanoi, oli täynnä rehellistä intoa. "Tavatessani mestarini hän oli 115 vuotta nuori, monta vuotta elämää edessään. Tässä korkeassa iässä hän auttoi vielä päivittäin kuudestakymmenestä kahdeksaankymmeneen hänen luokseen tulevaa, terveyshaasteisiinsa parannusta hakevaa ihmistä."

Kysyessäni Dr. Naramilta miten joku voi elää niin kauan ja vielä yhä tehdä töitä, hän antoi minulle mestariltaan saamansa rajattoman energian "salaisen reseptin". Sen mukaan liotetaan fenkolia, manteleita ja taateleita yön yli, jotka sitten sekoitetaan yhteen aamulla. Epäilin ikinä käyttäväni sitä, mutta kirjoitin sen muistivihkooni joka tapauksessa. Sanoin "Kiitos, mutta miten teet asioita, joita muut pitävät mahdottomina, kuten parannat ihmisiä parantumattomina pidetyistä sairauksista?"

"En se ole minä, vaan perinteeni mukaiset muinaiset opit. Minä annan kunnian mestarilleni. Tunnetko ilmaisun liukuhihna?" Nyökkäsin. "Olen eräänlainen liukuhihna joka kuljettaa muinaiset salaisuudet nykyajan maailmaan. Ja vaikka jokin tapahtuma usein saattaa näyttää taikuudelta, se on oikeasti muinaista tiedettä, se on teknologiaa, joka saa aikaan muutoksen ja syvemmän paranemisen?"

"Niinpä niin," ajattelin itsekseni.

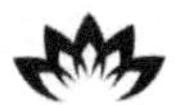

Toivon siementen löytäminen

Palatakseni haastatteluni alkuperäiseen tarkoitukseen, kysyin, " Mikä voisi auttaa niitä, jotka kamppailevat loman aikana yksinäisyyden ja masennuksen, jopa itsetuhoisten ajatusten kanssa?"

"Erittäin hyvä kysymys," Dr. Naram vastasi, "Olen nähnyt masennuksen ja itsetuhoisuuden vaikuttavan rakastettujen tähtien ja täysin tuntemattomien elämään, niin köyhien kuin upporikkaiden. Olen tuntenut ateisteja ja jopa miljoonien seuraajien hengellisiä johtajia, jotka ovat päätyneet itsemurhaan. Kuka tahansa voi menettää rakkaan ihmisen tällä tavalla".

Dr. Naram kertoi, miten hän sai säännöllisesti yhteydenottoja masentuneilta ja itsetuhoisilta ihmisiltä, ja että hän oli ikuisesti kiitollinen joka kerta kun hän tunsi mestarinsa siunauksen ja tiesi miten auttaa. "Tärkeintä on ymmärtää heitä, ei tuomita. Jotkut nuoret yrittävät itsemurhaa vain saadakseen vanhempiensa huomion, rukoillen heiltä ymmärrystä tuskaansa ja turhautuneisuuteensa. Heti kun vanhempi ymmärtää, asiat voivat kääntyä parempaan. Jokainen joka kamppailee masennuksen kourissa, kohtaa vaikean haasteen. Ja mestarini opetti minulle, miten kuka tahansa voi selvitä voitokkaana tästä kamppailusta."

Kuuntelin tarkkaavaisena. "Useimmat eivät tiedä mitä on olla niin masentunut, että haluaa tappaa itsensä," Dr. Naram jatkoi. "Mistä johtuu, että joku haluaa vahingoittaa itseään? Joihinkin syihin liittyy kyvyttömyys kohdata pelkoja, turhautumista, sydänsuruja, syyllisyyttä, vihaa, yksinäisyyttä tai taloudellisia ongelmia. Mikä tahansa näistä voi lamauttaa ajatukset. Mestarini sanoi, että ihminen voi kohdata kahdeksan erilaista pelkoa. Yksi suurimmista haasteista tällä planeetalla on hylätyksi tulemisen pelko. Kun poika tai tyttö, nainen tai mies, tuntee tulleensa vanhemman tai rakastetun hylkäämäksi, heidän mielensä voivat ajautua masennuksen syöksykierteeseen. Ja voitko kuvitella, miltä homoseksuaalisesta pojasta tai tytöstä tuntuu sellaisissa maissa, joissa he kokevat, että koko yhteisö hylkää heidät, että jopa Jumala hylkää? Oikeasti on mahdotonta, että Jumala hylkäisi heitä, koska Jumala on heissä ja Jumala on rakkaus; mutta heistä voi tuntua siltä, että kaikki hylkivät heitä, ja se sattuu. Tämä on todella vakavaa. Sitten joillakin on jokin kemiallinen häiriö aivoissaan, kaksisuuntainen mielialahäiriö, maanisdepressiivisyyttä tai he saattavat kärsiä alkoholin väärinkäytön tai huumeriippuvuuden sivuvaikutuksista. Niin monista eri lähteistä tuleva pelko saattaa lamauttaa mieltä näkemästä mahdollisia reittejä ulos. Minun mestarini opetti minulle salaisuudet, miten auttaa ihmistä selviämään mistä tahansa tällaisesta haasteesta." Dr. Naram kertoi minulle tarinan isästä ja tyttärestä, jotka soittivat hänelle Roomasta. Tytär oli palavan rakastunut. Sitten tyttö ja hänen poikaystävänsä erosivat ja tyttö joutui vakavan masennuksen syöksykierteeseen. Hän sanoi "Dr. Naram, minä kadotin itseni ja nyt vihaan itseäni. Sydämessäni on viiltävä kipu. Lopetin elämisen ja aloin kuolla. En kykene ottamaan mistään vastuuta. Elämä tuntuu mahdottomalta ja minä vähättelen aina itseäni. Jos joku kiittää minua jostakin, ajattelen että he valehtelevat."

Tyttö menetti työpaikkansa, ei pystynyt nukkumaan öisin, sai hikoilukohtauksia ja ahdistus valtasi hänen mielensä. Fyysiset kivut olivat helpompia kestää kuin emotionaaliset kivut, joten hän satutti itseään. Hänet vietiin psykiatriseen sairaalaan ja hänelle annettiin lääkkeitä, jotka aiheuttivat hänelle tyhjyyden olotilan, keskittyminen oli mahdotonta, aivan kuin hänen aivonsa olisivat surkastuneet. Hän sanoi, " En tunne mitään iloa, en tyydytystä, eikä mikään enää kiinnosta."

Joka aamu tytön isän herätessä, häntä raastoi painostava huoli, että tämä saattoi olla se päivä, jona tytär onnistuisi päättämään oman elämänsä. Hän kertoi Dr. Naramille, että hän tunsi alituista syyllisyyttä ja halua auttaa. Mutta tuntui että mitä tahansa hän sanoi tai teki, hän vain satutti tytärtä enemmän. Ainoa mitä hän saattoi tehdä, oli pitää yllä toivoa, että jonakin päivänä asiat paranisivat.

Dr. Naram kertoi minulle, "Kysyin tytöltä 'Mitä haluat?' ja hän vastasi 'Haluan että ihmiset ymmärtäisivät minua eivätkä tuomitsisi minua! Olen syvästi onneton. Sydämessäni tunnen surua ja vihaa sairauttani kohtaan. Pelkään etten pysty auttamaan itseäni. Haluan tietää, miten voisin rakentaa elämäni uudestaan, päästää irti menneestä ja siirtyä eteenpäin. Haluan takaisin elämään, iloon. Ja haluan löytää ja ymmärtää olemisen tarkoituksen. Mutta tarvitsen apua!"

Dr. Naramin tarina sai minut ajattelemaan siskoani ja niitä kertoja, kun kävin tervehtimässä häntä sairaalassa. Minulla ei ollut aavistustakaan minkälainen sydänsuru oli johtanut hänet masennukseen.

"Miten siis autatte jotakuta, jolla on tällaisia tunteita?" kysyin. Dr. Naram vastasi kertomalla toisen tarinan, miehestä, jolla oli karikkoinen avioliitto. Hänen vaimonsa uhkasi kolme kertaa avioerolla, ja joka kerta Dr. Naram pystyi auttamaan heitä tajuamaan mitä he todella halusivat, ja työstämään tiensä erilaisuuksiensa läpi. Tällä kertaa syy kriisiin oli vakavampi kuin koskaan. Tämä mies menetti parissa päivässä yli miljoonaa dollaria muiden ihmisten rahoja osakemarkkinoiden romahduksessa. Osa rahoista oli ystäviltä ja vaimon vanhemmilta. Vaimon isä oli antanut heidän kaikki eläkesäästönsä. Investoinnit kasvoivat, ja kaikki olivat tyytyväisiä pörssiromahdukseen saakka. Nyt mies ei tiennyt miten kohdata heidät.

Myöhään eräänä iltana vaimo soitti Dr. Naramille paniikissa. Vauvan huutaessa kontrolloimattomasti taustalla hän sanoi, "Mieheni istuu edessäni lattialla. Hänellä on aseen piippu suussaan ja sormi liipaisimella!"

Dr. Naram sanoi, "Voitko laittaa puhelimen hänen viereensä ja kaiuttimelle? Ja voitko sitten jättää huoneen, että voin puhua miehesi kanssa kahden?" Hän teki niin.

Dr. Naram sanoi "Namaste" ja miehen nimen. "Mitä sinä haluat?"

Mies otti aseen suustaan voidakseen vastata, "Haluan päättää elämäni."

"Hyvä on," Dr. Naram vastasi, "Miten voin auttaa sinua kuolemaan?" Seurasi pitkä tauko. Mies oli järkyttynyt. "Minä haluan auttaa sinua saavuttamaan päämääräsi. Jos haluat kuolla, niin miten voin auttaa sinua?"

"Älä pelleile kanssani, Dr. Naram."

"Mitä sinä *oikeasti* tahdot?" Dr. Naram kysyi häneltä. Dr. Naram selitti minulle, että kysymykset, joita hän esitti, olivat osa hänen mestarinsa opettamasta metodista, joilla auttaa ihmisiä selviytymään itsetuhoisista ajatuksista, mutta hän ei suosittele käyttämään niitä ilman asianmukaista koulutusta. Kun Dr. Naram puhui tämän miehen kanssa, hän sai selville, että mies oikeasti halusi tietää miten hän selviytyisi tilanteestaan. Hän halusi toivoa, että asiat voisivat kääntyä parempaan ja että kipu katoaisi.

Dr. Naram pyysi miestä laittamaan aseen pois kädestään, jotta tämä voisi painaa marmapistettä ja näin auttaa saavuttamaan haluamansa. Mies rauhoittui välittömästi. Seuraavaksi Dr. Naram neuvoi häntä hakemaan keittiöstä aineksia kotirohdon valmistamiseksi (puoli teelusikallista gheetä, sahraminoksa ja hyppysellinen muskottia, lämmittämään sekoitusta hieman ja laittamaan kaksi tippaa kumpaankin sieraimeen). Tämä rauhoitti miestä vielä enemmän, joka puolestaan auttoi häntä palauttamaan asiat mittakaavaansa. "Se ei ollut pikahoito," Dr. Naram jatkoi, " Siihen meni aikaa, mutta mies sitoutui tekemään sen, mitä syvempi paraneminen vaati. Hän muutti ruokavaliotaan ja söi ruokia, jotka ravitsisivat positiivisia ajatuksia ja tunteita. Hän otti säännöllisesti kotirohtoja kahdesti päivässä sekoittaen joitakin aineksia gheehen. Perinteeni mestarit kehittivät myös tiettyjä yrttisekoituksia, jotka auttavat ravitsemaan ja elvyttämään niitä aivolohkojen ja kehon osia, jotka ovat uupuneet, ja jotta ihmiset voivat löytää onnellisuuden ja sisäisen tarkoituksensa uudelleen. Ei tämä ole mikään pikakuuri, mutta se toimii, kun ihmiset sitoutuvat prosessiin. Annoin hänelle muitakin marmapisteitä, jotka auttoivat aktivoimaan hänen luovuutensa. Hänen luovuutensa voima palautui parissa vuodessa niin hyvin, että voin ylpeänä kertoa, että hän ansaitsi takaisin kaiken menettämänsä, ja enemmänkin. Hän maksoi takaisin appiukolleen ja ystävilleen kaiken ja vielä korkoineen".

"Mestarini opetti minulle: 'Jokainen vastoinkäyminen - jokainen vaikea tilanne tai sydänsuru – kantaa siemenen yhtä suureen, tai jopa suurempaan hyvään" Dr. Naram painotti.

"Mutta ensin jokaisen meistä on löydettävä: Kuka minä olen?", Dr. Naram jatkoi. "Useimmat elämän haasteet tulevat, kun on joku tukos tai epätasapaino tai molemmat. Meidän on löydettävä mikä on tukossa, tai missä epätasapaino on. Epätasapaino voi olla *vata*, *pitta* tai *kapha*, tai näiden yhdistelmä." En tuntenut näitä termejä, mutta ennen kuin ehdin pyytää selitystä, hän jatkoi. " Kun tiedät, kuka olet, mitkä tukoksesi ja epätasapainosi ovat, voit tietää mitkä ravintoaineet ovat lääkkeesi. Meidän on kiinnitettävä enemmän huomiota ei ainoastaan siihen, mitä ravintoa annamme kehollemme, mutta

> *"Jokainen vastoinkäyminen - jokainen vaikea tilanne tai sydänsuru – kantaa siemenen yhtä suureen, tai jopa suurempaan hyvään"*
> –Baba Ramdas
> (Dr. Naramin mestari)

myös millä ajatuksilla ruokimme aivojamme ja millä asenteilla (ruokimme) tunteitamme. Muinaiset salaisuudet antavat ohjeita näihin kaikkiin." Kuuntelin uskomatta, että mikään, mitä Dr. Naram sanoi voisi olla totta. Siskoni oli ollut itsetuhoisuutta estävällä raskaalla masennuslääkityksellä eikä sekään auttanut. Miten muutaman kehopisteen painaminen ja ruokavalion muuttaminen voisi vaikuttaa niin ratkaisevasti jonkun elämän niin kriittisessä vaiheessa? Kaikki mitä Dr. Naram ehdotti, tuntui liian yksinkertaiselta ollakseen totta.

"Mitä tytölle tapahtui?" kysyin.

"Aivan! Hän on täydellinen esimerkki. Koska Dr. Giovanni oli Roomassa, pyysin että he tapaisivat joka neljäs päivä, jotta Dr. Giovanni voisi painaa tiettyjä marmapisteitä, ja että tytölle kirkastuisi mitä hän haluaa, samalla kun hänen kehonsa puhdistuisi kaikesta vanhasta. Hänen olonsa parani nopeasti hieman ja parin kuukauden päästä hän tapasi uuden poikaystävän, jonka kanssa hän halusi mennä naimisiin. Mutta suhde oli lähinnä kosto edelliselle poikaystävälle, joten suhde päättyi ja tytön paranemisprosessi pysähtyi. Minä sanoin hänelle, 'Meidän täytyy vahvistaa sinua niin, ettet hanki ihmissuhteita vain välttääksesi tyhjyyttä ja kipua.' Sitten hän sitoutui oikeasti tulevaisuuteensa. Annoin hänelle kotirohtoja ja yrttivalmisteita, joita hän otti säännöllisesti sekä muutti ruokavaliotaan ratkaisevasti. Opetin hänelle mitä ruokia tulee välttää, ettei herätä negatiivisia tunteita, ja mitä ruokia voi syödä synnyttääkseen positiivisia tunteita.

> *Jumala on meissä jokaisessa, ja meillä jokaisella on tarkoitus selvitettävänä.*
>
> —Baba Ramdas
> (Dr. Naramin mestari)

"Tämäkin vaati aikansa, eikä ollut mikään pikakuuri, mutta pikkuhiljaa hänen itseluottamuksensa kasvoi. Kun olimme työskennelleet hänen kanssaan kaksi vuotta, hänen itsetuntonsa oli niin hyvä, että hän pystyi kohtaamaan hylätyksi tulemista tai muita vaikeuksia menettämättä tasapainoaan. Hän oivalsi, että hänen unelmansa oli olla opettaja, hän sai töitä koulussa ja oli hyvä työssään. Pian hän kohtasi miehen, johon rakastui syvemmin kuin kehenkään aiemmin, nyt kun hän osasi rakastaa myös itseään. Tästä

Päiväkirjani merkintöjä

Kolme perinteen mukaista keinoa mielen rauhoittamiseksi, näköalojen selkeyttämiseksi ja positiivisten tunteiden herättämiseksi: *

1) Marmaa Shakti – toista tämä rutiini päivittäin 6-9 kertaa. Aseta vasten kätesi pään taakse tueksi ja paina oikealla kädellä marmapistettä nenän ja ylähuulen välistä, paina ja päästä 6 kertaa. Joka painalluksessa hengitä syvään. Tämän voi tehdä toiselle tai itselle.

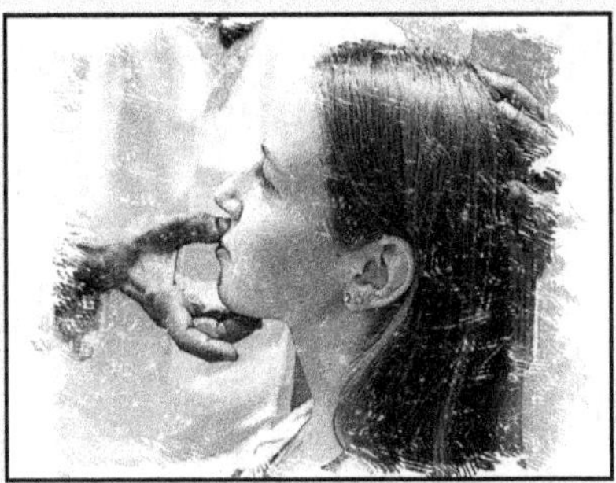

2) Kotirohto – Sekoita yhteen ½ teelusikallista Gheetä, hyppysellinen muskottia ja yksi sahraminoksa. Lämmitä sekoitusta hieman, nojaa päätä kevyesti taakse ja tiputa kaksi tippaa kumpaankin sieraimeen. Toista 2 kertaa päivässä.

3) Kotirohto

Brahmi jauhetta 1/4 tl.

Jatamasi jauhetta 1/8 tl.

Kurkuma jauhetta 1/2 tl.

Gheetä 1 tl.

Sekoita yllämainitut ainekset keskenään tahnaksi ja ota kahdesti päivässä (ensimmäiseksi aamulla ja ennen ilta-ateriaa).

* Bonus materiaali: Vieraile ilmaisella jäsensivustolla MyAncientSecrets.com nähdäksesi videolta, miten marmapistettä painellaan sekä muita apukeinoja (esim. mitä ruokia syödä) positiivisten tunteiden tukemiseksi.

on melkein yhdeksän vuotta ja hänellä on nyt kaksi lasta. Kummankin lapsensa kanssa hän painelee valittuja marmapisteitä ja he noudattavat ruokavaliota, jonka ansiosta lapset kasvavat tunne-elämältään ja itseluottamukseltaan terveiksi."

"Minkä neuvon antaisit jollekulle, joka nyt on surullinen tai masentunut?" kysyin.

"Jokaiselle kaikkein tärkeintä on tietää, kuka olet, minne olet menossa ja mikä auttaa sinua pääsemään päämäärääsi," Dr. Naram jatkoi. "Minun mestarini opetti minulle, että Jumala on meissä jokaisessa, ja että meillä jokaisella on tarkoitus selvitettävänä. Mutta sitä on masentuneena mahdoton löytää. Yksi tapa ulospääsyn löytämiseksi on tehdä samat asiat, kuin mitä minä neuvoin tuota miestä ja tyttöä tekemään.

Jumalan kohtaaminen?

"Mitä tarkoitatte, kun sanotte 'Jumala on meissä jokaisessa'?", kysyin.

"Intiassa meillä on käsite odottamattoman vieraan ilmestymisestä kotiimme: 'Atithi Devo Bhava'. Se tarkoittaa, että kun kuka tahansa tulee, miten huonoon aikaan tahansa, hänet otetaan vastaan kuin Jumala itse olisi tullut kylään. Minun Siddha-Veda perinteessä tätä kunnioitusta pidetään sydämen asiana."

"Uskotteko, että aina, kun kohtaatte jonkun, kohtaatte Jumalan?", kysyin.

"Intiassa tervehditään sanomalla *Namaste* tai *Namaskar* ja samalla painamme kämmenet yhteen sydämen edessä. Tämä tervehdys tarkoittaa 'pyhä jumaluus minussa kumartaa pyhälle jumaluudelle sinussa ja kunnioitan paikkaa, jossa olemme yhtä'".

"Onko Siddha-Veda siis uskonto?" kysyin. "Siddha-Veda voi auttaa ihmisiä henkisesti, fyysisesti, psyykkisesti ja emotionaalisesti, mutta se ei ole uskonto. Se on oppi josta kuka tahansa voi hyötyä. Nämä muinaiset parantavat salaisuudet eivät katso uskontoon, politiikkaan, rotuun, kastiin tai vakaumukseen. Ne toimivat kaikille, universaalisti – aivan kuten auto vie sinut, minne olet menossa välittämättä uskostasi, silmiesi väristä tai seksuaalisesta suuntautumisestasi. Perinteessäni olemme suurten mestarien kouluttamia, muinaisten salaisuuksien erikois-asiantuntijoita, jotka on koulutettu auttamaan jokaista kehon, mielen tai tunne-elämän kivusta tai sairaudesta kärsivää vapautumaan niistä.

Kun ihminen tulee hakemaan meiltä apua, näemme Jumalan hänessä. Emme koe, että he velvoittavat meitä, vaan että he antavat meille lahjan. On meidän kunnia, että he tulivat luoksemme. Mestarini opetti minulle, että velvollisuuteni parantajana on yksinkertaisesti auttaa puhdistamaan temppeli, jotta Jumala heissä voisi olla onnellinen.

Ajattele niitä ihmisiä, jotka ovat syvän masentuneita, jopa itsetuhoisuuden partaalla. Nämä ihmiset eivät ole raskasta surua, pelkoa tai vihaa. Tunteet eivät ole keitä he ovat. Mutta heidän mielensä ja kehonsa ovat ehdollistuneet niin, etteivät tajua tätä. He tuntevat noita tunteita eivätkä tiedä miten päästää niistä irti. He pelkäävät, että heidän ongelmansa on niin suuri, ettei ulospääsyä ole. Sellaisessa tilassa ei kykene näkemään lainkaan onnellista tulevaisuutta. Miten siis autamme niitä, jotka ovat surullisia, vihaisia tai pelokkaita? Miten autamme puhdistamaan heidän kehojensa, mieliensä ja tunteidensa temppeliä niin, että Jumala heissä on onnellinen? Tämän mestarini opetti minulle."

En tiennyt mitä hän tällä tarkoitti, mutta ennen kuin Dr. Naram saattoi selittää, haastatteluaikamme päättyi. Minulla oli nyt paljon enemmän kysymyksiä kuin aloittaessamme.

Muinainen teknologia

Pakatessani kameraani, Dr. Naram kysyi, " Mikä on työsi? Mitä tarkalleen teet ansaitaksesi elantosi, Clint?"

"Olen vapaaehtoisena tässä Wisdom of the World pro-jektissa koska uskon siihen," sanoin. "Mutta työskentelen

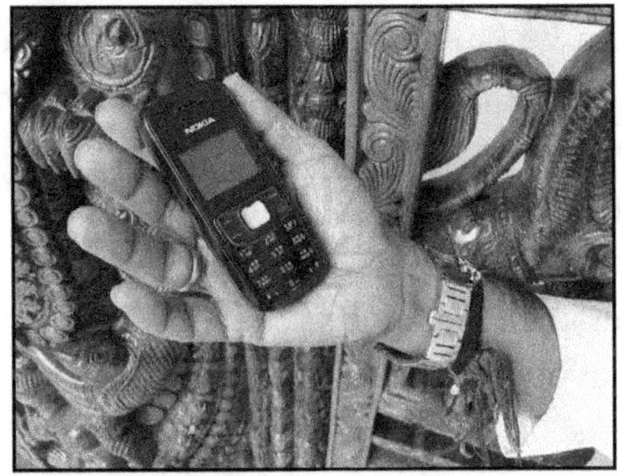

Dr. Naramin Nokia puhelin.

tutkijatohtorina Joensuun Yliopistossa Suomessa." Selitin työnkuvaani. " Opetan tietokoneista, kulttuurista, teknologiasta ja innovaatiosta. Kiinnostukseni alue on miten käyttää teknologian innovaatioita luovasti köyhyyden poistamiseksi ja rauhan rakentamiseksi.

Dr. Naram kiinnostui. "Jos olet kiinnostunut rauhan rakentamisesta," hän sanoi, "minun täytyy esitellä sinulle muutama ihminen."

Hän otti taskustaan vanhan Nokia kännykän, jossa on pieni LCD näyttö. "Kun kerran tiedät tietokoneista, voisitko näyttää minulle, miten tämä toimii? Ihmiset puhuvat 'Karhunvatukoistaan' ja 'Omenoistaan', ja minä menen siitä sekaisin ja luulen että he puhuvat ruoasta, mutta ei – he puhuvat puhelimestaan! Sanovat että tämä minun ei ole älypuhelin. Onko se tyhmä puhelin?" Hymyilin. Hänen kysymyksensä oli hellyttävä ja humoristinen. Hän halusi oppia miten tallentaa uusi numero ja miten lukea sekä lähettää tekstiviestejä. Kun näytin hänelle askel askeleelta, hän seurasi lapsen innolla ja kunnioituksella. Kun hän onnistuneesti tallensi numeroni, hän sanoi voitonriemuisena "Aha, minä tein sen! Tämähän on mahtava kone!"

Muistin mitä hän oli aiemmin sanonut ja kysyin, "Mainitsitte että mestarinne antoi teille teknologian tai työkaluja. Mihin tarkoitukseen? Mitä tarkoitatte?"

"Hyvä kysymys. Usko tai älä, mestarini opetti minulle salaisuuksien salaisuuden. Hän sanoi, että 95 prosenttia maapallon ihmisistä eivät tiedä mitä tahtovat. Eivät kerta kaikkiaan tiedä mitä he tahtovat! Ja niin he kuluttavat suurimman osan elämästään "ikkunaostoksilla". Kokeillen sitä tai tätä, tätä työtä tai tuota työtä, tätä puolisoa ja sitten toista, mutta eivät koskaan ole tyytyväisiä. Mestarini sanoi, että kolme prosenttia maapallomme ihmisistä tietävät mitä tahtovat, mutta eivät koskaan saavuta sitä. Heiltä puuttuvat oikeat työkalut. Yksi prosentti tietää mitä tahtoo ja saavuttaa sen, mutta hekään eivät osaa nauttia saavutuksistaan. Tavoitellessaan he sairastuvat korkeaan verenpaineeseen, korkeaan kolesteroliin, saavat selkävaivoja, perheongelmia, ihmissuhdeongelmia ja mitä vielä. 99 prosenttia kaikista ihmisistä kuuluvat noihin ensimmäisiin kolmeen kategoriaan. Vain viimeinen yksi prosentti ihmisistä tietävät mitä tahtovat, saavuttavat sen, ja nauttivat siitä."

Kuullessani nämä luvut mietin: Kuulunko minä siihen 95 prosenttiin, joka ei tiedä mitä tahtoo? Minulla on todella paljon, josta olla kiitollinen, niin miksi olen silti niin usein tyytymätön? Onko minun elämäni menossa oikeaan suuntaan?

Dr. Naram jatkoi, "Ayurveda, muinainen parantamisen oppi, jota voi opiskella Intian yliopistoissa tunnetaan nimellä 'elämän tiede'. Siddha-Veda (tai Siddha-Raharshayam) eli minun perinteeni menee askeleen pidemmälle. Siddha-Veda pitää sisällään syvemmän parantamisen salaisuudet.

Perinteeni muinaisia salaisuuksia voi oppia vain suoraan mestarilta oppilaalle, erikoistumalla erityisesti syvemmän parantamisen teknologiaan. Osa Siddha-Vedan parantamisen salaisuutta tai teknologiaa on auttaa ihmisiä *löytämään* mitä he tahtovat, ja sitten *toteuttamaan* haluamansa, tavalla joka sallii heidän nauttia saavutuksistaan."

Hän piti tauon ja sanoi minulle, "Se teknologia jota en ymmärrä on se, jota kutsutaan nimellä *internets*."

Nauroin kun hän sanoi internet sanan "-s" päätteellä. "Kerro minulle," hän sanoi, "luuletko että *internets* voisi auttaa minua tavoittamaan enemmän ihmisiä? Fyysisesti en voi ottaa vastaan useampia päivässä kuin mitä nyt jo teen." Osoittautui, että hän otti vastaan noin sata ihmistä päivässä Euroopassa, Yhdysvalloissa ja Australiassa ja kolmesataa Intiassa. En voinut mitenkään käsittää miten edes tämä oli mahdollista.

"Tiedän, että voisitte tavoittaa enemmän ihmisiä *Internetin* avulla," sanoin, korostaen sanan oikean muodon. "Mutta en rehellisesti sanoen vieläkään ymmärrä mitä tarkkaan ottaen teette." Nautin olosta hänen seurassaan, se tuntui hyvältä. Hänessä oli nuorekasta vilpittömyyttä ja leikillisyyttä, yhdistettynä syvään välittämiseen, joka oli virkistävää. En vain tiennyt miten saattaisin auttaa häntä, eritoten kun en ymmärtänyt kaikkea mistä hän puhui. Dr. Naram sanoi jotakin, jota en osannut odottaa: "Mikset tule Intiaan ja näe omin silmin? Siellä on muutama ihminen, jonka haluaisin, että tapaat."

Yllättyneenä ja hämmentyneenä kutsusta en vastannut. "Jotkut asiat eivät alkuun ehkä tunnu järkeen käyvältä, Clint," Dr. Naram jatkoi, "koska tulet elämästä, jota katsot toisenlaisten lasien läpi. Et voi ymmärtää mitä teen, mutta jos vietät aikaa sen piirissä, alat tuntea toivon hitusen sisimmässäsi, ja tulet onnelliseksi. Aluksi et ehkä ymmärrä miksi, mutta pikkuhiljaa asiat selkenevät sinulle."

Vaikka olin otettu hänen kutsusta, minun oli vaikea suhtautua siihen vakavasti eikä minulla ollut minkäänlaista aikomusta mennä Intiaan lähitulevaisuudessa. Joten vaihdoin puheenaihetta minua kiinnostavaan aiheeseen.

"Miten voitte ymmärtää jotakuta vain hänen pulssiaan tunnustelemalla?" "Haluaisitko kokeilla?" Nyökkäsin ja hän pyysi, että ojentaisin käteni. Hän asetti kolme sormea ranteelleni ja sulki silmänsä ennen kuin puhui.

" Onko sinulla joskus päänsärkyä? Joskus vatsavaivoja? Sinulla on pitta epätasapaino ja jonkun verran amaa, eli myrkkyjä. Muuten olet hyvin terve."

Joskin se, mitä hän sanoi päänsärystä ja vatsavaivoista piti paikkaansa, olin enemmän hämmentynyt kuin vaikuttunut.

"En ymmärrä. Mikä on pitta?" "Tuli," hän sanoi, "tulielementti kehossasi. Se on hieman epätasapainossa, mutta älä ole huolissasi, me voimme auttaa." Hän kirjoitti usean minulle tuntemattoman yrtin nimen paperille.

En voinut olla miettimättä, oliko hänen temppunsa se, että hän kertoo ihmisille heillä olevan jonkin ongelman käyttämällä käsitteitä, joita he eivät ymmärtäneet, jotta hän sitten saattoi suositella heille jonkun tuotteen ostamista väitetyn "ongelman" hoitamiseksi.

Kuvittelin puhuvani jollekulle, keksiväni hänelle ongelman ja sanovani, "Ei hyvältä näytä. Sinulla on vakava hölö-mölö epätasapaino, valitettavasti. Mutta älä ole huolissasi, sinä olet onnekas, minulla on sinulle maaginen hölö-mölö kuuri pillerimuodossa edulliseen sadan dollarin hintaan. Siltä minusta tuntui, kun Dr. Naram sanoi, että minulla on "pitta epätasapainoa." Kiitin haastattelusta ja toivotin hyvää yötä.

Se merkillinen hetki

Jättäessäni huoneen annoin paperin, jossa oli yrttien nimet Marian-jiille. Olin tavannut hänet Dr. Naramin seurassa, kun ensimmäisen kerran tapasin heidät käytävällä. Hän kertoi enemmän yrteistä ja ehdotetusta ruokavaliosta ja otti ihmisiltä maksut. Hän selitti *doshat*, tai eri elementtityypit, ja miten tietyt elementit kehossa menevät epä-tasapainoon ja aiheuttavat ongelmia. "Pitta on tuli dosha," hän sanoi. "Vata on tuuli dosha ja kapha yhdistyy veteen/maahan. Epätasapaino doshissa aiheuttaa ongelmia, joita voi ennakoida ja korjata. Pulssin-luenta auttaa Dr. Naramia ja muita mestariparantajia tunnistamaan epätasapainon ja tukkeumat kenen tahansa kehossa." Sitten Marianjii kysyi, "Minkälaista ruokaa syöt?"

Kerroin mikroaaltouunissa lämmitettävistä burritoista ja pizzoista ja muista helppovalmisteisista yksin elävän tohtoritutkijan ruoista. Hän torui minua ja käski pitää parempaa huolta itsestäni. Hän kertoi minulle enemmän neljästä yrttiravintolisästä, joita Dr. Naram oli ehdottanut terveyteni tasapainottamiseksi ja *aamin* (usein käytetään myös sanaa *ama*), tai myrkkyjen poistamiseksi kehostani.

Se oli hetki, jolloin aloin muuttua levottomaksi, odottaen sitä, mitä otaksuin seuraavaksi tulevan – tukalan tilanteen, jolloin hän pyytäisi minua ostamaan yrtit ja minä vastaisin kieltävästi. Mutta sellaista hetkeä ei tullut.

"Kunnioituksesta työtäsi kohtaan," hän sanoi, "lahjoitamme sinulle kahden kuukauden erän yrttejä."

Yllättyneenä kiitin ja lähdin, tietämättä mitä ajatella tästä elämäni ehkä merkillisimmästä kohtaamisesta.

Viikon kuluttua sain yrtit kotiini. Otin niitä muutaman päivän, uteliaisuudesta. Osa minussa odotti huomaisisinko yhtäkkiä ihme-tuloksia, mutta sen sijaan sain lieviä vatsavaivoja. *Mitä jos nämä eivät autakaan minua, vaan vahingoittavat?* En tiennyt, eikä ollut ketään, keneltä kysyä, joten laitoin yrtit ja sormuksen, jonka hän oli minulle antanut, harvoin avaamaani laatikkoon. Kun palasin normaaliin arkeeni, Dr. Naram hiipui mielestäni.

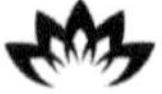

Naisen mahti

En ehkä olisi enää koskaan uudestaan ajatellut Dr. Naramia ja hänen "maagisia" yrttejään, mutta sitten tapahtui jotakin.

Pari viikkoa myöhemmin matkustin jälleen Kaliforniaan. Tällä kertaa menin hyvän ystäväni Joeyn kanssa San Diegoon edistääksemme projektiamme. Eräänä päivänä, kun istuimme kahvilassa lähellä rantaa, hän esitteli minulle Alicia nimisen naisen.

Muistatko kun edellisen luvun lopussa kerroin, että kaikki alkoi siitä, että halusin tehdä vaikutuksen tyttöön? Alicia oli se tyttö.

Hän oli hurmaava, siniset tähtisilmät, tuuheat ruskeat hiukset ja vaalea iho. Hänellä oli yllään juuri sellaiset rennot värikkäät vaatteet, joita pidetään San Diegolaisessa rantakahvilassa. Hänen äänensä ja asenteensa oli leikkisä mutta vilpitön. Jo varhain keskustelun edetessä tunsin hänen luontaisen hengellisen herkkyytensä, joka veti minua puoleensa.

Halutessani tietää hänestä enemmän tein mitä yleensä teen parhaiten, kun tunnen oloni epävarmaksi: kyselen. Alicia kertoi intohimostaan, jota hän kutsui *Ayurvedaksi**. Hän kuvaili sitä vanhaksi itämaiseksi parantamismenetelmäksi, joka hahmottaa ihmistä holistisemmin kuin länsimainen lääketiede.

"Sanan 'Ayurveda' voi kääntää käsitteellä 'elämäntiede'," hän sanoi.

Elämäntiede, ajattelin. *Mitä se on?* Vaikka Dr. Naram oli käyttänyt sitä käsitettä, ja silloinkin se kuulosti huvittavalta, olin nyt jotenkin paljon kiinnostuneempi, kun sanat tulivat Alicialta.

Vaikka olin kovin epäluuloinen koko tämän aiheen suhteen, olin kiinnostunut tieteestä – ja olin *erittäin* kiinnostunut hänestä.

"Tiedätkö, vain vähän aikaa sitten haastattelin miestä, joka on vanhan himalajalaisen tradition 'mestariparantaja'," sanoin. "Hän kutsuu traditiota Siddha-Vedaksi*. Hän on toiminut Äiti Teresan, Dalai Laman ja Nelson Mandelan lääkärinä ja auttanut tuhansia 9/11 palomiehiä."

Tämän kirjan liitteessä on taulukko, jossa verrataan erilaisuuksia ja samanlaisuuksia Siddha-Vedan, Ayurvedan ja länsimaisen lääketieteen välillä.

Jatkaakseni keskusteluamme takerruin mihin tahansa puheenaiheeseen, joka olisi hänen kiinnostuksensa kohde. Ja miksei harrastaa samalla hieman name-droppingiakin, jos se saisi hänet kiinnostumaan minusta?

En ole koskaan ollut hyvä naisten kanssa. Kerran seurustelin tytön kanssa, joka kertoi, että hänen täytyi rukoilla, että viehättyisi minusta. Tositarina. Taidan tuntea oloni turvallisemmaksi tietokoneen takana tai kirjoittaessani akateemista tutkimustekstiä, kuin yrittäessäni ymmärtää naisen mieltä. Mutta jopa minä saatoin huomata, että jokin tässä keskustelussa Alician kanssa toimi. Hän näytti olevan todella kiinnostunut siitä mitä olin sanonut, joten kömpelössä pyrkimyksessäni syventää yhteyttä häneen tarjouduin esittelemään hänet Dr. Naramille.

"Voisitko tosiaan?", hän sanoi, "Se olisi unelmien täyttymys!"

Järkytyksekseni tämä häkellyttävän kaunis nainen hymyili minulle, kirjoitti puhelinnumeronsa paperille ja pyysi että olisin yhteydessä!

Tuntemani autuus muuttui nopeasti ahdistukseksi, kun mietin, pystyisinkö todella lunastamaan lupaukseni. Paineen alla soitin Dr. Naramin Mumbain toimistoon tiedustellakseni, josko hänen kutsunsa minulle tulla Intiaan olisi vielä voimassa.

Minulla ei ollut minkäänlaista aavistusta, että yritys tehdä vaikutus kauniiseen naiseen Kalifornialaisessa rantakahvilassa johtaisi vain pari kuukautta myöhemmin Intian matkaan hänen kanssaan, kohteena Dr. Naramin klinikka.

Omat muistiinpanosi

Syventääksesi lukemaasi, varaa muutama minuutti vastataksesi itsellesi seuraaviin kysymyksiin:

Asteikolla 1-10 (1 ollessa matalin ja 10 korkein) miten onnellinen olet elämässäsi juuri nyt? Ja mitkä asiat (tulevat mieleesi, jotka) tekevät sinut onnelliseksi?

____

____

____

____

Dr. Naramin mestari sanoi, 'Jokainen vastoinkäyminen - jokainen vaikea tilanne tai sydänsuru – kantaa siemenen yhtä suureen, tai jopa suurempaan hyvään" Milloin näit elämässäsi aiemmin kohtaamasi haasteen tuoman piilotetun hyödyn?

____

____

____

____

Mitä muita ajatuksia, kysymyksiä tai oivalluksia tämä luku herätti sinussa?

____

____

____

____

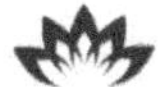

LUKU 3

Mystinen Intia, Muinainen Tiede Ja Mestariparantaja

*Ihmeitä tapahtuu päivittäin. Tarkista käsityksesi ihmeestä ja tulet
huomaamaan niitä kaikkialla ympärilläsi.*
—Jon Bon Jovi

Mumbai, Intia

Ensimmäinen vierailuni Intiassa oli silmiä avaava kokemus. Näky-
mät, äänet, hajut ja maut loivat unohtumattoman vaikutelman.
Vaatimattomat, käsin kyhätyt rakennelmat, joissa asui häkellyttävä
määrä ihmisiä, ympäröivät korkeita pilvenpiirtäjiä ja kerrostaloja.
Monenlaiset aromit katuruokaa myyvien kojujen ympäriltä sekoit-
tuivat kulkuneuvojen pakokaasuihin. Länsimaiset asut sekoittuivat
traditionaaliseen intialaiseen pukeutumiseen: naiset värikkäissä
sareissa ja satunnaiset parrakkaat tai kaljut miehet löysästi kiedotuissa
oransseissa kaavuissaan ja sandaaleissaan.

Mumbain vilkkaat kadut, jotka täyttyivät ihmisten virroista ja
kaikennäköisistä, -kokoisista ja -värisistä ajoneuvoista. Tulin niin
toisenlaisesta maailmasta. Kasvoin Eden Prairiessa, Minnesotassa ja
olin tottunut laakeisiin peltoihin ja tyhjiin katuihin. Tööttääminen

on harvinaista useimmissa paikoissa Yhdysvalloissa. Jos käyttää auton äänimerkkiä, se yleensä tarkoittaa, että joku on vihainen tai peloissaan. Suomessa, jossa silloin asuin, tööttääminen oli vieläkin harvinaisempaa. Intiassa sen sijaan autoilijat tööttäävät koko ajan. Eivät he kuitenkaan ole vihaisia. Pehmeästi mutta sitkeästi he ilmoittavat "Hei, täältä minä tulen, yritän päästä läpi."

Näin Intiassa valtavia lehmiä, pyhinä pidettyjä, haahuilemassa vapaasti kuin kuningattaret missä vain halusivat –jalkakäytävillä, risteyksissä, jopa estämässä liikennettä vilkkaimpien teiden ajokaistoilla. Usein nämä pyhät lehmät jättivät pyhät p---nsa jalkakäytävälle, eikä kukaan tuntunut välittävän.

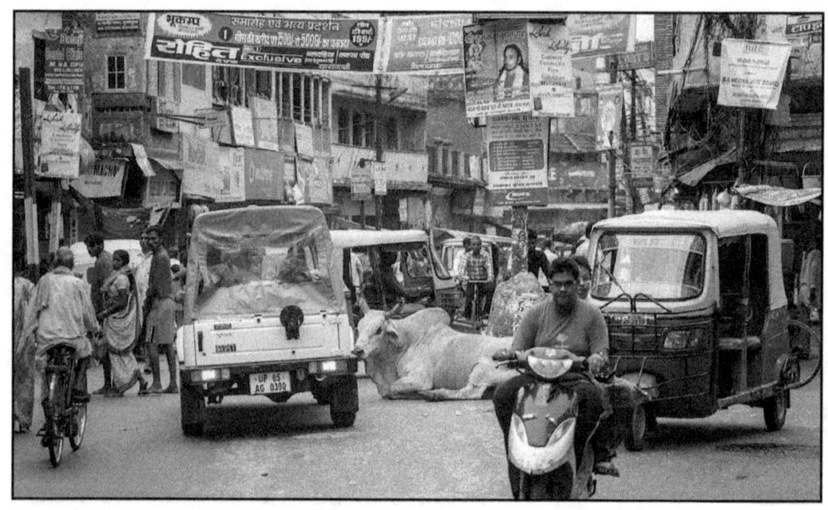

Pyhät lehmät kulkevat ja lepäävät vapaasti Intian kaduilla.
Kuva haettu Alamysta.

Yllättäen kukaan ei turhaannu tai suutu jos auto (tai lehmä) kiilaa heidät, tai jos matka kestää tunnin pidempään kuin odotettua. Kaikki ottavat liikenteen sellaisena kuin se on, kun taas Amerikassa liikenteessä suututaan. Näin värikkäiden kuorma-autojen tai rikshojen perässä naruun sidottuja chilejä tai sitruunoita tuomassa suojelua. Oliko tämä heidän versionsa onnea tuottavasta jäniksenkäpälästä? Oli huvittavaa nähdä useimpien kuorma-autojen perässä käsinmaalattuja kylttejä, joissa luki *Horn OK Please*. Oletan että se kannustaa pienempiä ajoneuvoja ilmaisemaan kuskille, että yrittävät päästä ohi. Liikkuessani Mumbain kaduilla, joilla kulkee ihmisiä ja ajoneuvoja joka suuntaan, ihmettelin, miten siinä kaaoksessa ei tapahdu enemmän loukkaantumisia ja ja kuolemia. *Ehkä siksi kaikki ovat kiinnostuneita kehittämään "kolmatta silmäänsä."*

Siitä puheen ollen Intiassa, joka on eräs vanhimmista sivilisaatioista, jossa kirjoitettu sana sai alkuperänsä tai jossa Gandhi syntyi, elää kiinnostava henkinen ekosysteemi ja sisäisen kasvun kulttuuri, joka on hyvin erilainen kuin mihin olen tottunut lännessä. Yhdysvalloissa me teemme tieteen ja tekniikan läpimurtoja yliopistoissa ja laboratorioissa. Keskitymme ulkoisen, konkreettisen maailman hallitsemiseen. Intiassa sen sijaan on lukemattomia rishejä, joogeja ja henkisiä mestareita yrittämässä läpimurtoa sisäisen maailman tiedostamisessa, heränneen intuition (kolmas silmä) ja metafyysisten kokemusten tutkimisen kautta. He käyttävät metodeinaan meditaatiota, joogaa, muinaisia parannusoppeja ja *pranaa*, eli elämän voimaa.

Siellä elää niin monia eri elämänkatsomuksia: eri hindulaisuuden suuntia, Hare Krishna, Jainismi, Sikhi, Islam, Buddhalaisuus, Kristinusko, Juutalaisuus ja monia muita, joiden guruista ja jumalista länsimaiset ihmiset, kuten minä, emme ole koskaan kuulleetkaan. Kohtasin kaikenlaisten metodien ja opettajien seuraajia, mukaanlukien Osho, Sai Baba, Yogananda, Gurumayi, Swaminarayan, kaikki omistautuneita tutkimaan aineetonta, yliluonnollista olemassaoloa tietoisuutemme tuolla puolen.

Ostin satunnaiselta katumyyjältä spontaanisti kirjan, josta en ollut koskaan ennen kuullut, mutta kuulin jälkeenpäin, että se on kuuluisa, *Autobiography of a Yogi.* Upposin kokonaan uuteen maailmaan, joka venytti ymmärrystäni mittaamattomasti.

Kaikki puhtaat, selkeät ääriviivat, joilla Amerikassa rajaamme kaiken, sumentuivat heti kun tulin Intiaan. Olin tottunut yhteen ainoaan Jumalaan, joka näytti aika laila vanhemmalta ja viisaammalta kopiolta minusta, parrakas ja valkoiseen verhottu. Intiassa oli tuhansia temppeleitä, sadoille jumalille omistettuja; yhdellä oli ihmisen keho ja elefantin pää, yhdellä oli sininen iho, yksi näytti apinalta, yhdellä jumalattarella oli kahdeksan kättä ja joka ratsasti tiikereillä, ja siinä vain muutama mainitakseni. Kun yritin saada tolkkua kaikkeen, eräs ystävä selitti minulle, että vaikka hindut oikeastaan uskovat vain yhteen Jumalaan, he kokevat, että Jumalaa ei voi mahduttaa yhteen ainoaan kuvaan. Niin monta eri versiota Jumalasta avartaa ihmiset henkiseen valtakuntaan, joka on logiikan ja selityksen ja mielen tuolla puolen. Temppeleitä, moskeijoita ja eri jumalien rukouspaikkoja oli kaikkialla, sujautettuna vilkkaisiin kadunkulmiin tai ne kiilsivät täydessä majesteetillisessa kauneudessaan laajoilla aukioilla, joille johti pitkät ihmisjonot odottaen sisäänpääsyä. Olin tottunut hartaisiin ja hiljaisiin kirkkoihin, mutta hindutemppeleissä palvontamenoihin kuuluvat kellojen soitot, tulet ja huutaminenkin. Siellä vallitsee innokkaan odotuksen, kiihtymyksen ja huvin tunnelma. Kuten Holi-festivaalissa, jossa heitellään eriväristä kalkkia ympäriinsä, kunnes kaikki ovat sateenkaaren kaikkien värien peittämiä päästä varpaisiin. Se on riemastuttavaa!

Alician ja minun saapuessa tammikuussa 2010, oli lämmin ja lempeä sää. Koska ensimmäisellä Intian matkallamme oli niin paljon aistittavaa, olimme iloisia, että saatoimme paeta Dr. Naramin klinikan vihreään rauhaan, turvapaikkaan liikenteeltä ja tungokselta. Kahvilan ruoka oli herkullista, niin monen maun ja koostumuksen mielikuvituksellisia yhdistelmiä, etten olisi voinut kuvitella niiden olevan olemassa.

Henkilökunta oli ystävällistä, ja kysyin tarjoilijaltamme mitä tarkoitti, kun juttelin Intialaisten kanssa ja he heiluttivat päätään sivulta sivulle. Hän kutsui sitä hellästi 'intialaiseksi päänheilutukseksi' ja kertoi, että se voi tarkoittaa joko "kyllä, olen samaa mieltä" tai "ei, olen eri mieltä". Kysyin "Miten voin tietää kumpaa hän tarkoittaa?" Johon hän vastasi "En tiedä." Nauroimme kaikki. Päätin, että se yksinkertaisesti tarkoittaa "Huomioin, että suustasi tulee sanoja".

Tulin Intiaan hetken mielijohteesta ja kalliiseen hintaan. Valmistautuessani matkaa varten muutin kaikkien työn alla olevien projektieni aikatauluja. Käytin kaikki lentobonukseni Alician lippuun, jotta hän saattaisi lentää kanssani. Odotin jännittyneen innoissani aikaa, jonka saisin viettää hänen kanssaan. Oletan, että hänellekin oli melkoinen riski matkustaa vieraaseen maahan jonkun liki tuntemattoman kanssa.

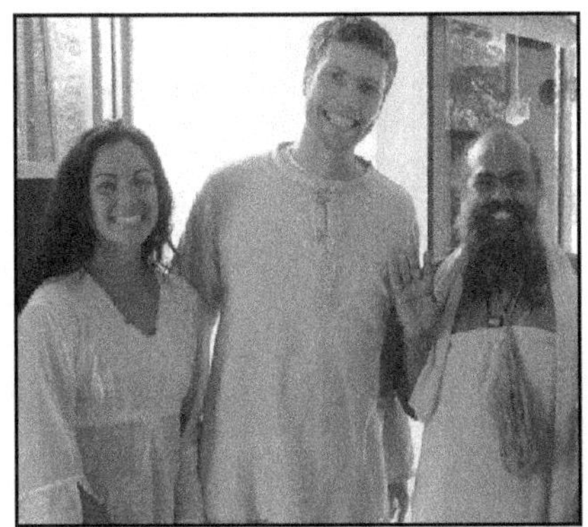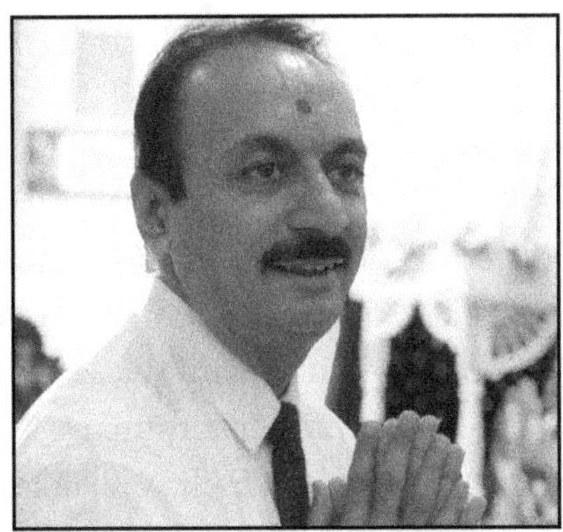

*Vasemmalla: Alicia, minä ja Swami Omkar, jonka tapasimme klinikalla
Oikealla: Vinay Soni, Dr. Naramin lämminsydäminen hallintoassistentti*

Intiassa hän kuitenkin hehkui tavallistakin enemmän ja tunsin oloni hermostuneeksi hänen seurassaan. Halusin tehdä häneen vaikutuksen, mutta sosiaalisen epävarmuuteni takia en osannut kuin kysyä paljon kysymyksiä ja vastata vain harvoihin. Lohdutin itseäni, että vaikka mikään ei toimisikaan välillämme, olisin ainakin auttanut häntä toteuttamaan unelmamatkansa.

Kun Dr. Naram saapui, nousi innostunut häly. Hänen vierellään käveli pitkä mies, jonka kermanvärisen paidan taskussa oli merkki, jota en tunnistanut. Hänellä oli otsassaan keltaisten merkkien ympäröimä punainen pilkku. Oivalsin, että hän oli Vinay, Dr. Naramin hallintoassistentti, jonka kanssa olin puhelimessa järjestellyt vierailuamme. Hänen ilmeensä vastasi hänen nöyrää ja ystävällistä äänensävyään. Monet Dr. Naramia tervehtivistä ihmisistä olivat matkustaneet kaukaa ollakseen siellä ja moni oli matkustanut hirveissä olosuhteissa. Jotkut tapasivat hänet ensimmäistä kertaa; toiset olivat tunteneet hänet vuosikymmeniä. Hänen kävellessä ihmisjoukon läpi, hänen silmänsä kohtasivat minun. Hän pysähtyi, hymyili ja painoi kädet yhteen sydämen edessä *namaste* asentoon. Tein samoin, hymyillen muistaessani haastattelustamme mitä tämä tervehdys tarkoittaa. Hänen ystävällinen eleensä oli tervetullut vapautus hermostuneisuudestani. "Olen erittäin iloinen, että olet täällä," hän sanoi. Esittelin hänelle Alician, jolla oli leveä hymy kasvoillaan. Sitten hän käveli vastaanotolleen ja alkoi ottaa vastaan potilaita.

Kun elämäsi on helvettiä

Whack! Yksitoistavuotias Gia-niminen autistinen tyttö juuri läimäytti ihmistä, joka yritti rauhoitella häntä. Dr. Naramin edessä istuva tytön äiti purskahti itkuun.

Alicia ja minä seisoimme Dr. Naramin vastaanottohuoneessa, joka oli täynnä ihmisiä. Siellä oli lääkäreitä Saksasta, Italiasta, Englannista ja Japanista – kaikki olivat täällä oppiakseen häneltä. Huoneessa oli myös hänen apureitaan ja muita potilaita odottamassa vuoroaan.

"Toivoisin, että tyttäreni ei olisi ikinä syntynyt. Tohtori minä tiedän, että tämä kuulostaa kauhealta, mutta se on totta!" Gian äiti yritti selittää, minkälainen hänen elämänsä oli, kun joutui kasvattamaan tällaista lasta. Hänen puhuessaan Dr. Naram laittoi sormensa hiljaa Gian ranteelle, kunnes tämä repäisi kätensä pois samalla huitoen mintturasian pöydältä. Hän ponkaisi tuoliltaan ja säntäsi edes takaisin huoneen puolelta toiselle.

"Elämäni on helvettiä!" Gian äiti sanoi. "Meillä ei ole mitään sosiaalista elämää, ei mitään elämää. Käytän jokaisen hereillä olevan minuuttini yrittäen estää häntä loukkaamasta itseään, tai meitä, tai muita. Emme voi viedä häntä yleisiin paikkoihin ja hänestä selviäminen vie kaiken energiani ja huomioni. Hän haluaa syödä vain roskaruokaa tai lihaa – kaiken muun, jota yritämme antaa, hän heittää joko meidän päällemme tai lattialle. Minun ja mieheni välit ovat kireät. Hän puhuu minun jättämisestä. Kiukuttelen kahdelle muulle lapsellemme, jotka kokevat itseään laiminlyödyksi, muuttuvat aggressiivisiksi ja pahentavat tilannetta entisestään. Tunnen olevani kamala vaimo ja epäonnistunut äiti."

Kyyneleet valuivat hänen poskillaan ja hän lysähti kumaraan epätoivosta uupuneena.

Dr. Naram taputti hänen käsivarttaan. "En ole Jumala," hän sanoi rauhallisesti, "mutta olen auttanut tuhansia tällaisia lapsia. *Tärkein on tämä kysymys: "Mitä sinä haluat?"*

Siinä se taas on, ajattelin. *Tuo kysymys.*

"Haluan vain, että hän olisi normaali lapsi, haluan elää tavallista elämää."

Samalla Dr. Naram teki muistiinpanoja huomioistaan Gian pulssista. Hän rastitti nopeasti ruutuja paperilla, jossa oli eri yrtti-rohtosekoitusten nimiä. Hän käänsi kirkkaan intensiivisen katseensa takaisin äitiin ja sanoi vakaasti, "Mitä jos voimme saada aikaan muutoksen Gian elämään, ja teidän, nyt heti?"

Äidin itku loppui, mutta tuntui kuin hän olisi samalla lakannut hengittämästä. Ennen kuin hän ehti vastata, Dr. Naram astui pöytänsä takaa, asetti tuolin keskelle huonetta. "GIA," hän kutsui ja taputti kädellään tuolia.

Kaikki tuijottivat häntä, paitsi Gia, joka ei välittänyt hänestä.

Dr. Naram käveli tytön luo ja puhui. Tyttö säntäili ympäri huonetta ja törmäsi ihmisiin. Useita kertoja. Tämä tuntui toivottomalta ja ihmettelin miksi hän jatkoi jotakin, mikä selvästi ei toiminut. Tämä tyttö oli liian villi, ja moni muu odotti vuoroaan.

Dr. Naram meni uudestaan tytön luo ja yritti asettaa kätensä hänen päänsä päälle tietyllä tavalla, painaakseen tiettyjä pisteitä, jotka hänen sanomansa mukaan aktivoivat tiettyä *marmaata*.

"Tiettyjen energiapisteiden kanssa työskentely," hän selitti, "saattaa edesauttaa tukoksen poistamisessa ja kehon tasapainottamisessa."

Kun hän yritti koskettaa tiettyjä pisteitä Gian päässä, tyttö ojensi pieniä vahvoja käsiään ja tarttui Dr. Naramin kasvoihin. Hänen terävät kyntensä naarmuttivat kasvoja, repien vasemman posken ihoa. Pari kirkkaanpunaista verenpisaraa ilmestyi tummalle iholle. Dr. Naram horjahti taaksepäin yllättyneenä.

"Gia!" äiti huusi shokissa, yrittäen kaikin tavoin tarttua tyttäreen, joka juoksi taas huoneen poikki. Koko kehoni jännittyi, kun näin miten Dr. Naram pyyhki verta kasvoiltaan nenäliinaan. Alicia näytti kauhistuneelta.

Mutta naarmu häkellytti Dr. Naramia vain ohimenevän hetken. Hän kutsui uudestaan tytön nimeä, "Gia." Kun tyttö ei vastannut, äiti huusi nimeä uudestaan ja yritti pakottaa häntä istumaan tuolille.

"Ei!" Dr. Naram sanoi jyrkästi äidille. "Etkö ymmärrä? Yritän opettaa sinulle jotakin."

Jännitys täytti huoneen, kun yllättynyt äiti päästi tyttärensä vapaaksi. Gia katseli, kun hänen äitiään oikaistiin, ja juoksi taas huoneen toiseen päähän. Hän otti lattialle joutuneen minttukaramellirasian ja ryhtyi tutkimaan sitä kiinnostuneena.

Dr. Naram meni hänen luokseen. "Tosi kiinnostava, eikö vain?" Tyttö taputti rasiaa, joten hän teki samoin.

Äiti yritti ottaa rasia tytön kädestä. Taas Dr. Naram sanoi jyrkästi, "Ei. Yritän opettaa sinulle jotakin. Etkö ymmärrä minua?"

Gia katsoi Dr. Naramia ja palasi tutkimaan rasiaa. Dr. Naram nauroi ja sanoi hymyillen, "Hän on utelias."

Sitten hän kääntyi tytön puoleen ja sanoi, "Minä pidän sinusta Gia. Pidän siitä, miten sinä olet utelias."

He tutkivat rasiaa yhdessä. Dr. Naram avasi rasian, otti sieltä minttupastillin ja antoi tytölle. Lyhyen kommunikointihetken jälkeen hän saattoi hellästi laittaa kätensä tytön pään päälle ja tehdä ensimmäisen marmaan. Oikea kämmen tytön otsalla ja vasen pään takana hän koukisti sormiaan ja painoi kevyesti päälakea, kuusi puristusta. Hän otti tytön oikean käden ja painoi etusormen päätä kuusi kertaa. Gia katsoi häntä uteliaasti. Ei vastustellut.

Olin yllättynyt. *Tämäkö oli se iso asia joka saisi aikaan muutoksen? Miten ihmeessä pään puristaminen ja käden pisteiden painaminen auttaisi?*

Kun Dr. Naram meni painamaan kolmatta *marmaa*, pistettä nenän ja ylähuulen välillä Gia työnsi hänen kätensä pois ja juoksi huoneen nurkkaan. Dr. Naram käveli rauhallisesti tytön luokse ja aloitti kaiken alusta, ensin ensimmäinen *marmaa*, sitten toinen, rauhoittaen tyttöä äänellään. Kun hän aikoi tehdä kolmatta marmaa, tyttö salli sen tällä kertaa.

"Olet tosi hyvä tyttö, Gia" hän sanoi.

Tytön katsellessa hän käveli tyhjän tuolin luo ja taputti sitä kädellään kuusi kertaa, ja kutsui tytön nimeä. Tämä siirsi katseensa poispäin ja keskittyi kädessään olevaan rasiaan. Dr. Naram käveli tytön luokse uudestaan ja toisti kolmea marmaa peräjälkeen useita kertoja koko ajan pehmeästi ja ystävällisesti puhuen.

"Nyt, Gia, kun tulet kanssani tänne tuolille kaikki tässä huoneessa huomioivat sinua ja antavat sinulle suosionosoitukselliset aplodit."

Hän tarttui tyttöä hellästi kädestä ja sanoi selkeästi "Nyt, Gia, tule kanssani!"

Tyttö seurasi häntä tuolille ja istahti siihen.

Aloimme kaikki taputtaa. Ensimmäistä kertaa Gia katsoi paksujen silmälasiensa takaa ympärillään olevia ihmisiä ja hymyili leveästi. Dr. Naram säteili myös.

Hän taputteli oikealla kädellään tytön sydäntä ja sanoi, "Tosi hienoa, Gia!"

Sitten Dr. Naram taputteli toista tuolia, mutta tyttö ei mennyt siihen suuntaan, vaan takaisin rasian luo.

Hän kärsivällisesti toisti marmaa pisteet ja sanoi, "Nyt, Gia, tule tänne, Tällä kertaa hän meni uuden tuolin luo ja istahti. Kaikki taputtivat, ja Gia hymyili vielä leveämmin.

Dr. Naram taputti hänen sydäntään taas kuusi kertaa, samalla rohkaisten tyttöä. "Oikein hyvä, Gia! Nyt tule tapaamaan Dr. Giovannia, ja tule sitten takaisin istumaan tuolillesi."

Puhuessaan Dr. Naram näytti mallia Gialle mitä tarkoitti menemällä Dr. Giovannin luo, kätteli tätä ja palasi sitten tuolilleen. Tyttö näytti hämmentyneeltä. Taas Dr. Naram toisti marmat peräjälkeen. Hän näytti tapahtumasarjan malliksi useaan kertaan ja painoi marmaa -sarjan vielä kerran. Tällä kertaa hän tarttui tyttöä kädestä, ja tämä seurasi Dr. Giovannin luo, kätteli ja istahti voitonriemuisesti tuolilleen taputusten saattelemana. Sitten sama toistettiin vielä kättelemällä yhtä klinikan potilasta, Paul Suri nimistä, New Jerseystä tullutta miestä, joka hänkin kannusti Giaa. Sitten Dr. Naram yllätti minut. "Nyt tule tapaamaan Dr. Clintiä." Dr. Naram tuli luokseni ja kätteli. Nyt kerta riitti. Gia tuli suoraan luokseni ja kätteli minua ja jokin syvällä sisälläni suli. Hän hymyili minulle niin leveästi, etten voinut muuta kuin hymyillä takaisin. Katsoin Aliciaa, joka säteili iloa. Kaikki taputtivat ja hymyilivät, paitsi Gian äiti, joka oli kyynelissä. "En ... en ymmärrä."

Dr. Naram sanoi, "On tärkeä muistaa, että Gia ei oikeastaan välitä *sinun* ymmärtämisestäsi, eikä hän välitä kyyneleistäsikään. Hän välittää *omasta* ymmärtämisestään! Marmaa on muinaista muutosteknologiaa. Näiden marmojen kautta voi kommunikoida suoraan alitajuntaan tavalla, joka *saa hänet tuntemaan itsensä ymmärretyksi.* Kun tämän yhdistää tiettyyn ruokavalioon, yrttivalmisteisiin ja kotirohtoihin voi tapahtua ihmeitä. Olen nähnyt tämän toimivan tuhansiin lapsiin, hyvin tuloksin, yli kolmenkymmenen vuoden aikana. Hän kuuntelee sinua, tottelee ja tulee terveeksi ja iloiseksi." Dr. Naram pyysi Dr. Giovannia viemään Gian ja hänen äitinsä erilliseen huoneeseen opettamaan marmaat, selittämään ruokavalion ja vastaamaan kaikkiin hänelle määrättyyn yrttikuuriin liittyviin kysymyk

Dr. Giovannin avatessa oven, Dr. Naram tunnisti tutun perheen odottamassa käytävällä. Hän keskeytti kaiken tervehtiäkseen, kutsui heitä peremmälle ja halasi perheen nuorta isää. "Aina kun näen tämän miehen, tunnen, että se on parempaa kuin Nobel-palkinnon vastaanottaminen!" hän totesi. Katse Gian äidissä Dr. Naram sanoi "Kun ensi kerran tapasin tämän miehen, hän oli huonommassa kunnossa kuin tyttäresi. Hänen äitinsä oli menettänyt kaiken toivon." Hän osoitti vanhempaa naista, joka myös tuli huoneeseen, ja laittoi sitten kätensä nuoren miehen hartialle.

"Hän ei osannut pukeutua, eikä puhua muuta kuin mumista muutaman sanan. Ja hän kuolasi vaatteilleen jatkuvasti. Äidin ainoa tahto oli, että poika olisi normaali. Vuosien työskentelyn jälkeen voit nyt nähdä pojan kasvaneen täksi aikuiseksi mieheksi!"

Iäkäs äiti puhui: "Hän ei ole vieläkään 100 prosenttinen."

"Niin, mutta katso nyt. Kaikkien näiden syvempien parantavien salaisuuksien ansiosta hänen aivonsa kasvoivat! Uskokaa tai älkää, mutta tämä poika, joka kerran ei osannut sanoa nimeään, on nyt naimisissa ja hän käy töissä. Hän elättää vaimonsa ja upean tyttärensä." Dr. Naram sanoi ja osoitti vaimoa ja tytärtä miehen vieressä. "Tyttären koulutyö sujuu nyt niin hyvin, että hän on luokkansa parhaimpia!"

"Kuule," Dr. Naram sanoi iäkkäälle äidille, " poikasi on onnellisesti naimisissa ja hänellä on sen lisäksi kaunis tytär. Katso tuota Dr. Giovannia; meillä on vaikeuksia saada hänet edes naimisiin." Kaikki nauroivat, myös Dr. Giovanni.

Dr. Naram katsoi Gian äitiä ja sanoi, "Puhu tämän perheen kanssa. Inspiroidu mahdollisuuksista jotka aukenevat, jos todella päätät seurata syvemmän parantumisen muinaisia salaisuuksia. Se vaatii aikaa, kärsivällisyyttä, sitoutumista ja ponnisteluja, mutta uskomattomat asiat voivat tapahtua."

Sitten hän kääntyi puoleeni. "Dr. Clint, sinunkin täytyy puhua heidän kanssaan kuullaksesi heidän koko tarinansa."

Seurasin kahta perhettä ja Dr. Giovannia toiseen huoneeseen. Tunsin tarvetta taltioida tämän nuoren isän ja hänen kauniin perheensä tarinan.

Myöhemmin, tutkiessani asiaa netissä järkytyin lukiessani, että US Center for Disease Control and Prevention (CDC) mukaan viimeisten kahdenkymmenen vuoden aikana autismin määrä on kasvanut 600 prosenttia! Tajusin, että jo yksin Yhdysvalloissa seitsemästäkymmenestä pojasta yhdellä on diagnostisoitu autismi. Tämä luku ei vielä pidä sisällään niitä miljoonia lapsia, joille yhä useammin diagnosoidaan keskittymisvaikeuksia (attention deficit disorder ADD/ADHD) tai muita kehitys- tai sosiaalisia häiriöitä. Seurattuani Gian käyttäytymistä vain muutamia minuutteja, mietin, minkälaista noiden perheiden elämä on. Etsiessäni hoitomenetelmiä näihin tiloihin, en löytänyt mainintaa Dr. Naramin käyttämistä muinaisista parantamismenetelmistä. Opin vain, että koska länsimaisella lääketieteellä ei ole hoitoa autismiin, näille lapsille yleensä määrätään reseptilääkkeitä, joista monilla on ikäviä sivuvaikutuksia. Kun kävin uudestaan läpi muistiinpanojani ja kuvaamani videon, mietin, miten moni voisikaan hyötyä Dr. Naramin käyttämistä muinaisista parannuskeinoista.

Maailmanlaajuinen vetovoima

Alicia ja minä vietimme mahdollisimman paljon aikaa klinikalla. Sinne tuli päivittäin satoja ihmisiä ja Dr. Naram viipyi usein pitkälle keskiyön jälkeen. Kahvilassa ja käytävillä ryhdyin kyselemään potilailta ja lääkäreiltä heidän kokemuksistaan. Halusin kuulla lääkäreiltä, miksi he olivat tulleet tänne. Ihmettelin miksi potilaat matkustivat niin

Bonus materiaali: Lisätietoa Dr. Naramin tavoista auttaa ADD/ADHD tai autismi tapauksia löytyy ilmaiselta MyAncientSecrets.com jäsensivustolta. Kuten aina, muista lääketieteellinen vastuuvapauslauseke

kaukaa saadakseen viettää ehkä vain viisi tai kymmenen minuuttia Dr. Naramin kanssa. Vain yhden viikon aikana laskin potilaita kahdeksastakymmenestäviidestä maasta! Puolestavälistä viikkoa aloin dokumentoida yhä enemmän keskusteluistani videolle, tallensin potilashaastattelut ja valokuvasin heidän sairauskertomuksiaan, jos he sallivat. Mitä enemmän kuulin ja näin, sitä enemmän ihmettelin, ettei kukaan ollut aiemmin tallentanut näitä tarinoita. Ajattelin että tallenteista muodostuisi sopiva kiitoslahja Dr. Naramille siitä, että hän oli ottanut meidät vastaan. Samalla sain jotakin muuta tekemistä kuin vain toivoa, että Alicia alkaisi pitää minusta.

Niiden vaivojen määrä, joiden paranemiseen Dr. Naram oli ihmisten kertomusten mukaan vaikuttanut, oli häkellyttävä – kaikkea nivelkivuista hedelmättömyyteen, ihotauteihin, hormonihäiriöihin, sydäntauteihin, hydrocephalukseen (vesipää), mielenterveyden häiriöihin ja jopa syöpään. Kuullessani tämän, yksi kysymys jankutti mielessäni. *Yhdysvalloissa lääkärit yleensä erikoistuvat yhteen alueeseen (kuten sydäntaudit tai urologia); miten Dr. Naram pystyi saamaan niin hyviä tuloksia niin monella eri alueella? Ja silti vielä mietin, Oliko kaikki vain placebovaikutusta?*

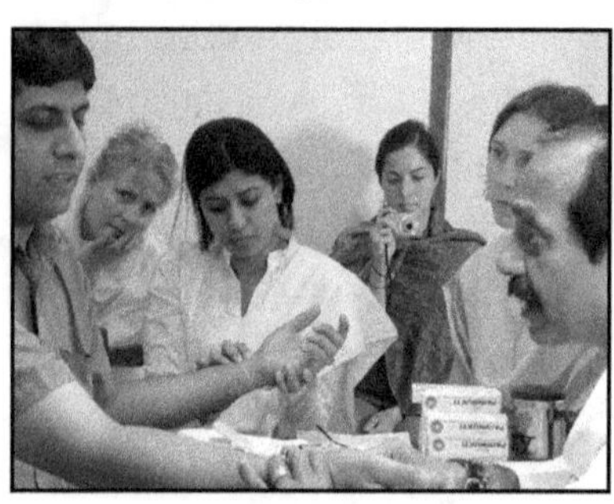

Alicia ottamassa kuvan Dr. Naramin vastaanotolla

Huomasin, että vaikka vaivat olivat hyvin erilaisia, ratkaisu jokaiseen sisälsi yleensä elintapojen ja ruokavalion muutoksia, ja kesti yleensä jonkun aikaa ennen kuin potilaat näkivät tuloksia. Monet kertoivat, että ennen Dr. Naramin luokse tuloa he olivat etsineet apua eri pikakeinoista. Yleensä nämä pikakuurit aiheuttivat kaikenlaisia pitkäkestoisia sivuvaikutuksia. He kertoivat minulle, että Dr. Naramin muinaiset parannusmetodit kestivät pidempään, mutta toivat todellisia, pitkävaikutteisia tuloksia vailla ikäviä sivuvaikutuksia.

Kolmantena päivänä nuoripari toi kymmenvuotiaan tyttärensä, joka ei ollut koskaan puhunut. Dr. Naram hoiti häntä noin kymmenen minuuttia, painoi hänessä tiettyjä pisteitä samalla pyytäen häntä vastaamaan. Huone täynnä väkeä odotti jännittyneenä kunnes sai kuulla tytön purskahtavan "Mommy!" Koko huone räjähti suosion-osoituksiin, kun ilmiselvä ilo heijastui tytön kasvoilta ja silmistä. Hän sanoi uudestaan "Mommy" ja kun katsoin hänen äitiään, tämä oli kyyneleissä.

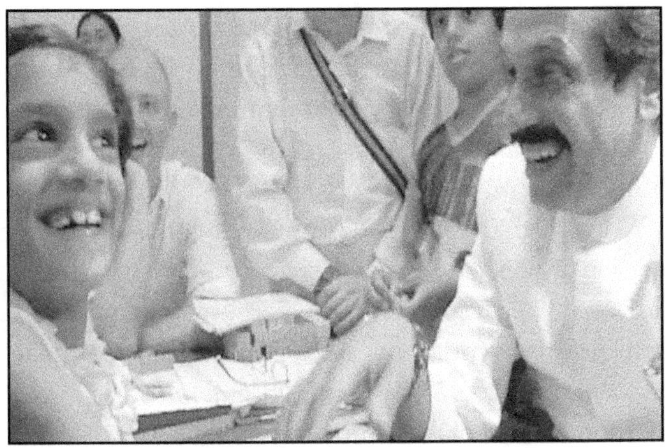

Kuvakaappaus videolta – hetkestä, kun tämä pieni tyttö sanoi "Mommy" ensimmäistä kertaa.

Jotkut kertoivat tunteneensa Dr. Naramin yli kolmekymmentä-viisi vuotta ja tunsivat kuuluvansa tämän perheeseen. Toiset olivat tunteneet hänet lyhyemmän ajan, vietettyään hänen kanssaan vain viisi minuuttia, mutta he saivat kuitenkin hyviä tuloksia tapaamisen jälkeisinä kuukausina, kun he ottivat parantavia yrttejä, kotirohtoja ja/tai muuttivat ruokavaliotaan. Olin yllättynyt, että niin monen eri henkisen suuntauksen opettajat lähettivät oppilaitaan ja seuraa-jiaan Dr. Naramin luo apua etsimään. Jotkut tulivat parantuakseen fyysisistä sairauksista, toiset puhdistaakseen kehonsa myrkyistä ja valmistaakseen mielensä, jotta he voisivat syventää meditaatiotaan ja henkistä kokemustaan.

Olin vaikuttunut, mutten tiennyt mitä tästä kaikesta ajattelisin. Siitä huolimatta, että näin merkittäviä asioita, ärtymykseni kasvoi. Kävi ilmiselväksi, ettei Alician ja minun suhteeni kehittyisi ystävyyttä syvemmälle. Sain hienonvaraisia merkkejä siitä, että vaikka hän oli kiitollinen tästä kokemuksesta, hän ei ollut kiinnostunut minusta. Tunteeni olivat sekoitus turhautumista, surua ja luopumista.

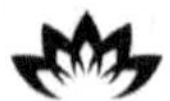

Odottamaton rohto

Viimeisenä päivänämme klinikalla Dr. Naram pyysi saada jutella kanssani sen jälkeen, kun hän on lopettanut vastaanoton. Olin hyvin innostunut keskustelemaan hänen kanssaan, mutta kun tapaamisemme aika koitti klo 1:30 aamuyöstä, jyskyttävä päänsärky vaikeutti keskittymistäni.

"Voinko kysyä yhtä asiaa", sanoin, kun vihdoin istahdimme. "Miten pääsen eroon tästä päänsärystä? Olen syönyt terveellisesti, treenannut ja tänään kävin jopa terapeuttisessa hieronnassa. En edes tiedä mistä tämä tuli." Hänen tummat uteliaat silmänsä tarkentuivat minuun. "Mihin kohtaan koskee?" Keskityin kuuntelemaan säryn lähdettä ja näytin kallon reunaa niskassani.

"Ahh. Tuo on *vata* päänsärky." En ollut koskaan kuullutkaan, että olisi olemassa erilaisia päänsärkyjä, joita voi tunnistaa paikantamalla kivun.

"Tuollaiseen päänsärkyyn lääke on ... sipulirenkaat." "Mitä? Sipulirenkaat?" *Kuulinko oikein?*

Dr. Naram hymyili. "Alkuperäinen Siddha-Veda traditioni mestari Jivaka opetti miten kaikki voi olla joko myrkkyä tai lääkettä, riippuen siitä, miten sitä käytetään. Vesi esimerkiksi, on lääke yhdeksäänkymmeneenkahteen tautiin ja myrkky kahteenkymmeneenkuuteen. Myös kaikki mitä teet, kuten työsi, voi olla myrkky tai lääke, riippuen siitä, onko se linjassa elämäsi tarkoituksen kanssa."

Hän selitti kärsivällisesti, mutta sellaisella intensiteetillä ja innolla, jota en olisi odottanut ihmiseltä, joka päivän aikana on nähnyt yli kolmesataa potilasta.

"On olemassa pääsääntöisesti kolmenlaista päänsärkyä ja monta erilaista alatyyppiä. Sipulirenkaat eivät auta *kaikkiin* päänsärkytyyppeihin. Ja jos syöt niitä jatkuvasti ne kehittävät myrkkyjä kehoosi. Joten syvemmän, pitkäkestoisen paranemisen keinot voin selittää erikseen. Mutta saat hetkellistä apua päänsärkyysi nyt syömällä sipulirenkaita. Kokeile."

Dr. Naram pyysi kokkia, joka oli vielä paikalla, valmistamaan minulle tuoreita sipuli*pakodoja* (pakoda on Intialainen ruoka, joka muistuttaa friteerattuja sipulirenkaita). Päässäni jyskytti.

> *"Kaikki voi olla joko myrkkyä tai lääkettä, riippuen siitä, miten sitä käytetään."*
>
> –Jivaka (Buddhan muinainen lääkäri)

Kun laitoin herkullisiksi valmistetut sipulit suuhuni, olin utelias näkemään mitä tapahtuisi. Järkytyksekseni ja ihmetyksekseni kipu, joka oli kasvanut intensiteetiltään koko päivän, vetäytyi nopeasti kehostani ja katosi täydellisesti viidessä minuutissa.

"Tämä on ihmeellistä!" sanoin Dr. Naramille. Parantuneena päänsärystä ja sydämeni avautuneena kysyin, "Miten tuo tapahtui?"

"Tiedätkö Clint, sinä muistutat paljon minua nuorempana"

"Oikeasti? Miten?" Minua kiinnosti tietää, miten saatoimme olla samanlaiset.

"Minäkin olin sekaisin ja hämmentynyt," hän sanoi nauraen.

Olin ilmeetön. Dr. Naram hymyili ja laittoi kätensä käsivarrelleni. Hän kuvaili, miten hänen mestarinsa auttoi häntä löytämään suurta selkeyttä elämäänsä opettamalla hänelle kadotettuja, muinaisia muutoksen ja syvän eheytymisen salaisuuksia.

"Sipuli on yksi luonnon monista vahvoista rohdoista. On olemassa monta tällaista salaisuutta, jota voin opettaa sinulle. Ne saattavat järkyttää sinua aluksi, mutta ne voivat myös muuttaa elämääsi lopullisesti. Sen lisäksi, opittuasi ne, sinusta tulee voimakas vaikuttaja muiden auttamisessa!"

Pidin Intian matkaani kertaluontoisena ja pian palaisin työhöni teknologiatutkijana yliopistossa. Ihmettelin, miksi hän kertoi minulle näitä asioita. Ajattelin, *"Eikö Alician kuuluisi olla tässä keskustelussa minun sijasta?"* Kävellessäni huoneesta näin, että hän oli oppimassa lisää pulssin kuuntelusta Dr. Giovannilta, joten olin tyytyväinen, että hänkin sai mitä kaipasi. Oli myöhä, mutta Dr. Naram halusi keskustella kanssani vielä ennen kuin lähtisimme, ja hän kutsui Alician ja minut kotiinsa päivälliselle.

Kun menin huoneeseeni, huomasin, että päänsäryn myötä oli kadonnut myös päivällä tuntemani turhautuminen. Sinä iltana tunsin jonkinlaista syvää ihmetystä. Kun mietin kaikkea tapahtunutta, ajatukseni kävivät Aliciassa ja palasivat Dr. Naramiin. Hän oli auttanut minua unohtamaan riittämättömyyteni ja itse tuottamani rajallisuuden tunteen. Hän avasi minua uusien mahdollisuuksien suuntaan. Ja hän opetti minulle tosi hyvän lääkkeen päänsärkyyni!

Päiväkirjani merkintöjä

Muinaiset Parantamisen Salaisuudet Vata Päänsärkyyn*

1. Tunnista päänsäryn tyyppi. Dr. Naramin mukaan pään etupuolella, sivuonteloissa oleva särky on luultavasti Kapha päänsärkyä. Jos kipu on päälaella, tai jommallakummalla sivulla kyse on luultavasti Pitta päänsärystä. Jos kipu on takana tai niskan juuressa se on luultavasti Vata päänsärkyä.

2. Jos kyseessä on Vata päänsärky, voit käyttää seuraavia (muinaisia) rohtoja:

   a) Kotirohto – syö muutama sipulinrengas* tai sipulipakodaa (Intialainen paistettu sipuli)

   b) Marmaa Shakti – Paina 6 kertaa pistettä, joka on neljä sormenleveyttä korvanlehdestä alaspäin, niskan molemmilla puolilla

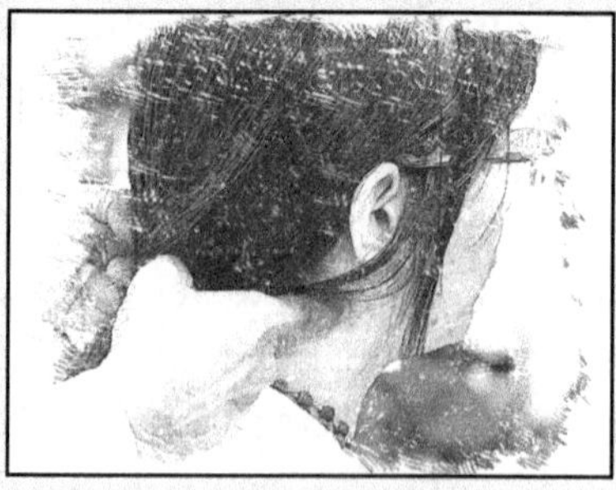

Tärkeää: Dr. Naram suositteli ylläolevaa rohtoa ainoastaan tietyntyyppiseen päänsärkyyn eikä hän suosittele syömään sipulinrenkaita päivittäin 'päänsäryn välttämiseksi', koska se olisi keholle myrkyllistä.

Bonus Materiaali: Tutustuaksesi Dr. Naramin eri tyyppisten päänsärkyjen hoitokeinoihin, vieraile ilmaiselta MyAncientSecrets.com jäsensivustolla.

Seuraavana päivänä päätin tutkia Dr. Naramin traditiota. Master Jivakasta ei ollut paljon tietoa englannin kielellä, mutta löysin yhden hyvin dokumentoidun tarinan. Se kertoi miten Buddha (Siddharta Gautama) oli kutsunut koolle kaikki parantajat ja lääkärit ja järjestänyt heille kokeen. Hän pyysi heitä menemään metsään ja tuomaan mukanaan takaisin pussillinen kaikkea sellaista, mitä löysivät, ja jolle ei ollut käyttöä parantamisessa. Jotkut palasivat ylpeinä säkit pullollaan väittäen, että heillä ei ollut niille kasveille mitään käyttöä. Toiset toivat pienempiä määriä kasveja. Vain yksi palasi tyhjin käsin. Buddhan tiedustellessa Jivaka ilmoitti, ettei hän löytänyt yhtään kasvia jolle ei olisi käyttöä parantamisessa. Silloin Buddha ilmoitti, että Jivaka on hänen lääkärinsä.

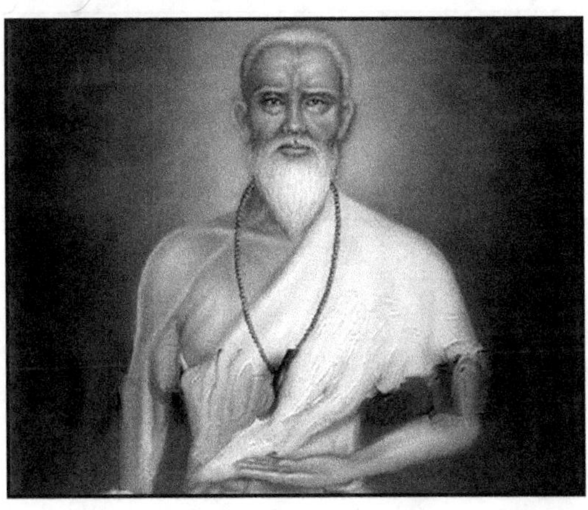

Kuvitus Mestari Jivakasta. Lähde: Google Images

Aina Buddhan matkustaessa, Jivaka kulki hänen matkassaan, auttaen pitämään huolta seurueesta ja kaikista, jotka tulivat etsimään valaistumista. Useilla matkoillaan Jivaka löysi uusia kasveja ja uusia käyttötapoja niille. Hän kirjasi ne käsikirjoituksiin, joita on säilytetty vuosisatoja.

Tarinan lukeminen sai minut hymyilemään. Ilmeisesti Dr. Naram oli sisäistänyt nämä opit, että kaikkea saattoi käyttää parantamiseen – jopa sipulirenkaita.

Sängyssä maatessani mietin, olisikohan Dr. Naramilla lääke joka auttaisi sydänsuruuni ja hylätyksi tulemisen tunteeseen.

Omat muistiinpanosi

Syventääksesi lukemaasi, varaa muutama minuutti vastataksesi itsellesi seuraaviin kysymyksiin:

Millaiset ajatukset, keskustelut, ruoat ja/tai toiminnot tuntuvat myrkylli-siltä elämässäsi? (Vähentävät elämän energiaasi)

____

____

____

____

Millaiset ajatukset, keskustelut, ruoat ja/tai toiminnot tuntuvat lääkkeiltä elämässäsi? (Lisäävät elämän energiaasi)

____

____

____

____

Mitä muita ajatuksia, kysymyksiä tai oivalluksia tämä luku herätti sinussa?

____

____

____

____

LUKU 4

Mikä On Tärkeintä?

Voisit mennä melkein kenen tahansa luo, ja sen sijaan, että kysyisit
"Miten voit?" voisit kysyä "Mihin sattuu?".
–Henry B. Eyring

Muistatko sen isäni puhelun, jonka mainitsin tämän kirjan johdannossa? Se tapahtui aamulla. En voinut olla huomaamatta hillittyä, mutta tuntuvaa hätää hänen äänessään. "Poika, voitko tulla kotiin? Minun on puhuttava kanssasi."

"Poika, voitko tulla kotiin? Minun on puhuttava kanssasi."

Kun kysyin isältäni mistä oli kyse, hän ei suostunut kertomaan. Hän korosti vain, että hänen oli puhuttava kanssani henkilökohtaisesti.

"Kuinka pian pääset Utahiin?" hän kysyi.

Sattumoisin Alicia ja minä lentäisimme seuraavana yönä. Alicia oli palaamassa Kaliforniaan ja minä New Yorkiin ja sieltä Utahiin, jossa vanhempani asuivat. Loppupäivän ajan ajatukset isästäni täyttivät mieleni.

Haluan kertoa hieman isästäni ja perheestämme, jotta ymmärtäisit meitä paremmin. Vanhempani kasvattivat kahdeksan lasta - talon täyteen. Olin heidän kuudes lapsensa, ja kerroin usein mielelläni, että olin heidän suosikkinsa. Koulussa eräs ystäväni kysyi minulta kerran: "Miksi perheessänne on niin monta lasta - eikö vanhemmillanne ollut televisiota?".

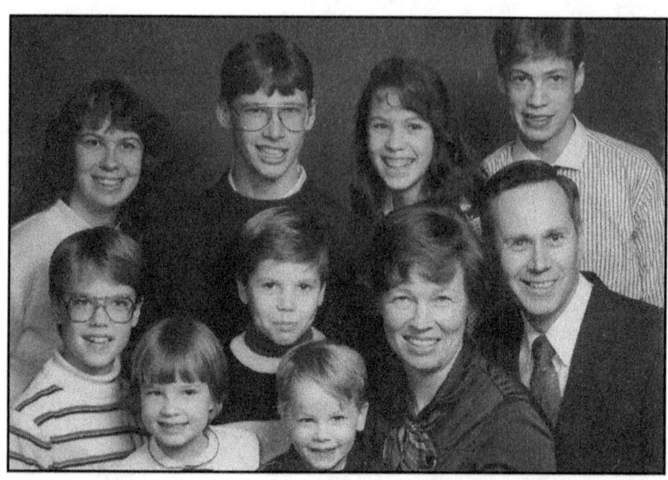

Perheeni, kun olin noin 6-vuotias; minä olen keskellä, isäni ja äitini oikealla edessä, ja siskoni Denise on vasemmassa yläkulmassa.

Enimmäkseen rakastin sitä, että minulla oli niin paljon veljiä ja siskoja. Toki riitelimme typeristä asioista, mutta nauroimme myös paljon ja rakastimme leikkimistä ja uusien asioiden keksimisestä. Muistan, kuinka yksi vanhemmista veljistäni toi eräänä päivänä kotiin videokameran, ja jäimme koukkuun hauskojen videoiden tekemiseen. Vanhimman sisareni Denisen itsemurha toi meidät muut lähemmäksi toisiamme. Emme osanneet puhua hyvin tunteistamme mutta me tiesimme, että me välitimme toisistamme sanomatta sitä koskaan.

Vanhempani olivat uskollisesti naimisissa yli neljänkymmenen vuoden ajan, läpi elämän myötä- ja vastoinkäymisten. Kun isäni kosi äitiäni, hän kysyi: "Kun tiedät minusta kaiken, mitä tiedät, haluatko silti olla lasteni äiti?". Olen aina ajatellut, että se oli hassu tapa kosia.

Vaikka heillä ei koskaan ollut paljoa rahaa, he tulivat toimeen. Minusta oli ihanaa periä naapurilta tai joltakin kirkon perheeltä laatikollinen vaatteita. Muistan vieläkin, miten oudolta se minusta tuntui, kun kuulin, että useimmat ihmiset menivät kauppaan ja maksoivat vaatteista paljon rahaa. Vanhempani opettivat meille säästäväisyyttä, kovaa työtä, rukousta, rehellisyyttä ja sitoutumista.

Äiti ja isä olivat hyvin erilaisia. Äitini nautti, kun sai asioita aikaan, ja hänellä oli kyky saada ihmiset toimimaan. Ihmettelin hänen tehokkuuttaan ja miten paljon hän sai aikaan joka päivä. Oletan, että selviytyäkseen kahdeksan lapsen kasvatuksesta, sitä taitoa piti kehittää. Isäni taas huolehti enemmän siitä, miltä kaikista tuntui kuin siitä, mitä he tekivät.

Isäni intohimona oli auttaa vanhempia ja opettajia ymmärtämään "koulutuksen puuttuvaa palaa". Hänen mielestään puuttuva pala oli se, että koulussa opetetaan lapsille, *mitä* ajatella, mutta ei *miten* ajatella. Hänen mottonsa oli, että "yksi ajatus voi muuttaa lapsen elämän". Benjamin Franklinin innoittamana hän rakasti eettisten periaatteiden yhdistämistä opetukseen opettaen lapsia kehittämään luonnetta samalla, kun he oppivat paremmin mitä tahansa oppiainetta. Hänen unelmansa oli koota yli kolmekymmentä vuotta kestänyt elämäntyönsä kirjaksi, jota hän kutsuisi nimellä *The Missing Piece in Education (Koulutuksen puuttuva osa)*, perinnöksi lapsenlapsilleen. Tätä varten isällä oli aina pöydällään pino papereita, joihin oli koottu mukaansatempaavia kysymyksiä, tehtäviä ja tarinoita, jotka auttoivat lapsia ajattelemaan ja tekemään hyviä valintoja. Rehellisimpinä hetkinäni toivon, että olisin taitavampi tekemään niitä hyviä valintoja.

Isällä oli hauska, vaatimaton huumorintaju. Kun olin pieni ja opettelin sitomaan kengännauhoja, pyysin: "Isä, voitko laittaa kenkäni jalkaan?". Hän vastasi hymyillen: "Voinhan yrittää, mutta en ole varma, sopivatko ne minulle." Sitten hän hellästi opetti minua sitomaan omat kenkäni. Kun joku meistä käveli hänen taakseen hieromaan hänen olkapäitään, hän sanoi: "Annan sinulle tasan kaksi tuntia aikaa lopettaa tuo."

Nauroimme niin paljon! Esimerkiksi kerran isäni luki illalla perherukouksen ja nukahti puoliväliin. Istuimme siinä odottamassa hämmentyneinä. Parasta oli se, että kun hän kertoi tarinan, hän ei voinut olla nauramatta itselleen. Hän nauroi niin kovaa, että itki sitä, miten hauska koko juttu oli, ja me nauroimme hänen kanssaan. Hän opetti minulle, että nauru on yksi vahvimmista lääkkeistä kenelle tahansa ihmiselle tai perheelle. Niin paljon kuin hän rakastikin nauramista, hän ei koskaan nauranut toisten kustannuksella ja esti meitä, jos me teimme niin.

Hän opetti minulle esimerkillään, että

"Yksikin oivallus voi muuttaa lapsen elämän."

–George L. Rogers

"Nauru on yksi vahvimmista lääkkeistä kenelle tahansa ihmiselle tai perheelle.
–George L. Rogers

jos voisimme nauraa itsellemme ja omille virheillemme, olisi jotenkin helpompi ohittaa virheet.

Ihmiset rakastivat olla hänen seurassaan. Teini-ikäisenä ystäväni kertoivat minulle, kuinka paljon he tunsivat hänen välittävän heistä. Kun olin noin kuusitoistavuotias, eräs ystäväni yllätti minut sanomalla: "Sinun isän kanssa on niin helppo olla. Kun katson häntä silmiin, tunnen vain, että minua rakastetaan."

Hän oli ystävällinen mutta vahva. Hän ei tehnyt kompromisseja, kun oli kyse periaatteesta, johon hän uskoi. Eräänä vuonna, kun olin noin kaksitoistavuotias, hän huomasi, että aioin kopioida laittomasti musiikkia ja videoita antaakseni ne äidilleni ja isoäidilleni joululahjaksi. Minusta se oli täysin järkevä tapa säästää rahaa! Huomasin, miten voimakkaasti hän paheksui sitä, kun hän sai tietää asiasta. Hän sanoi, että musiikin ja videoiden tekijöille pitäisi maksaa. Hän sanoi: "Älä koskaan tee mitään sellaista, mitä häpeäisit, jos se tulisi julkisuuteen." Sitten, ymmärtäen että minulla ei ollut paljon rahaa, hän vei minut kauppaan ja antoi minulle rahaa, jotta minulla olisi

"Älä koskaan tee mitään, mitä häpeäisit, jos se tulisi julkisuuteen."
–George L. Rogers

varaa videoihin ja musiikkiin, jotka olin halunnut kopioida. Hän korjasi minua, mutta kuitenkin tavalla, joka sai minut tuntemaan oloni hyväksi.

Äitini ymmärtäminen ja arvostaminen oli vaikeampaa ja monimutkaisempaa ja vasta myöhemmällä iällä mahdollista. Koska olin herkkä lapsi, huomasin, että pinnan alla oli usein asioita, jotka vaivasivat häntä. En tiennyt, mitä ne olivat tai olivatko jotkut niistä minun syytäni, koska hän ei koskaan puhunut niistä, ainakaan minulle. Sen sijaan hän puski itseään taukoamattomaan työntekoon ja "tehtävä"-listoihin säilyttääkseen hallinnan ja jonkin saavuttamisen tunteen, jolla hän sitten jotenkin piti kahdeksan lapsen perheen toimintakykyisenä. Sen lisäksi, että olin herkkä, minä olin myös ujo ja otin asiat helposti henkilökohtaisesti. Kun olin yhdeksänvuotias, suutuin äidilleni, kun kuulin hänen puhelimessa ystävänsä kanssa nauravan tarinalle, joka oli minulle nolo.

Loukkaannuin ja tunsin itseni petetyksi asiasta, josta muut lapset eivät olisi välittäneet tai jolle he olisivat nauraneet. *Hänen piti rakastaa minua, ei nauraa minulle muiden kanssa.* Syytin häntä tuntemastani kivusta ja halusin, että myös häneen sattuu. Häpeän myöntää sen, mutta se on totta. Aluksi halusin paeta, mutta päätin jäädä kotiin ja sulkeutua mykkäkoulun. Sitä kesti noin puolitoista päivää, kunnes hän tuli huoneeseeni seuraavana iltana.

"Clint, mikä on?" hän kysyi. "En voi auttaa sinua, jos en tiedä, mikä on vialla."

Yritin parhaani mukaan olla puhumatta, ja lopulta purskahdin itkuun. Hän ojensi kätensä ja hieroi hellästi selkääni osoittaen niin paljon myötätuntoa, etten voinut enää pitää häntä hirviönä. Tunnustin, miksi minua sattui. Hän pyysi heti anteeksi ja halasi minua tiukasti.

Älkää käsittäkö minua väärin. Olin turhautunut isäänikin. Minua suututti, että hän reagoi, kun tein jotain väärin, kuten silloin, kun löin siskoani. Sisko kyynelehti. Isä veti minut tiukasti pois, istutti minut portaille ja kysyi: "Miksi löit siskoasi?".

Tunsin itseni täysin oikeutetuksi kertoessani syyn: "Koska hän sai minut suuttumaan."

Hän piti tauon ja sanoi jotain, joka muutti elämäni. "Poika, kukaan ei voi *saada* sinua suuttumaan tai *saada* sinua tuntemaan yhtään mitään. Reaktiosi tulevat aina sisältäsi. Ihmiset voivat hallita tunteitasi vain, jos sinä sallit heidän tehdä sen." Vaikka hän edelleen rankaisi minua siitä, että olin lyönyt siskoani, hänen viisautensa totuus iski minuun syvemmin. Se oli *ahaa*-hetki, joka sulatti pois tuntemani vihan. Hän oli oikeassa: kukaan ei voinut saada minua suuttumaan. Olin vastuussa omista tunteistani. Se oli hämmästyttävä oivallus.

> *Kukaan ei voi saada sinua suuttumaan.*
> *Reaktiosi tulevat aina sisältäsi."*
> –George L. Rogers

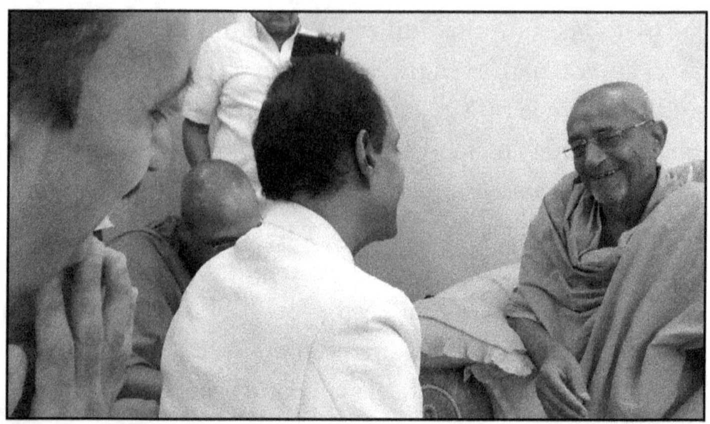

Dr. Naram juuri sen jälkeen, kun hän oli kuunnellut Hariprasad Swamijiin pulssin, miljoonien ihmisten henkinen mestari, joka edistää Atmiyata-käsitettä. Vinay katsoo molempia rakkaudella ja antaumuksella.

Korvaamaton ystävällisyys

Kun olin Intiassa, isäni puhelu herätti paljon tällaisia muistoja. Myöhemmin samana päivänä tapasin Vinayn, Dr. Naramin hallinnollisen avustajan.

Kun hän näki etäisen ilmeen kasvoillani, hän kysyi: "Oletko kunnossa?".

"En oikeastaan", sanoin. "Olen huolissani isästäni."

Kerroin hänelle puhelusta ja kerroin sitten joitakin tarinoita isästäni. Vinay sanoi: "Olen hämmästynyt. Isäsi noudattaa periaatetta, jonka opin hengelliseltä mestariltani Hariprasad Swamijii:lta ja jota kutsutaan nimellä *Atmiyata*".

"Mikä se on?"

"Atmiyatan käsite on tarkoittaa pohjimmiltaan sitä, että kohtelet ihmisiä rakkaudella ja kunnioituksella riippumatta siitä, miten he kohtelevat sinua. Olen iloinen kuullessani, että isäsi kaltaiset ihmiset noudattavat tällaista periaatetta. Se on erilaista kuin mitä näemme televisiossa ja elokuvissa amerikkalaisesta kulttuurista."

Olin samaa mieltä siitä, että isälläni oli vahva ja puhdas omatunto, ja ihailin häntä siitä. Minusta tuntui aina, että minun tulisi yltää samaan. Sisimmässäni tunsin. etten pystynyt elämään hänen esimerkkinsä mukaisesti.

En kertonut Vinaylle, että häpesin usein tekemiäni huonoja valintoja ja tunsin niiden painavan mieltäni. En koskaan kertonut vanhemmilleni niistä ja toivoin, etteivät he koskaan saisi tietää. En halunnut tuottaa heille pettymystä.

"Atmiyata on sitä, kun voit vastata rakkaudella ja kunnioituksella, riippumatta siitä, miten joku kohtelee sinua."

–Hariprasad Swamijii

Toivoin, että vanhempani ja perheeni olisivat ylpeitä minusta, ja saavutin monia asioita. Valmistuin lukioluokkani parhaaksi, puhuin valmistujaisjuhlassa ja sain stipendin erinomaiseen yliopistoon. Tein paljon palvelutyötä Afrikassa ja muualla maailmassa, lykkäsin osan yliopisto-opinnoista tehdäkseni lähetystyötä kahden vuoden ajan ja sukuni ensimmäisenä suoritin tohtorin tutkinnon, jonka väitöskirjaani liittyvä tutkimus palkittiin.

Nuorena tutkijana sain useita palkintoja ja tunnustuksia. Minut valittiin jopa yhdeksi kahdestatoista nuoresta tutkijasta maailmassa, jotka lennätettiin Brysseliin "nuorten nerojen tapaamiseen", jossa keskusteltiin mahdollisista ratkaisuista maailman ongelmiin. Siihen aikaan olin Suomessa koordinoimassa Euroopan unionin rahoittamaa hanketta. Opetin kursseja siitä, miten teknologiaa ja uutta mediaa voidaan käyttää uskontojen ja kulttuurien välisessä viestinnässä, kansainvälisessä kehityksessä ja rauhan rakentamisessa. Kaikesta tästä huolimatta tekemäni virheet olivat mielestäni suuremmat kuin kaikki hyvä, mitä olin tehnyt.

Kun isäni soitti sinä aamuna ja sanoi, että hänen täytyy tavata minut, mietin hetken, oliko hän huomannut, että olin tehnyt jotain väärin.

Sen lisäksi, että he tukivat minua, tiesin vanhempieni olevan huolissaan minusta, kuten vanhemmilla on tapana. Ja tiesin, että he rukoilivat puolestani paljon. Matkustelin ja asuin eri maissa, mutta en ollut lähelläkään naimisiinmenoa. Tutkin omaa suhdettani henkisyyteen ja tieteeseen ja vietin paljon aikaa kaukana kotoa ja kaikesta heille tutusta. Kerran tunnustin isälleni, että tunsin itseni surulliseksi ja yksinäiseksi, sen jälkeen hän kysyi minulta aina, miten voin ja oliko asiani menossa parempaan suuntaan. Luulen, että hän oli erityisen huolestunut sen vuoksi, mitä siskolleni oli tapahtunut. Pyrin pitämään heihin tiiviisti yhteyttä, mutta tuo isäni puhelu ja hänen pyyntönsä tavata tulivat yllättäen.

Oli epätavallista, että hän sopi tapaamisen kanssani. Olin hänen poikansa, ja hän saattoi soittaa minulle milloin tahansa. Olin koko päivän hämmentynyt ja vielä enemmän huolissani, kun äitini soitti myöhemmin illalla.

"Älä unohda tapaamista isäsi kanssa", äiti sanoi äänensävyllä, johon en ollut tottunut. "En tiedä, mistä on kyse, mutta minusta tuntuu, että se on tärkeää."

Arvoitus saisi odottaa. Minulla oli vielä yksi päivä Mumbaissa ja sitten vielä pysähdys New Yorkissa, ennen kuin saisin selville, mitä isäni tarvitsi.

Ennen kuin lähdin Intiasta, Dr. Naram halusi tavata vielä kerran kertoakseen minulle jotain, jonka hän sanoi muuttavan elämäni.

Omat muistiinpanosi

Syventääksesi lukemaasi, varaa muutama minuutti vastataksesi itsellesi seuraaviin kysymyksiin:

Mitä kätkettyjä kamppailuja rakkaasi käyvät lävitse juuri nyt? Mitä voisit tehdä auttaaksesi heitä?

____

____

____

____

Mitä sinua auttaneita viisauksia olet oppinut vanhemmiltasi tai muilta?

____

____

____

____

Millä elämänalueellasi voit harjoittaa Atmiyatan jaloa periaatetta?

____

____

____

____

Mitä muita ajatuksia, kysymyksiä tai oivalluksia tämä luku herätti sinussa?

____

____

____

____

LUKU 5

Missä Tahansa Menestymisen
Suuri Salaisuus

*Kun emme enää tiedä, mitä tehdä, olemme tulleet todellisen työmme
ääreen, ja kun emme enää tiedä, mihin suuntaan kulkea, olemme
aloittaneet todellisen matkamme.*

–Wendell Berry

Seuraavana iltana, ennen kuin Alicia ja minä lähdimme yölennolla
Yhdysvaltoihin, Dr. Naram kutsui meidät jäähyväisillalliselle.
Vaikka ruoka oli herkullista, söin nopeasti toivoen, että minulla olisi
enemmän aikaa keskustella hänen kanssaan. Lopulta hän sanoi:
"Voisimmeko tavata kahden kesken työhuoneessani? Haluan näyttää
sinulle jotain hyvin erityistä."

Kun suljin työhuoneen oven takanani, Dr. Naram otti esiin useita
oranssiin kankaaseen käärittyjä nippuja. Kun hän avasi niiden ympä-
rillä olevan narun, näin, että niissä oli vanhoja, kuluneita sivuja.
Sivuilla oli käsin kirjoitettuja merkkejä, joita en tunnistanut. Dr.
Naram sanoi hiljaisella äänellä: "Nämä ovat joitakin sivuja muinaisista
teksteistä, jotka mestarini antoi minulle." Hän käsitteli huolellisesti
jokaista sivua ja kertoi, kuinka arvokkaita käsikirjoitukset olivat
hänelle ja kuinka ne ohjasivat häntä noudattamaan muinaisia peri-
aatteita, kaavoja ja menetelmiä, joita hän käytti auttaakseen ihmisiä.

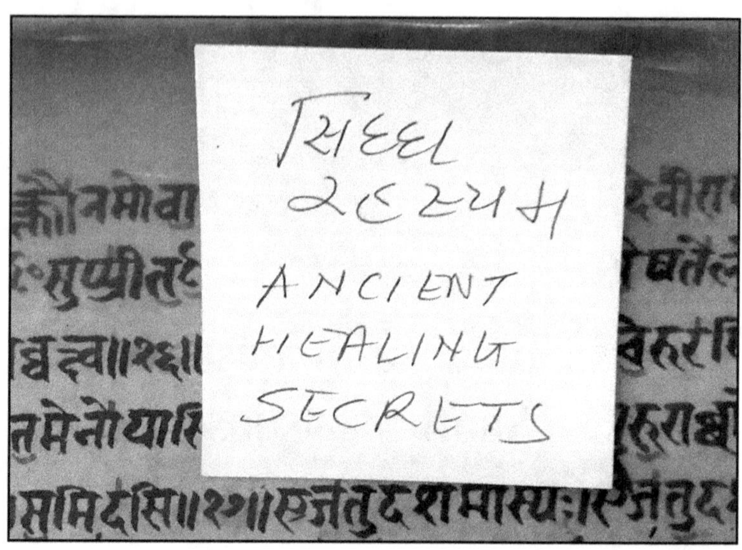

Muinaiset käsikirjoitukset, jotka sisältävät muinaisia parantavia salaisuuksia.

Kunkin tekstin alussa oli englanniksi kirjoitettu keltainen paperi-
lappu, jossa oli lyhyt kuvaus tekstin sisällöstä. Ne oli kirjoitettu useilla
kielillä: Sanskritin, tiibetin, neralin, nepalin ja ardhamagadhin tai
magadhi prakritin kielellä. Mukana oli kotirohtoja ja yrttikaavoja
diabetekseen, erilaisiin syöpiin sekä hius- ja iho-ongelmiin ja muinai-
sia mantroja sekä marmat onnellisuuden, rauhan ja yltäkylläisyyden
saavuttamiseksi. Oli jopa Amrapali -nimisen naisen käyttämiä salaisia
nuorennusreseptejä. Dr. Naramin mukaan nainen oli yli kuusikym-
menvuotias mutta näytti kolmekymmentä vuotta nuoremmalta. Hän
oli niin lumoava, että kolmekymmentäviisivuotias kuningas rakastui
häneen, vaikka hänellä oli jo kaunis nuori vaimo. Tunsin voimakasta
halua koskettaa näitä muinaisia kirjoituksia, mutta en halunnut ottaa
riskiä, että hauras paperi vahingoittuisi.

Annoin noiden sanojen painua mieleeni. Murtaen hiljaisuuden
kysyin häneltä kysymyksen, joka oli polttanut sisälläni jo jonkin
aikaa: Mistä tämä kaikki sinulla alkoi ?"

Kääriessään hellästi muinaiset sivut uudelleen oranssiin kankaa-
seen Dr. Naram kertoi minulle tarinansa.

"Kolmekymmentä vuotta sitten olin valmistunut lääkäriksi
yliopistosta".

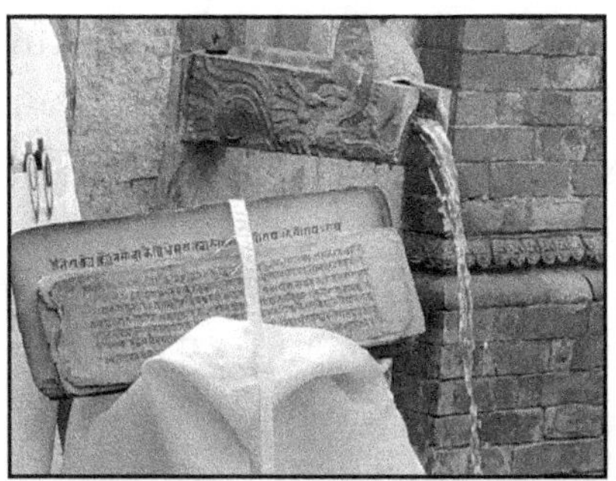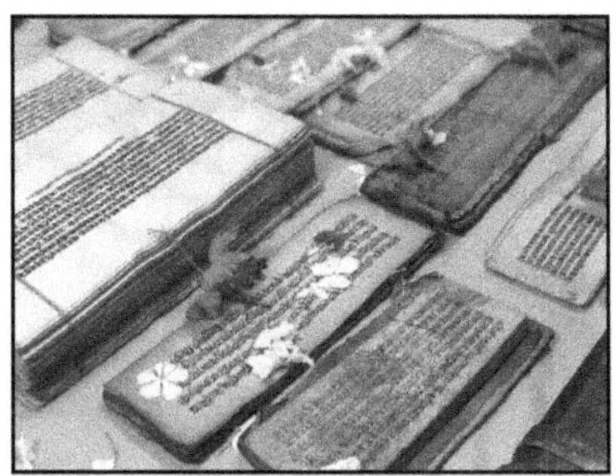

Vasemmalla: Dr. Naramilla on kädessään yksi muinaisista teksteistä, jotka sisältävät hänen perinteensä salaisuudet yhä syvempään ja syvempään parantumiseen. Oikealla: Lisää käsikirjoituksia pöydällä

"Mitä? Ennen kuin sinusta tuli parantaja, olit opiskellut lääkäriksi?"

"Kyllä, suoritin kandidaatin tutkinnon vuonna 1978 Bombayn Yliopistosta ja ylemmän ayurvedisen lääketieteen tutkinnot vuosina 1982 ja 1984. Silti olin valitettavasti vain yksi merkityksetön lääkäri. Minulla oli suuri unelma siitä, että halusin muuttaa maailmaa. Halusin auttaa ihmisiä saavuttamaan elinvoimaisen terveyden, mielenrauhan ja rajattoman energian, mutta minulla itselläni ei ollut energiaa, terveyttä tai rauhaa. Kaiken lisäksi kaikesta koulutuksestani huolimatta työskentelin edelleen vain "ehkä-teorian" varassa.

Tiedätkö, mikä on 'ehkä-teoria'?" Kohautin olkapäitäni ja pudistin päätäni.

"Oletetaan, että potilas tulee ja sanoo, että hänellä on vatsavaivoja. Sanoisin: 'Ehkä kaasuja, ehkä happamuutta, ehkä jokin kasvain' tai 'Ehkä jokin ongelma vaimon kanssa'. Antaisin laajan kirjon lääkkeitä, jotka perustuisivat 'ehkä' -arvauksiin, ja hän lähtisi pois. Hän palaisi takaisin saman ongelman kanssa kuukautta myöhemmin, ja sanoisin: "Ehkä se on psykosomaattista". Vietin tuntikausia konsultoimalla potilaitani saamatta tuloksia. Olin turhautunut, masentunut, hermostunut ja ahdistunut. Tunsin itseni epäonnistuneeksi. Söin huonoa ruokaa rauhoittaakseni ahdistustani ja lihoin paljon. Olin yli 100-kiloinen ja aloin kyseenalaistaa, olivatko käyttämäni lääkkeet tehokkaita. Tai ehkä ongelma oli se, etten ymmärtänyt ihmisiä. Ehkä en ymmärtänyt heidän todellisia haasteitaan, huoliaan, pelkojaan ja ahdistustaan. Ehkä tämä työ ei ollut minua varten."

Kun Dr. Naram puhui siitä, ettei hän ollut onnellinen, pohdin omaa alakuloani. Se ei ollut aina läsnä, mutta sitä esiintyi riittävän usein kyseenalaistaakseni monia asioita elämässäni. Joskus se näkyi masennuksena, joskus kärsimättömyytenä tai ärtymyksenä itseäni ja muita kohtaan.

"En ansainnut rahaa, enkä ollut tyytyväinen työhöni - en tuntenut sisäistä iloa", Dr. Naram jatkoi, "Sitten eräänä päivänä ihme muutti elämäni lopullisesti. Hoidin potilasta nimeltä Shanker. Hän tuli joka viikko, ja istuimme kaksi tuntia yhdessä keskustelemassa hänen ongelmastaan ja kokeilemassa uusia ratkaisuja ja lääkkeitä, mutta mikään ei toiminut. Yhtäkkiä, kahden vuoden tapaamisten jälkeen, Shanker lakkasi käymästä ja ajattelin, että ehkä vihdoin paransin jonkun. Useita kuukausia myöhemmin näin hänet kävelemässä tiellä onnellisen näköisenä. Mietin, *auttoinko häntä?* Hänen vastauksensa ravisteli minua sisimpääni.

"Shanker sanoi minulle: 'Ei, Dr. Naram, te ette auttanut minua. Vaikka käytitte kuinka paljon aikaa, ette koskaan ymmärtänyt minua. Sekoititte minua vain yhä enemmän.' Vastasin: 'Tiedän, että ongelmani on se, etten ymmärrä ihmisiä! Miten sinä sitten paranit?'"

Shanker selitti, että hän oli käynyt 115-vuotiaan mestarin luona. Mies tunnusteli hänen pulssiaan ja kertoi hänelle kahdessa minuutissa tarkalleen, mitä hänen kehossaan, mielessään ja tunteissaan tapahtui, ja neuvoi, mitä hänen pitäisi tehdä parantuakseen. Dr. Naram ei uskonut, että tämä oli mahdollista, mutta Shanker näytti kiistattomasti paljon paremmalta. Hänen lääkärintodistuksensa osoittivat dramaattista parannusta diabeteksen, niveltulehduksen, verenpaineen, osteoporoosin ja munuaisten toiminnan osalta. Dr. Naram kysyi: "Miten voin tavata tämän mestarin ja nähdä tämän omin silmin?".

"Shanker antoi minulle osoitteen", Dr. Naram jatkoi, "mutta ennen kuin menin, tein listan kaikista ongelmistani: masennus, ahdistus, hermostuneisuus, diabetes, hiustenlähtö ja liikalihavuus. Sitten matkustin tämän suuren mestarin luo ja odotin pitkään jonossa, ennen kuin oli minun vuoroni. Koko ajan pohdin, miten tämä 115-vuotias mies tapasi yhä yhdeksänkymmentä asiakasta päivässä. Kun vihdoin

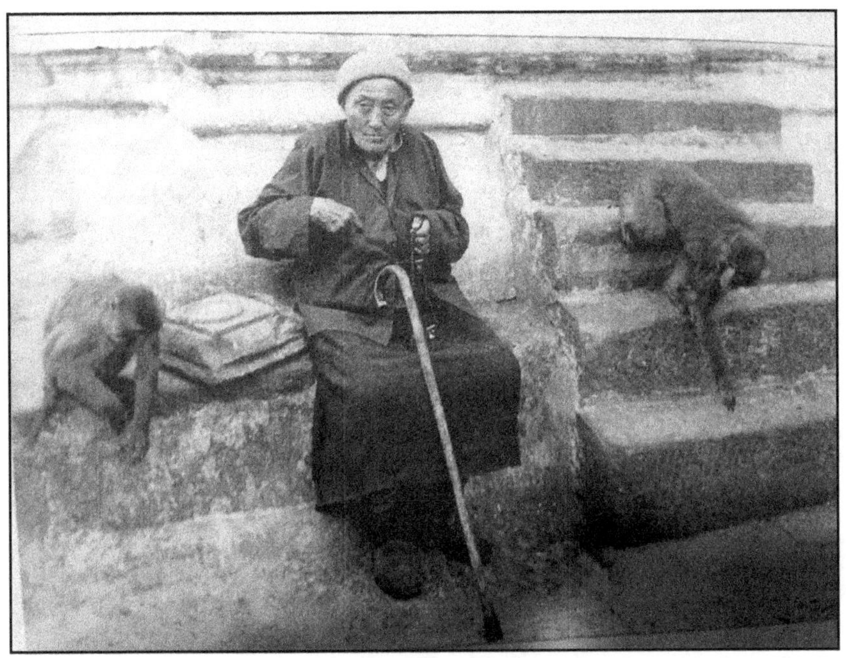

Dr. Naramin mestari, Baba Ramdas, 115-vuotiaana

oli minun vuoroni, parantaja laittoi sormensa ranteeni pulssille ja sanoi: "Korkea verensokeri. Haluat myös kasvattaa hiuksia, laihtua, ja haluat vaihtaa työsi. Lisäksi olet masentunut, hermostunut ja epävarma tulevaisuudesta.'"

Dr. Naram piti pienen tauon. "Hän ymmärsi minua, enkä voi kuvailla, miten hyvältä tuntui tulla näin syvästi ymmärretyksi. Myöhemmin mestarini sanoi minulle: 'Ihmiskunnan historian viimeisten kuuden tuhannen vuoden aikana ihmisten suurin tarve ei ole ollut rakkaus vaan ymmärrys.'"

Dr. Naramin kertoessa tarinaansa, mietin: *Oliko tuolla mestarilla sen lisäksi, että hän auttoi ihmisiä muun muassa korkean verenpaineen, diabeteksen, nivelrikon ja niin edelleen kanssa, myös muinaisia parannuskeinoja, joiden avulla voisi muuttaa surun onneksi?*

Dr. Naram jatkoi: "Baba Ramdas ymmärsi minua, ja tuo yksi tapaaminen muutti elämäni. Minulle annettiin resepti muutamiin yrtteihin ja ruokavalion muutoksiin, ja minua pyydettiin tulemaan uudelleen kuuden kuukauden kuluttua. Mestari sanoi, ettei hänellä

> *"Ihmiskunnan historian viimeisten kuuden tuhannen vuoden aikana ihmisten suurin tarve ei ole ollut rakkaus, vaan ymmärrys."*
>
> –Baba Ramdas
> (Dr. Naramin mestari)

ollut nopeaa ratkaisua minulle. Jos halusin sitä, minun pitäisi mennä jonnekin muualle. Se, mitä hän tarjosi, oli syvempi parantuminen, joka vaati pitkäjänteisyyttä ja kärsivällisyyttä. Tein juuri niin kuin hän käski. Se vei aikaa, mutta kärsivällisyys ja sitoutuminen palkittiin.

Resepti toimi kuin taikavoima. Pudotin painoni 100 kilosta nykyiseen 58 kiloon. Paastosokerini laski merkittävästi, 475:stä nykyiseen 96 - 105:een. Ja hiukseni kasvoivat takaisin. Aloittaessani minulla oli paljon aikaa, mutta ei hiuksia. Nyt minulla on paljon hiuksia, mutta ei aikaa."

Me molemmat hymyilimme. Kuunnellessani hänen tarinaansa sanoin: "Vau... mikä lahja."

"Niin, mutta tiedätkö, mikä oli suurin lahja, jonka hän antoi minulle?"

"Mikä?"

"Hän opetti minulle, tavalla jota en koskaan unohda, suurimman salaisuuden itsemme ja muiden ymmärtämiseksi. Ja hän opetti minulle myös salaisuuden, miten menestyä missä tahansa."

Itsemme ymmärtäminen toisten ymmärtämiseksi

Dr. Naram kertoi, kuinka tämän mestarin tapaaminen herätti hänessä halun oppia kaiken muinaisista parantamisen salaisuuksista. Hän ajatteli, että niiden oppiminen oli tapa todistaa isälleen ja ystävilleen, ettei hän ollut surkea epäonnistuja. Hän voisi osoittaa heille, että hän teki jotain arvokasta eikä tuhlannut elämäänsä.

"Niinpä menin tämän suuren mestarin luo ja sanoin: 'Haluaisin oppia tämän salaisen pulssiparantamisen taidon ja tieteen.'"

"Baba Ramdas sanoi: 'Oikein hyvä. Tule huomenna.'"

"Niinpä menin huomenna ja sanoin hänelle jälleen: 'Haluaisin oppia tämän salaisen pulssin luennan taidon ja tieteen.' Silloin hän sanoi: 'Tule huomenna. Hän jatkoi sanomalla, että hän opettaa minua 'huomenna', joten tulin huomenna ... sadan päivän ajan!"

Dr. Naram muisteli, että se oli todella hämmentävää ja että sadantena päivänä hän päätti, että hän oli saanut tarpeekseen. Niinpä hän teki sitoumuksen: *Jos hän ei opeta minua tänään, seison hänen edessään kuin kivi. Kuolen, mutta en liiku.*

Hän seisoi Baba Ramdasin edessä ja sanoi hänelle: "Olen tullut oppimaan enkä lähde, ennen kuin suostut opettamaan minua." Baba Ramdas sanoi: "Kuka päättää?" "Minä päätän", Dr. Naram sanoi.

"Se on sinun ongelmasi", Baba Ramdas vastasi.

Dr .Naram seisoi 115-vuotiaan mestarin edessä kuin kivi tuntikausia. "Oli ihmeellistä, miten hän katseli minua samalla, kun hän hoiti potilaita. Kun seisoin siinä, näin hänen koskettavan heidän pulssiansa ja lukevan heitä sitten kuin kirjaa, yksi toisensa jälkeen. Lopulta, neljän tunnin kuluttua, minun oli ilmeisen kipeästi päästävä vessaan. Hän näki minun kiemurtelevan ja puristavan jalkojani yhteen yrittäessäni pidätellä, ja sanoi: "Dr. Naram, luulen, että haluaisitte mennä vessaan." Sanoin: "Kyllä." Hän sanoi: 'Mene sitten vessaan.' Sanoin: 'Mutta haluaisin oppia teiltä'. Hän sanoi: 'Tule sitten huomenna'."

Tapa, jolla Dr. Naram kertoi tarinan eleineen ja ilmeineen, sai minut nauramaan.

Hän katsoi minua ja sanoi: "Sinua voi naurattaa, mutta minä aloin itkeä. Siinä hetkessä mestarissa oli täytynyt tapahtua jotain. Hän sanoi: 'Okei, lopeta itkeminen.' Kysyin: 'Mitä minä teen?' Hän sanoi: 'Tule, tänään alkaa harjoittelusi.' Kysyin hieman toiveikkaana ja yllättyneenä: 'Mitä minun pitäisi tehdä ensin?' Hän vastasi: 'Mene vessaan.' Niinpä menin heti vessaan. Tulin takaisin ja kysyin: 'Okei, mitä minun pitäisi tehdä aloittaakseni harjoitteluni?' Tämä suuri mestari kysyi minulta: 'Kuinka moni on käyttänyt vessaa tänään tähän mennessä?'. Arvelin: 'Ehkä kolmestakymmenestä neljäänkymmeneen?' Hän sanoi: 'Oikein hyvä. Mene siivoamaan vessa.'"

Tämä hämmensi Dr. Naramia. Hänhän oli lääkäri, ja tämä ei vastannut hänen arvoaan. Dr. Naram sanoi Baba Ramdasille: "Sir, luulen, että olette ymmärtänyt väärin. Tulin oppimaan pulssin luentaa, en vessan siivoamista."

Baba Ramdas vastasi nopeasti: "Ai, haluat oppia pulssin luentaa. Ei ongelmaa, tule huomenna."

Niinpä nuori Dr. Naram lähti pikaisesti siivoamaan vessaa.

"Vasta myöhemmin ymmärsin, että Baba Ramdasin piti ensin murtaa egoni ja auttaa minua kohtaamaan pelkoni. Tämä oli suurin lahja, jonka hän saattoi minulle antaa. Tämä on yksi salaisuus. Kaksi suurinta estettä elämässä (nähdäksemme itsemme tai muut selvästi) ovat ego ja pelko. Jos meillä on suuri ego tai pelkoja, emme voi nähdä, mitä potilaan kehossa, mielessä ja tunteissa tapahtuu. Ego ja pelot estävät meitä näkemästä itseämme selvästi, joten miten voimme nähdä, mitä luoksemme tulevissa ihmisissä tapahtuu? Emme voi tuntea, mitä he tuntevat, tai ymmärtää, mitä he kokevat. Emme voi täysin ymmärtää itseämme tai ketään muuta, ennen kuin pystymme kohtaamaan egomme ja pelkomme. Sitä ennen näkömme on sumea ja epäselvä näkömme on sumea ja epäselvä. Baba Ramdas sanoi minulle: 'Parantaja, paranna ensin itsesi.' ja parantumiseni alkoi vessojen siivoamisesta." Kuullessani hänen tarinansa, aloin kysyä itseltäni:

Miten oma egoni vaikuttaa minuun?

Miten pelkoni vaikuttavat elämääni?

Miten molemmat sokaisevat minut niin, etten näe itseäni tai muita selvästi?

Miten ne vaikuttavat siihen, millainen olen - ihmissuhteissa, perheeni kanssa, työssäni tai hengellisessä elämässäni?

Muistin kokemuksen ajalta muutama kuukausi ennen Intian matkaa. Johdin Euroopan Unionin hanketta yliopistossa Suomessa ja olin siitä kohtuullisen ylpeä. Olin ainoa amerikkalainen ja nuorin tutkija raportoimassa Brysselin kokouksissa. Kaikki eivät kuitenkaan hyväksyneet rooliani. Eräs hollantilainen jatko-opiskelija kirjoitti minulle katkeran sähköpostiviestin, jossa hän kertoi, miten hän paheksui tapaa, jolla hoidin tehtäviäni.

Tunsin itseni väärinymmärretyksi ja vihaiseksi. *Kaikki muut kehuivat minua, joten mikä tämän jätkän ongelma oli?* Sen sijaan, että olisin

kuunnellut ja esittänyt lisäkysy-
myksiä ymmärtääkseni hänen
näkemyksensä, kävin hänen
kimppuunsa osoittamalla, millä
tavoin hänen väitteensä oli lyhyt-
näköistä, ja yritin mitätöidä hänen
mielipiteensä. Kerroin hänelle,

*"Kaksi suurinta estettä
elämässä (nähdäksemme
itsemme tai muut selvästi)
ovat ego ja pelko."*

–Dr. Naram

että jotkut projektissa työskentelevät ihmiset olivat tyytymättömiä
siihen panokseen, josta hänelle maksettiin.

En vain menettänyt tilaisuutta oppia jotain itsestäni ja parantaa
projektia, vaan epäonnistuin myös näkemään hänet selvästi. Vasta
myöhemmin sain selville, että hän oli masentunut ja koki henkilö-
kohtaisen elämänsä pohjakosketuksen. Sen sijaan, että olisin ollut
osa ratkaisua hänen elämässään, suurensin ongelmaa.

Dr. Naramia kuunnellessani pohdin, kuinka monta kertaa elämäs-
säni olen epäonnistunut näkemään asioita selvästi pelkojeni ja egoni
vuoksi. Katsoessani taaksepäin, tajusin, kuinka hämmentyneeksi ja
epävarmaksi usein tunsin itseni. Halusin ihmisten pitävän minusta
ja halusin näyttää menestyneemmältä kuin olinkaan. Valehtelin jopa
typeristä asioista yrittäessäni vaikuttaa jonkun käsitykseen minusta tai
peitelläkseni tekemäni virheen. Kaikki nämä asiat olivat sivutuotteita
syvemmistä ongelmista: pelosta ja egosta. Kysyin itseltäni:

Miten elämäni olisi erilaista, jos pelkoni ja egoni eivät vaikuttaisi minuun?

Miten muuttuisin paremmaksi?

"Niin monet ihmiset ympäri maailmaa ihailevat sinua", sanoin Dr.
Naramille. "Miten estät egoasi hämärtämästä arvostelukykyäsi kaiken
ylistyksen keskellä? Ja tilanteissa, joissa maineesi on vaakalaudalla,
miten vältät pelon?"

"Valehtelisin, jos väittäisin, etteivät pelko ja ego vielä tule ja mene",
Dr. Naram vastasi. "Kun Gia, vaikeasti autistinen tyttö, raapaisi minua
ja aloin vuotaa verta kaikkien katsellessa, olin hetken hermostunut.
En ollut varma, toimisivatko muinaiset salaisuuteni häneen, ja tunsin
tarvetta todistaa itseni kaikkien niiden ihmisten edessä." "Niinkö?"

> *"Mikä on omaan keskukseesi palaamisen salaisuus?*
> *Hiljaisuus, tyyneys ja yksinäisyys."*
> —Dr. Naram

Hänen haavoittuva rehellisyytensä kosketti minua.

"Kyllä," sanoi Dr. Naram, "mutta se kesti vain hetken. Sitten tein kaksi asiaa, jotka mestarini opetti minulle ja jotka toivat minut takaisin keskukseeni."

"Mitä tarkoitat? Mitä sinä teit?"

"Ensin mestarini opetti minulle, miten saatan mieleni hiljaisuuteen, tyyneyteen ja yksinäisyyteen. Tämä palauttaa minut oman olemiseni keskukseen, ja kun toimin siitä lähtökohdasta käsin, tulokset ovat paljon parempia. Siinä paikassa minulla ei ole mitään pelättävää tai todistettavaa, ja näen, että kyse ei itse asiassa ole lainkaan minusta. Kyse on edessäni olevan ihmisen sisällä olevan Jumalan palvelemisesta.

Aina kun tunnen olevani poissa keskipisteestäni tai en tiedä, mitä tehdä, palaan olemiseni keskukseen: hiljaisuuteen, tyyneyteen ja yksinäisyyteen."

En ymmärtänyt. Aivan kuin hän olisi puhunut jotain vierasta kieltä. Kestäisi vuosia ennen kuin ymmärtäisin mitä hän tarkoitti, oman kokemukseni kautta. Kuitenkin, sillä hetkellä vain toivoin, että siinä, mitä hän seuraavaksi kertoisi olisi enemmän järkeä.

"Mikä oli toinen asia, jonka mestarisi opetti sinua tekemään?"

Missä tahansa menestymisen salaisuus

Dr. Naram jatkoi: "Siivosin vessan kiireessä, sillä olin innokas aloittamaan pulssin luennan opettelun. Kun palasin ilmoittamaan, että olin valmis, Baba Ramdas näytti yllättyneeltä.

"Hän sanoi: 'Anna minun tarkistaa.'

"Mitä haluatte tarkistaa?

'Haluan tarkistaa työsi.'"

Dr. Naram tunsi itsensä vaivautuneeksi, kun hänen mestarinsa tutki vessaa. "Erittäin huonoa työtä, Dr. Naram", Baba Ramdas sanoi. "Jos et osaa puhdistaa vessaa, miten aiot puhdistaa myrkkyjä, tukoksia, ihmisten kehoissa, mielissä, tunteissa ja sieluissa?"

Dr. Naram piti tauon, katsoi minua ja sanoi: "Tämän kokemuksen kautta mestarini opetti minulle tämän suuren salaisuuden: mitä ikinä teetkin elämässäsi - oli se sitten vessan siivoaminen, ruoan valmistaminen tai potilaan tutkiminen - tee se sataprosenttisesti!"

Kysyin häneltä: "Mutta eikö ole ihmisiä, jotka antavat 100 prosenttia eivätkä silti onnistu?"

"Se voi olla totta, mutta useimmat ihmiset eivät oikeasti anna sataa prosenttia, koska he ovat laiskoja tai pelkäävät epäonnistumista. Kun alat todella antaa 100 prosenttia kaikessa mitä teet, elämääsi tulee toisenlaista nautintoa, pelko vähenee ja alat nähdä todella erilaisia tuloksia."

Dr. Naramin puhuessa ajatukseni harhailivat jälleen.

Ollakseni rehellinen, annoinko 100 prosenttia kaikessa mitä tein?

Annoinko sataprosenttisen panoksen edes missään, mitä tein?

Annoinko täyden panokseni riippumatta siitä, kuka katsoi tai kuinka tärkeältä se vaikutti?

Dr. Naram jatkoi: "Mestarini mukaan emme voi kontrolloida muiden ihmisten valintoja tai edes omien valintojemme tuloksia; voimme vain antaa niiden tapahtua."

"Mutta voimme hallita valintojamme", sanoin yrittäen täydentää hänen sanojaan. "ja antaa 100 prosenttia kaikessa mitä teemme."

"Sinä tajusit!" hän sanoi tyytyväisenä, kun ymmärsin muinaisten opetusten ensimmäisen salaisuuden.

Dr. Naramin puhuessa tajusin, että hän puhui minulle samalla innostuksella ja intensiteetillä kuin puhuessaan tuhannen

> *Menestyksen salaisuus #1:*
> *"Mitä ikinä teetkin elämässäsi, anna itsestäsi 100 prosenttia" (vaikka se olisi vessojen siivoamista).*
> —Dr. Naram

ihmisen salissa. Hän antoi sataprosenttisen panoksensa kertoessaan minulle tarinansa, ja hänen esimerkkinsä teki minuun syvemmän vaikutuksen kuin hänen sanansa.

"Mutta miten teen sen, kun huomioni on jakautunut niin moniin asioihin?"

"Haluaisitko, että näytän sinulle marmapisteen, joka auttaa sinua olemaan rauhallisempi, keskittyneempi ja enemmän läsnä?"

"Kyllä, kiitos."

Hän näytti kohdan, jota hän painaa tunteakseen olonsa rauhallisemmaksi ja enemmän läsnäolevaksi, jotta hän voi antaa 100 prosenttia jokaiselle ihmiselle joka hetki.

Päiväkirjani merkintöjä

Marmaa Shakti paremman keskittymiskyvyn, läsnäolon ja mielenrauhan saavuttamiseksi*

Paina oikean käden etusormella kulmakarvojen välissä ja yläpuolella olevaa pistettä kuusi kertaa.

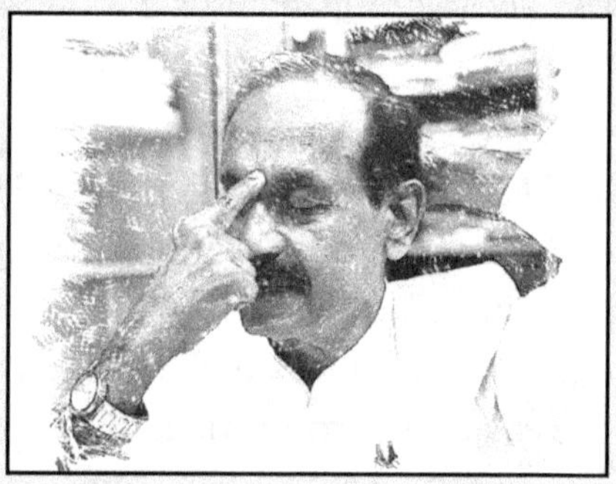

Dr. Naram sanoi: "Kysyit alussa, miten opin nämä syvemmän parantamisen salaisuudet? No, yksinkertainen vastaus on, että seurasin mestarini sanoja yli kolmekymmentä vuotta sitten. Mestarini käski minua antamaan 100 prosenttia kaikessa, mitä teen, joten palasin heti takaisin ja puhdistin tuon vessan sataprosenttisesti. Kun tulin ulos, sanoin: "Okei, nyt haluan aloittaa oppimisen", johon mestarini vastasi: "Koulutuksesi on jo alkanut.""

Nuorena pysyminen kaikenikäisenä

Dr. Naram opiskeli Siddha-Vedan taitoa ja tiedettä mestarinsa kanssa tuhannen päivän ajan. Hän oppi salaisuuksia, jotka olivat kadonneet maailmalle mutta joita mestareiden katkeamaton jatkumo pitivät elossa. Dr. Naram päätti viettää loppuelämänsä kolmen aiheen parissa:

1) pulssidiagnoosi ja syvemmän parantamisen kuusi avainta
2) salaisuudet, joiden avulla elää terveenä yli sata vuotta; ja
3) "muinainen menetelmä", joka auttaa ihmisiä selvittämään, saavuttamaan ja nauttimaan siitä, mitä he eniten elämässään haluavat.

Ennen kaikkea Dr. Naram halusi ymmärtää, miten Baba Ramdas saattoi olla niin nuorekas.

"Uskokaa tai älkää, mutta kotimaassani aletaan miettiä eläkkeelle jäämistä, kun ollaan viisikymmentäviisi- tai kuusikymmenvuotiaita," hän sanoi. "Kun olet kuusikymppinen, jäät eläkkeelle ja into elämää kohtaan hiipuu. Kun olet kuusikymmentäviisi, huomaat seisovasi jonossa odottamassa kuolemaa.

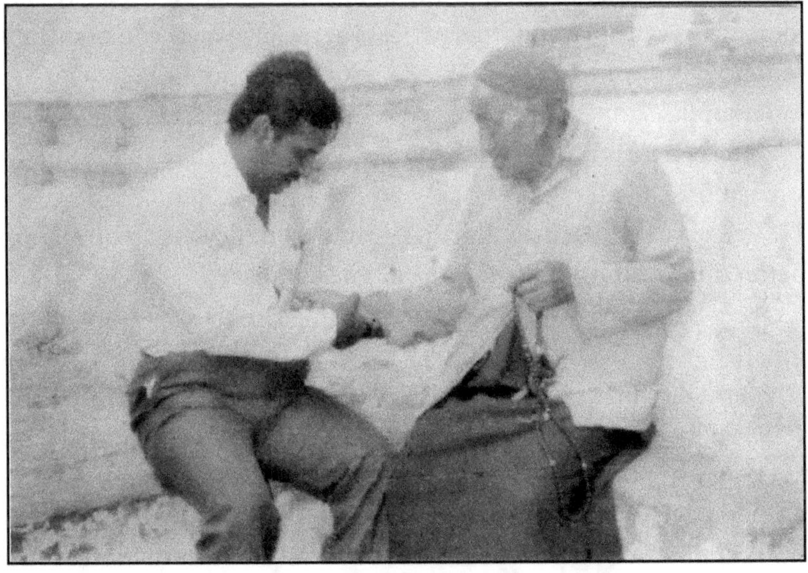

Nuori Dr. Naram oppimassa pulssinluentaa rakkaan mestarinsa
Baba Ramdasin kanssa.

Menestyksen salaisuus #2:
"Tee työstäsi rukous.
Rakastamasi työ pitää
sinut nuorekkaana, iästä
riippumatta."
—Dr. Naram

Tämä mies oli niin erilainen. Hän oli 115-vuotias, ja hänellä oli sellainen innostus elämään, jollaista en ollut ennen nähnyt!"

Dr. Naramin tapa kuvata sitä oli hauska - ihmiset jonottamassa kuolemaa. Silti hänen sanansa vaikuttivat. Monet tuntemani ihmiset saivat vakavia terveysongelmia viisikymppisinä, kuusikymppisinä ja seitsemänkymppisinä. Oletin, että elämä on tällainen: vanhenet, kehoasi alkaa särkeä ja se rappeutuu, ja sitten kuolet.

Dr. Naram sanoi: "Kun ihmiset kysyivät mestariltani: 'Kuinka vanha olet?', hän vastasi: 'Olen 115 vuotta nuori, ja vielä monta vuotta jäljellä.' Ja samaan aikaan hän oli terve, virkeä ja teki edelleen kovasti töitä."

Kun tämä asettui mieleeni, ihmettelin, miten erilaiset odotukset Dr. Naramilla oli elämästä sen jälkeen, kun hän oli nähnyt mestarinsa tuntevan itsensä "nuoreksi" 115-vuotiaana. "Saanko jakaa kanssasi toisen miljoonan dollarin salaisuuden?"

"Kyllä."

"Monissa maissa ihmiset yrittävät jäädä eläkkeelle ja päästä pois työelämästä, mutta minun perinteessäni me olemme työn rakastajia. Meille työ on kuin rukous. Se, että tekee työtä, jota rakastaa, pitää olon nuorekkaana iästä riippumatta."

"Miten mestarinne teki sen?" Kysyin. "Mikä oli hänen salaisuutensa pysyä nuorena kaikenikäisenä?"

"Nyt kysyt miljardin dollarin kysymyksen. Olethan valmis? Jos opetan tämän sinulle, se muuttaa elämäsi ikuisesti."

"OK." Valpastuin entistä enemmän ja avasin uuden sivun muistikirjassani.

"Jakamalla vain osia tästä salaisuudesta tuhansien ja taas tuhansien ihmisten kanssa ympäri maailmaa, 108 maasta, saadaan tuloksia, joita he kutsuvat 'ihmeiksi'. Ihmiset kokevat syvempää paranemista, kun he kokeilevat edes osaa tästä salaisuudesta, kokeiltuaan ensin niin paljon jotain muuta, mikä ei toiminut. Heidän diabeteksensa lievenee tai häviää. Heidän niveltulehduskipunsa hellittää, ja he voivat alkaa taas kävellä. Tai heidän jäätynyt olkapäänsä vapautuu, heidän ADD- tai ADHD-oireinen lapsensa paranee, heidän hiuksensa kasvavat takaisin, jos he ovat olleet kaljuja, heidän unensa paranee, he laihtuvat, heidän masennuksensa vähenee, heidän allergiansa ja astmansa häviävät, heidän ihonsa paranee, heidän energiansa ja jaksamisensa lisääntyvät, ja niin monia muita asioita.

"Tämä salaisuus ei ole ainoastaan se, millä mestarini eli niin vanhaksi, vaan myös se, jonka avulla hänellä oli edelleen niin paljon joustavuutta, henkistä voimaa, innostusta ja elinvoimaista terveyttä."

"Mitä hän teki?" Kysyin. "Voitko kertoa sen minulle?"

Dr. Naram epäröi hetken, kumartui sitten minua kohti ja sanoi hiljaisella mutta energisellä äänellä: "Siddha-Vedassa on kuusi salaista avainta syvempään parantumiseen, jotka voivat muuttaa kenen tahansa kehon, mielen ja tunteet - kuusi avainta, joiden avulla olet nyt nähnyt 'mahdottomien' tilanteiden muuttuvan mahdollisiksi."

Silloin kuului torven ääni. Hän pysähtyi ja katsoi ulos ikkunasta. Siellä oli taksimme, joka veisi minut ja Alician lentokentälle. Kysyin nopeasti: "Mitä ne ovat? Mitkä ovat syvemmän parantumisen kuusi avainta? Miten voin oppia ne?"

"Tule huomenna", hän sanoi pilke silmäkulmassaan.

"Mutta en voi. Lähden New Yorkiin ja sitten Utahiin."

Hän hymyili, piti taas tauon ja sanoi sitten hitaasti: "Jostain syystä Jumala on tuonut sinut minun luokseni ja minut sinun luoksesi, eikö niin?"

Nyökkäsin, ja hän jatkoi: "Seuraavan kerran kun tapaamme, jos tapaamme uudelleen, ehkäpä jaan kanssasi nämä kuusi voimallista avainta, jotka mestarini jakoi kanssani, muinaisen kadonneen tiedon pysyä nuorena kaikenikäisenä."

Menimme ulos, jossa Alicia jo odotti taksin luona. Kun avasin auton oven noustakseni kyytiin, Dr. Naram kutsui minua ja sanoi: "Olisi erittäin hyvä, jos voisit tavata Marianjiin New Yorkissa."

> *"Siddha-Vedassa on kuusi salaista avainta syvempään parantumiseen, jotka voivat muuttaa kenen tahansa kehon, mielen, ja tunteet."*
>
> –Dr. Naram

Omat muistiinpanosi

Syventääksesi lukemaasi, varaa muutama minuutti vastataksesi itsellesi seuraaviin kysymyksiin:

Miten koet egon ja pelon vaikuttavan elämääsi?

____

____

____

____

____

Miten koet, että elämäsi voisi muuttua paremmaksi, jos pelko ja ego vaikuttaisivat sinuun vähemmän?

____

____

____

____

Mitä muita ajatuksia, kysymyksiä tai oivalluksia tämä luku herätti sinussa?

____

____

____

____

LUKU 6

Voiko Lehmän Ghee & Kätketyt Pisteet Kehossasi Normalisoida Verenpaineesi Muutamassa Minuutissa?

*Järki on voimaton rakkaudessa. Tehtäväsi ei ole etsiä rakkautta,
vaan pelkästään etsiä ja löytää kaikki ne esteet sisältäsi, jotka olet
rakentanut sitä vastaan.*

—Rumi

New York City

Eroaminen Aliciasta Mumbain lentokentällä oli haikeaa. Vaikka olin pettynyt siihen, ettei välillemme ollut kehittymässä suhdetta, iloitsin siitä, että hän oli tyytyväinen Intiassa kokemastaan, ja että hänellä nyt oli selkeämpi näkemys siitä, mihin hän halusi elämässään.

Siitä huolimatta, että halusin nopeasti isäni luo, olin silti iloinen, että minulla oli kahdeksantoista tunnin välilasku New Yorkissa. Se antaisi minulle tarpeeksi aikaa nähtävyyksille ja aikaa tavata Marianjii, joka oli Dr. Naramin kanssa sinä päivänä, kun tapasin hänet ensimmäisen kerran Los Angelesissa. Ehkä hän voisi vastata joihinkin kysymyksiini.

Ennen laskeutumistani JFK-lentoasemalle olin nähnyt New Yorkin vain TV-ohjelmissa ja elokuvissa. Sää oli kirkas ja viileä, vastakohta Mumbaille, ja olin iloinen, että otin mukaan takin ja käsineet. Menin metrolla Times Squarelle ja tunnistin televisiosta tutun paikan, jossa uudenvuodenaattona pallo putoaa. Joka puolelta paikkaa ympäröivät tuotteita ja Broadwayn esityksiä mainostavien valotaulujen vilkkuvat valot. Ohitin kaduilla tuhansia ihmisiä, jotka puhuivat kymmeniä eri kieliä ja jotka kaikki tuijottivat mainostauluja ja näyteikkunoita.

Kaduilla kävellessäni tunsin itseni pilvenpiirtäjien loputtomien seinämien pieneksi kutistamaksi muurahaiseksi. Ihmiset, nähtävyydet, äänet ja hajut täyttivät kadut. Vasta saapuessani Central Parkiin rakennukset väistyivät vihreyden tieltä. Ostin kuumia pähkinöitä katukauppiaalta ja ihastuin hänen newyorkilaiseen aksenttiinsa.

Kävelin kuuluisaan Macy's -tavarataloon, jonka tunnistin lapsuuteni kiitospäivän paraatista televisiossa, ja siitä, kun perheemme katsoi yhä uudelleen ja uudelleen Miracle on 34th Street -elokuvan. Madison Square Gardenin yhteydessä sijaitsevaan Borders-kirjakauppaan astuttuani lämmittelin itseni kuumalla juomalla ja vaeltelin satojen kirjojen täyttämien hyllyjen ja pöytien välissä. Katseeni kiinnittyi kirjaan, josta en ollut aiemmin kuullut ja jonka nimeä en ymmärtänyt - The Alchemist - Alkemisti. Ostin sen tietämättä miksi.

Alkuiltapäivään mennessä olin nähnyt Empire State Buildingin, Fifth Avenuen, Chrysler Buildingin, Rockefeller Centerin, Brooklynin sillan, YK:n päämajan, Metropolitan Museum of Artin ja vilkkaan Wall Streetin. Hämmästelin sitä, miten paljon ehdin nähdä New Yorkia jo yhden päivän aikana, ja sitä, miten paljon oli vielä näkemättä.

Sitten pysähdyin hetkeksi. Minut valtasi aavemainen tunne, kun lähestyin paikkaa, jossa olivat olleet World Trade Centerin kaksoistornit, jotka tuhoutuivat terrori-iskuissa 11. syyskuuta 2001. Kun katsoin aidan läpi, näin maassa ammottavat kuopat, paikassa joissa rakennukset olivat aikoinaan sijainneet. Vaikka rauniot oli poistettu ja paikkaa oltiin rakentamassa muistomerkiksi, tunsin tuhon jälkikaikuja. Kaikki tuolloin elossa olleet tuttavani muistavat, missä he olivat, kun kuulivat lentokoneiden syöksyneen noihin rakennuksiin. Me kaikki seurasimme uutisista, kuinka tornit syttyivät tuleen ja kaatuivat maahan, ihmisten pyristellessä pölyn peittäminä pois. Olin nuorimman siskoni luona, kun hän kysyi: "Kuulitko? New Yorkiin hyökätään!" Katsoimme savun nousevan ensimmäisestä tornista, ja samalla lentokone syöksyi toiseen torniin. Kauhuissani mietin, kuka meitä vastaan hyökkää, miksi, ja miten voisin suojella itseäni ja perhettäni.

Tuona päivänä siellä kuoli 2 977 ihmistä 115 eri maasta, mukaan lukien 441 pelastusyöntekijää, jotka vastasivat avunpyyntöön. Heidän joukossaan oli palomiehiä, ensihoitajia, poliiseja ja muuta pelastushenkilöstöä. Olin järkyttynyt kuullessani, että monet kuolivat vielä hyökkäyksen jälkeen niiden myrkkyjen vuoksi, joille he olivat altistuneet.

Jätin tämän synkän muistopaikan ja kävelin Battery Parkiin. Näin jotain täysin tuttua, vaikka en ollut koskaan nähnyt sitä henkilökohtaisesti – näin Vapaudenpatsaan. Kun katselin ikonista naista, joka piteli kirjaansa ja soihtuaan, ajattelin kaikkia eri asioita joita, Yhdysvallat edusti ihmisille ympäri maailmaa. Mitä se merkitsi ystävilleni Euroopassa, juuri tapaamilleni intialaisille, Amerikan alkuperäisväestölle, jotka olivat täällä kauan ennen maahanmuuttajia, ja terroristeille, jotka ohjasivat nuo lentokoneet kaksoistorneihin?

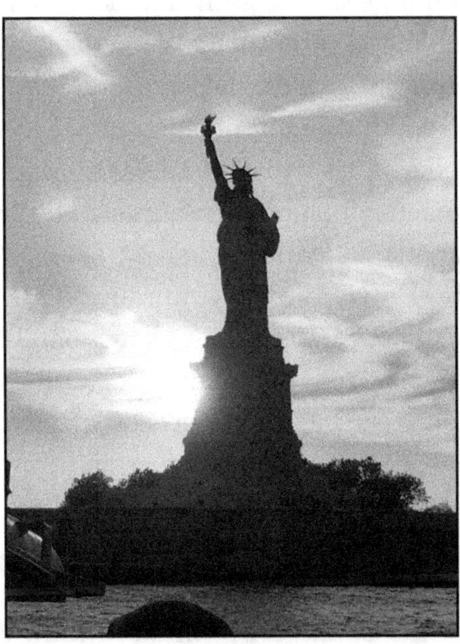

Vapaudenpatsas Liberty Islandilla
New Yorkissa.

Syvällä ajatuksissani, aistit turtuneina, saavuin Grand Centralin asemalle ja nousin junaan kohti Westchesterin piirikuntaa. Kun juna pysähtyi asema toisensa jälkeen, näin New Yorkin sellaisia puolia, joita harvoin näkee elokuvissa. Kun olimme jättäneet pilvenpiirtäjät taaksemme, siirryimme loputtomaan vihreään, jonka keskellä oli kauniita järviä ja jokia, ja niiden välissä pieniä ja isoja kaupunkeja. Lopulta ollessani rauhassa ja yksin, ajatukseni kääntyivät tulevaan tapaamiseen Marianjiin kanssa.

Hän pelasti elämäni

Marianjii syntyi Iranissa venäläisen isän ja persialaisen äidin lapseksi. Hän asui nyt New Yorkissa ja oli auttanut Dr. Naramia usean vuoden ajan. Minua jännitti tavata hänet hänen kotonaan. Hän oli vahva ja suorasukainen, ja vaikka olimme tavanneet kerran aiemmin, pelkäsin, ettei hän pitäisi minusta.

Aivan kuin hän olisi osannut lukea sanoittamattomat tunteeni, Marianjii kertoi minulle saapuessani yllättäen, ettei häntä kiinnosta, pitävätkö ihmiset hänestä vai eivät. "Olisi hyvin pienisieluista minulta, jos auttaisin vain niitä, joista pidän tai jotka pitävät minusta", hän sanoi.

Vähentääkseni epämukavuuttani aloin esittää kysymyksiä. Mung-papukeiton äärellä hän kertoi elämästään. Marianjii kertoi Dr. Naramin pelastaneen hänen henkensä useaan otteeseen, erityisesti erään ulkomaanmatkan aikana.

"Matkan aikana Dr. Naram kysyi minulta: 'Onko verenpaineesi korkea?' Vastasin: 'Ei, verenpaineeni on aina matala'."

"Kun olin lapsi", Marianjii kertoi minulle, "äitini sai vakavan aivohalvauksen. Hän oli täysin halvaantunut eikä pystynyt edes sulkemaan silmiään nukkuakseen, vaan ne piti peittää tummalla kankaalla, jotta hän voisi levätä. Olin ajatellut, että hän oli murtumaton ja että hänellä oli kaikki vastaukset, ja nyt kun näin hänet makaamassa siinä haavoittuvana, tunsin itseni surulliseksi, pieneksi ja avuttomaksi."

Marianjiin puhuessa ajattelin omaa äitiäni. Haasteistamme huolimatta hän vaikutti minusta aina niin vahvalta, lähes pysäyttämättömältä. *Miltä tuntuisi, jos eräänä päivänä löytäisin äitini liikkumattomana ja voimattomana? Mitä minä tekisin?* Olin iloinen, kun Marianjii jatkoi puhettaan - halusin ravistaa tuon ajatuksen pois päästäni.

"En halunnut ihmisten näkevän minua itkevän," Marianjii sanoi, "joten piilouduin verhojen taakse.

> *"Olisin hyvin pienisieluinen, jos auttaisin vain niitä, joista pidän tai jotka pitävät minusta."*
> —Marianjii

Olin niin hämmentynyt, että kääntelehdin ja pyörin, kun verhot takertuivat hiuksiini. Hiusteni vetäminen oli ainoa tuntemus, jonka pystyin tuntemaan – kirkastava kipu, joka toi läsnäolon tunteen muuten turruttavaan kokemukseen. Äitini oli vasta kolmekymmentäyhdeksän. Hän oli rampa ja oikealta puoleltaan halvaantunut koko loppuelämänsä ajan sen jälkeen. Siitä hetkestä lähtien muistin aina, että korkea verenpaine oli se, mikä äitiäni haavoitti."

Koska korkea verenpaine johti hänen äitinsä aivohalvaukseen, Marianjii pelkäsi kohonnutta verenpainetta, ja siksi hänen verenpaineensa mitattiin usein.

Neljä tuntia ennen paluulentoa Dr. Naram kysyi uudelleen, oliko hänellä korkea verenpaine. Marianjii oli niin varma, että hänen verenpaineensa oli kunnossa, joten hän pyysi Dr. Naramia tarkistamaan sen jotta hän rauhoittuisi. Hän järkyttyi huomatessaan, että se oli erittäin korkea - 220/118! Se voisi helposti aiheuttaa aivohalvauksen tai pahempaa. Seitsemäntoista tunnin lennolle lähteminen ei tulisi kysymykseenkään..

"Dr. Naram katsoi minua vakavasti ja kysyi, antaisinko hänen auttaa minua. Pelkoni ja muistot äitini kamppailusta ja kärsimyksestä tulvivat mieleeni. Olin häkeltynyt ja ahdistunut. En pystynyt rauhoittumaan."

Dr. Naram käski häntä makaamaan pää tyynyllä. Hän levitti sormenpään verran gheetä hänen päälaelleen kevyesti naputellen, jotta ghee imeytyisi hänen kalloonsa. Sitten hän levitti toisen sormenpään verran gheetä molempiin ohimoihin pyörittäen sormiaan myötäpäivään. Seuraavaksi hän laittoi yhden annoksen gheetä napaan ja sitten kumpaankin jalkaholviin. Hän suoritti koko prosessin kahdesti.

"Tässä vaiheessa Dr. Naram tarkisti verenpaineeni uudelleen", Marianjii sanoi. "Se oli laskenut lähes neljäkymmentä pistettä, ja nyt se oli 182/104. Dr. Naram toisti prosessin vielä kerran, ja verenpaineeni laski jälleen 168/94:ään. Hän ei ollut vielä kuitenkaan tyytyväinen tuloksiin, sillä hän tiesi, että minun oli kestettävä pitkä matka takaisin New Yorkiin. Hän toisti prosessin vielä kerran, jonka jälkeen olin lähellä normaalia verenpainettani, 120/75."

"Vau, se on uskomatonta", sanoin.

"Tiedän, että tämä saattaa vaikuttaa yksinkertaiselta tai jopa primitiiviseltä joidenkin mielestä", hän sanoi, "mutta muinainen hoito

Päiväkirjani merkintöjä

Muinaiset parannuskeinot normaalin verenpaineen ylläpitämiseksi*

1) Marmaa Shakti - Laita teelusikallinen gheetä päälaelle, napaan ja jalkapohjiin. Hiero gheetä myös ohimoille pyörivin liikkein, viimeisellä liikkeellä painaen alaspäin. Vedä muutama syvä hengenveto, lepää 5-10 minuuttia ja aloita sitten prosessi uudelleen.

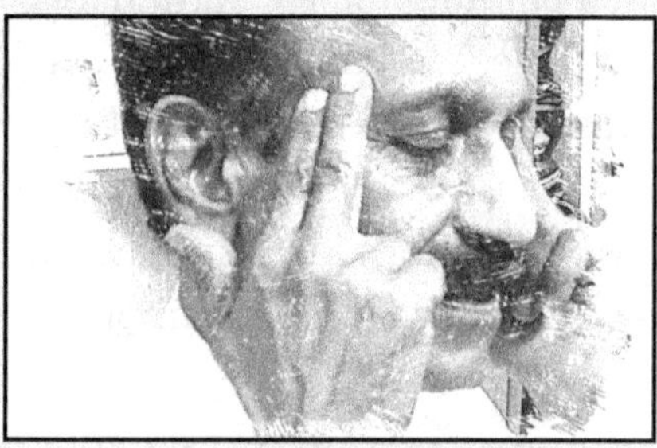

2) Yrttirohdot - Marianjii otti terveen verenpaineen tukemiseen tarkoitettua yrttirohtoa, joka sisälsi arjunan kuorta ja rohtosammakonputkea (centella asiatica) sekä mielen rauhoittamiseen tarkoitettua yrttirohtoa, joka sisälsi pikkurasvalehteä eli pikkubakopaa (bakopa monnieri), gotu kolaa, lakritsia ja ashwagandaa.*

*Tiedot (mukaan lukien keskeiset ainesosat) tässä kirjassa mainituista yrttirohdoista löytyvät kirjan liitteestä. Bonusmateriaali: Nähdäksesi demonstraation tästä marmaasta, vieraile ilmaisella MyAncientSecrets.com -jäsensivustolla.

voi olla erittäin tehokasta. Eikä se ole vain hätätilanteita varten. Marmahoidon voi tehdä säännöllisesti, muiden Siddha Vedan avainten lisäksi, pitkäaikaisten tulosten saavuttamiseksi. Näiden muinaisten oppien ansiosta olen pitänyt verenpaineeni normaalina lähes seitsemän vuotta ilman lääkkeitä.”

”Voitko kertoa minulle lisää siitä, mistä Siddha-Veda on peräisin?”

”Siddha-Vedan muinainen parantava taito ja tiede on yksi vanhimmista ja monimutkaisimmista kirjatuista lääketieteen muodoista. Parantamismenetelmiä ja -ohjeita sisältävät muinaiset tekstit ovat siirtyneet mestariparantajilta valituille oppilaille sukupolvien ajan. Mestareiden kiertolaiselämällä oli tärkeä rooli tiedon keräämisessä. Matkustavat lääkärit kohtaavat erilaisia ympäristöjä, sairauksia ja kulttuureja. He myös oppivat paikallisilta heidän parannusmenetelmistään ja alueellisista lääkekasveista.

”Muinaiset käsikirjoitukset antoi Dr. Naramille hänen mestarinsa, Baba Ramdas, joka oli tuolloin perinteen päämies. Hän eli 125-vuotiaaksi, ja ennen siirtymistään seuraavaan elämään hän nimesi Dr. Naramin perinteen jatkajaksi. Dr. Naram sai käsikirjoitusten ohella *Siddha Nadi Vaidya* -nimikkeen, joka tarkoittaa ”Pulssiluennan Mestari”.

”Tapa, jolla Dr. Naram laski verenpaineeni alle tunnissa ilman lääkitystä, on jotakin sellaista, mitä useimmat nykyaikaiset lääkärit eivät ymmärrä. Kuka tahansa, joka haluaa oppia tämän menetelmän, voi tehdä sen helposti ja saada siitä apua?”

Palvelemme niitä, jotka palvelevat

Marianjiin kotiin tuli kaksi vierasta samana päivänä, kun saavuin:

Marshall Stackman ja José Mestre. He olivat perustaneet yhdessä Rosemary Nultyn ja Nechemiah Bar-Yehudan kanssa voittoa tavoittelemattoman järjestön nimeltä Serving Those Who Serve (STWS). Yhdessä he johtivat toimia auttaakseen 9/11 iskuissa kärsineitä palomiehiä, poliiseja ja muita ensivastetoimijoita (jotka kärsivät 9 / 11:stä). Tämä kohtaaminen osoittautui yhdeksi niistä tapaamisista, joiden toivoin kestävän pidempään.

"Kun pöly oli laskeutunut, useimmat ihmiset palasivat takaisin omaan elämäänsä", Marshall selitti. "Mutta yli kolmekymmentätuhatta ensivastehenkilöä hengitti myrkyllisiä höyryjä tai imi niitä ihonsa kautta, mikä vaikutti heidän keuhkoihinsa, ruoansulatukseensa, uneensa ja mieleensä tehden elämästä paljon vaikeampaa."

José sanoi: "Yhteyteni Dr. Naramiin antoi minulle ajatuksen, että ehkä muinaiset parannusmenetelmät voisivat auttaa siinä, missä muut menetelmät olivat osoittautuneet riittämättömiksi. Osallistuin aiemmin Dr. Naramin työpajaan ja se antoi minulle selvyyttä siihen, mitä haluan tehdä elämälläni. Tiesin, että halusin auttaa näitä palomiehiä ja ensiapuhenkilöstöä." Hän kertoi, kuinka nämä urheat ihmiset kärsivät monista eri sairauksista, kuten masennuksesta, keuhko-ongelmista, PTSD:stä, mustista pisteistä keuhkoissaan ja muistinmenetyksestä, vain muutamia nimetäkseen. Marshall ja José näyttivät minulle ylpeinä pinon kirjallisia kertomuksia palomiehiltä ja muilta, jotka saivat apua Dr. Naramin heille maksutta antamista yrttirohdoista.

He kertoivat minulle Virginia Brownista, entisestä NYPD:n poliisista, joka työskenteli kahdeksan kuukautta Ground Zerolla, kun raunioita vielä raivattiin pois. Hän auttoi traumayksikössä ja turvajärjestelyissä, ja vaikka hän käytti suurimman osan ajasta maskia, hän sai sitkeän yskän. Hänen keuhkojensa kapasiteetti väheni, myrkyt vaikuttivat hänen luihinsa ja niveliinsä ja hän nukkui huonosti. Eräs hoitohenkilökunnasta kertoi hänelle STWS-ohjelmasta, eikä hän epäröinyt. Käytettyään yrttejä kaksi vuotta, hänen lääkärinsä oli ällistynyt.

He näyttivät minulle kirjeen, jonka Virginia Brown oli kirjoittanut: "Ground Zeron alueella työskennelleillä poliiseilla ja muilla työntekijöillä on samanlaisia ongelmia, jotka ovat pahentuneet. Monet ovat kuolleet. Tiedän joitain, jotka sairastuivat syöpään, keuhkoveritulppaan ja erilaisiin keuhkosairauksiin, jotka eivät parantuneet. Mutta keuhkojeni kapasiteetti parani. Lääkäri oli hämmästynyt. Myös luuni paranivat sen sijaan, että ne olisivat huonontuneet! Uskon todella, että sillä on paljon tekemistä Dr. Naramin yrttirohtojen kanssa, koska niiden tuntemieni henkilöiden, jotka eivät käyttäneet niitä vointi vain huononi. Jopa eläkkeelle jäätyäni käytän edelleen yrttejä ja tunnen kaiken kaikkiaan, että ne vaikuttavat myönteisesti terveyteeni. Nukun paljon paremmin ja koko kehoni toimii paremmin. Kiitos paljon kaikesta tästä."

Kuunnellessani ajattelin, että tarina on kaunis, ja koska olin jo nähnyt asioita, osa minusta halusi uskoa, että se kaikki oli totta. Samalla tajusin, että tämän kaltaiset tarinat ovat vain anekdoottisia tarinoita, ja halusin lisää todisteita. Ehkä hän parani muista syistä. Kysyin: "Onko vankkaa näyttöä siitä, että juuri yrtit auttoivat häntä? Hallitus on varmasti tarjonnut parasta mahdollista lääketieteellistä hoitoa 9/11-sankareille. Eikö ole mahdollista, että jokin muu hänen käyttämänsä lääke itse asiassa auttoi häntä?"

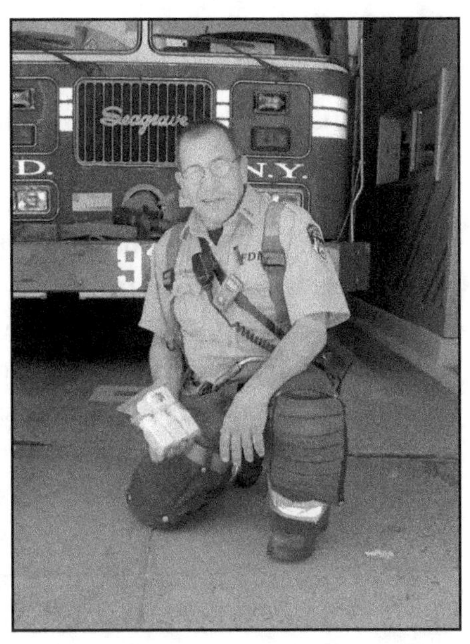

FDNY:n palomies, sai apua yrttirohdoista.

"Näiltä ihmisiltä ei puuttunut huolenpitoa tai apua.", José sanoi. "Lääkäreitä saapui kaikkialta antamaan tukea. He tekivät parhaansa, mutta silti ihmiset kärsivät. Kun muut menetelmät olivat riittämättömiä heidän auttamiseksi, Dr. Naramin yrtit tekivät ihmeitä."

"Mutta älkää meitä uskoko", Marshall sanoi. Hän ojensi minulle lääketieteellisessä aikakauslehdessä (*Alternative Therapies in Health and Medicine*) julkaistun vertaisarvioidun artikkelin, jossa oli STWS:n sponsoroimaan pilottiohjelmaan osallistuneita syyskuun 11. päivän ensivastehenkilöitä koskeva tutkimus. "Tutkimuksen teki kaksi erittäin arvostettua lääkäriä, jotka dokumentoivat niiden palomiesten ja muiden ensivastetoimijoiden kokemuksia, jotka käyttivät Dr. Naramin yrttirohtoja ja vertasivat niitä tavanomaisiin lääketieteellisiin hoitoihin."

Tutkijoiden mukaan yrttejä käyttäneet kokivat "merkittäviä parannuksia". He sanoivat, että "tässä korkean riskin ja myrkkyaltistuksen kohteeksi joutuneessa joukossa" havaitut tulokset koskivat erityisesti "tiettyjä oireita, joiden kohdalla oli raportoitu, etteivät ne parane tavanomaisen lääketieteellisen hoidon yhteydessä. Näitä oireita olivat mm yskä, hengitysvaikeudet, väsymys, uupumus, huono olo ja univaikeudet ". Raportin mukaan yrtit eivät aiheuttaneet kielteisiä sivuvaikutuksia, lukuun ottamatta pientä prosenttiosuutta, jolla oli lieviä vatsavaivoja muutaman päivän ajan kuurin alkaessa. Tutkimukseen osallistuneet kokivat merkittävää parannusta aiemmin ratkaisemattomiin lääketieteellisiin oireisiin; he eivät enää tarvinneet inhalaattoreita, heidän unenlaatunsa parani huomattavasti, immuniteetti parani, yskä loppui, kystat katosivat, mustat läiskät keuhkoista hävisivät, muisti parani, masennus ja väsymys vähenivät, heidän energiansa lisääntyi ja heillä oli taas toivoa.

"Meillä on niin monta tällaista tarinaa kerrottavaksi", Marshall sanoi. "Yhdeksänkymmentäkahdeksan prosenttia tutkimukseen osallistuneista sanoi, että he suosittelisivat yrttirohtoja samanlaisista oireista kärsivälle ystävälle. Ja niin he tekivätkin, minkä vuoksi toimintamme kasvaa ja siksi tulimme keskustelemaan Marianjiin kanssa. Meidän on keksittävä, miten saamme lisää yrttejä säännöllisesti."

"Yleensä kriisi on kehitysmaissa", José lisäsi, "esimerkiksi Intiassa tai Afrikassa on nälänhätää, ja Yhdysvallat tai Eurooppa auttaa. Tämä on yksi ensimmäisistä tietämistäni esimerkeistä, joissa joku niin sanotusta kehitysmaasta tulee Yhdysvaltojen kaltaiseen maailmanmahtiin ja tekee näin suurta humanitaarista työtä. Dr. Naram on auttanut ja auttaa edelleen ihmisiä Yhdysvalloissa tämän kriisimme aikana tavalla, jota me kipeästi tarvitsemme, ja vieläpä omalla kustannuksellaan!"

Halusin kuulla lisää, mutta ulkoa kuului auton torven ääni. Jälleen kerran taksi odotti viedäkseen minut lentokentälle.

Marianjii saattoi minut ovelle. Hän katsoi suoraan silmiini ja sanoi: "Minusta tuntuu, että sinut johdatettiin tähän syystä. Ehkä on olemassa suhde, joka oli olemassa jo ennen syntymääsi. Kuka tietää, ehkä meidät johdatettiin luoksesi, koska sinun on tarkoitus tehdä jotain elämässäsi ja meidän elämässämme."

En tiennyt, miten vastaisin, mutta kiitin häntä hänen ajastaan ja nousin taksiin. Katsoessani takaikkunasta hänen taloaan, huomasin eron siinä, miltä minusta tuntui nyt verrattuna siihen, kun olin tullut tänne. Minulla oli paljon mietittävää. Tapa, jolla Marianjii, Marshall ja José puhuivat Dr.

> *"Minusta tuntuu, että sinut johdatettiin tähän syystä."*
> –Marianjii

Naramista ja hänen työstään, oli niin vilpitön, että se sai minut kyseenalaistamaan oman skeptisyyteni. Kohtaamiseni heidän kanssaan sai minut pohtimaan uskomuksiani sellaisista asioista, kuten minkälainen ruoka olisi minulle hyväksi, kuinka kauan jonkun oli mahdollista elää, ja miksi olin juuri nyt elossa. Ehkä uskomukseni olivat rajoittuneita ja perustuivat väärään tietoon. Ja ehkä ne estivät minua pääsemästä johonkin parempaan.

Oli hienoa nähdä, että nämä menetelmät toimivat muilla ihmisillä, mutta minulla oli varaukseni. Ajattelin edelleen, että Dr. Naramin hoitojen onnistuminen johtui plasebovaikutuksesta. Tai ehkä se oli peräisin jostain tempusta, jonka vain Dr. Naram osasi. Halusin oppia lisää.

Omat muistiinpanosi

Syventääksesi lukemaasi, varaa muutama minuutti vastataksesi itsellesi seuraaviin kysymyksiin:

Oletko altistunut jollekin sinulle myrkylliselle, fyysisesti, henkisesti ja/tai emotionaalisesti?

____

____

____

____

____

Mitä arvelet, mikä johdatti sinut tämän muinaisesta parantamisesta kertovan kirjan äärelle?

____

____

____

____

Mitä muita ajatuksia, kysymyksiä tai oivalluksia tämä luku herätti sinussa?

____

____

____

____

LUKU 7

Hetki, Joka Muutti Elämäni

Jumala ympyröi kartallesi paikan, jossa olet juuri nyt.
–Hafiz

Utah

Isäni tervehti minua ovella, kun saavuin vanhempieni kotiin Utahin Midvalessa. Hengitin sisään kotona leivotun, äitini juuri uunista ottaman leivän tuoksua. Hän tervehti minua lämpimästi keittiöstä ennen kuin palasi takaisin päivän tehtävälistansa moniin tehtäviin. Huomasin, että sekä hän että isäni olivat helpottuneita siitä, että olin paikalla. Katsoessani isääni silmiin, huomasin, että hänen lempeän hymynsä takana oli syvä huoli ja kulkiessamme hänen toimistoonsa huomasin kivun vaikuttavan hänen kävelyynsä.

Hänen sulkiessa oven takanamme minä istuuduin hänen työpöytänsä edessä olevaan tuoliin ja hän istuutui toiseen tuoliin sivulla. Pitkän hiljaisuuden ajan hän katsoi maahan. Hän näytti miettivän, miten aloittaa. Hänen katseensa nousi hitaasti kohtaamaan hämmentyneen katseeni.

"En ole kertonut äidillesi", hän aloitti, "enkä ole vielä kertonut veljillesi tai siskoillesi." Seurasi pitkä hiljaisuus hänen vain tuijottaessa jälleen maahan. Hänen otsansa rypistyi, ja hänen kasvonsa kiristyivät syvään epätoivoon. Silmäni laajenivat huolen ja epävarmuuden vallatessa minut. Hän nosti katseensa lattiasta ottaen katsekontaktin minuun vain sekunnin murto-osan ajaksi ennen kuin siirsi katseensa nopeasti vieressäni olevaan tyhjään tilaan. Hän nosti oikean kätensä otsalleen ja hieroi sitä hitaasti sormillaan. Vaikka hänen kätensä peitti osittain hänen kasvonsa, näin hänen silmiensä täyttyvän kyynelistä. Ponnistellen saadakseen sanat ulos, hän sanoi lopulta: "En edes tiedä, selviänkö tästä viikosta."

Suuni oli auki, mutta olin järkytyksestä vaiti, kun näin hänen hierovan kyyneleitä silmistään. *Olinko kuullut oikein?* Tämä yllätti minut täysin. Tuntui kuin olisin saanut nyrkiniskun palleaan. Pääni oli pyörällä. Kaikki muu, mikä oli ollut mielessäni ennen tätä tapaamista, häipyi yhtäkkiä täysin merkityksettömään kaukaisuuteen. Sydämeni jyskytti. *En voinut menettää isääni. En ollut valmis. En näin pian. En näin.* Minun täytyi saada enemmän tietoa.

"Mitä tapahtuu, isä?"

"En tiedä, miten kertoisin tämän sinulle." Hänellä oli vaikeuksia kertoa minulle yhtä paljon kuin minulla oli vaikeuksia kuunnella. "Koko kehossani on niin paljon kipua, että tuntuu kuin joku olisi heittänyt minut seinää vasten. Valvon öisin niin tuskissani, että . . ." Jälleen hänen otsansa rypistyi ja hänen kasvonsa kiristyivät, kun hänen katseensa laskeutui maahan.

"Mitä, isä?"

Katse yhä maassa ja päätään hitaasti puolelta toiselle käännellen hän sanoi: "Tiedän, ettei kenenkään pojan pitäisi koskaan joutua kuulemaan tätä isältään, mutta kun minulla on näin paljon tuskaa, en rehellisesti sanottuna tiedä, haluanko edes elää aamuun asti."

Hänen sanansa upposivat sydämeeni kuin kivenlohkareet. Isäni oli aina ollut positiivinen ihminen. Hän puhui harvoin haasteistaan, ja jos hän joskus puhui, hän lisäsi niihin aina optimistisen kierteen - että asiat paranevat, tai että hänellä oli hyviä ihmisiä auttamassa häntä. En ollut koskaan ennen kuullut hänen lausuvan näin synkkää lausetta. Enkä pystynyt hallitsemaan tunteitani.

Isäni katsoi ylös, kun pyyhin pois poskilleni valuvat tuoreet kyyneleet. Hän kurottautui ylös ja laittoi oikean kätensä varovasti olkapäälleni.

Siskoni menettäminen varhaisessa lapsuudessa oli vaikuttanut niin suuresti, etten kestäisi isänikin menettämistä. Oletin aina, että hän olisi läsnä tulevissa häissäni ja lukisi tarinoita tuleville lapsilleni. Oli niin paljon kysymyksiä, joita en koskaan kysynyt häneltä, ja asioita, joita en koskaan tehnyt hänen kanssaan, koska oletin, että siihen olisi aikaa. Oliko mahdollista, että minulla oli enää muutama kallisarvoinen päivä jäljellä hänen kanssaan?

Ajatusteni harhaillessa, yritin keskittyä siihen, mikä oli tärkeintä tässä hetkessä. Ryhdistäydyin sen verran, että pystyin kysymään: "Miten voin auttaa sinua isä?".

"Kyllä, minä tarvitsen sinun apuasi, poika", hän sanoi. "Olet aina ollut vastuuntuntoinen, ja minun on kerrottava jollekin, missä tietoni, tilini ja salasanani ovat. Siinä tapauksessa, etten ole jonain aamuna enää elossa, en halua, että äitisi joutuu hoitamaan mitään sekaannuksia tai avoimia asioita."

Hän puhui harkitusti ja säilytti malttinsa, mutta oli selvää, että hän oli uupunut ja masentunut. Kun hän avasi työpöytänsä laatikon vetääkseen esiin kansiota, jossa oli hänen salasanansa, huomasin sen takana jotain muuta. Tavallisesti hänen pöytänsä päällä oli pino papereita. Hän keräsi materiaalia toteuttaakseen unelmansa kirjoittaa elämäntyöstään kirjan. Nyt paperit olivat pois siivotut, syrjään laitetut. Niiden paikalla pöydällä oli nyt kenkälaatikko täynnä erilaisia lääkepurkkeja.

"Poikani, tässä vaiheessa sinä olet ainoa, jolle kerron mitään, koska en halua muiden huolestuvan, mutta minun on saatava kaikki järjestykseen."

En halunnut hyväksyä sitä, että hän puhui elämänsä päättymisestä, mutta tiesin, että salasanojen tallentaminen antaisi hänelle mielenrauhan. Kuuntelin niin hyvin kuin pystyin.

Sitten aloin kysellä häneltä uudelleen. "Mitä hoitoa saat? Täytyyhän meidän voida tehdä jotain muuta, mikä auttaisi!"

"Minua hoitaa neljä korkeasti koulutettua lääkäriä, jotka yrittävät kaikkensa. Kaksi neljästä erikoislääkäristä kertoi minulle juuri tässä kuussa, etteivät he tiedä, mitä muuta he voisivat eteeni tehdä. He sanoivat, että he ovat kokeilleet kaikkea, minkä tietävät mutta nyt ideat ovat lopussa . Kahdella muullakaan ei ole paljoa toivoa."

Isäni oli kärsinyt jo vuosia, mutta koska hän ei koskaan valittanut, meillä ei ollut aavistustakaan, että tilanne oli näin paha. Hän oli seitsemänkymmentäyksi, mutta ollessaan kaksikymmentäviisi, hänellä oli diagnosoitu nivelreuma, johon hän oli saanut vahvoja lääkkeitä. Lääkkeiden sivuvaikutukset aiheuttivat muita vakavia ongelmia ja hänet lähetettiin muiden lääkäreiden luokse ja hänelle määrättiin lisää lääkkeitä. Nyt hän käytti kahtatoista lääkettä lukuisiin ongelmiin, kuten korkeaan kolesteroliin, korkeaan verenpaineeseen, rintakipuihin, jalkakipuihin, diabetekseen, uniongelmiin, ruoansulatuskanavan ongelmiin, sietämättömiin niveltulehduskipuihin, energianpuutteeseen, syvenevään masennukseen ja alkavasta dementiasta johtuvaan muistin heikkenemiseen. Hänen omalla äidillään oli vakava Alzheimerin tauti ja hän pelkäsi, että se oli kehittymässä myös hänelle. Kaiken lisäksi hänen sydämessään oli kaksi stenttiä ja oli puhuttu ohitusleikkauksesta.

Paremman ratkaisun puutteessa ja epätoivon tunteen vallitessa sanoin: "Isä, en ole kertonut sinulle paljonkaan Intian matkastani. Voinko kertoa enemmän siitä, mitä näin siellä?"

En ollut sanonut paljoakaan aikaisemmin, koska en tiennyt, miten itsekään ymmärtää sitä kaikkea. Mutta nyt kerroin isälleni kaikki tarinat, jotka muistin, kaikki ne asiat, jotka saattaisivat antaa hänelle toivoa siitä, että paraneminen oli mahdollista.

"Isä, haluan myös antaa sinulle isänpäivälahjan", sanoin ja hengitin syvään. "Haluan ostaa sinulle lentolipun tapaamaan Dr. Naramia, minne hän seuraavaksi matkustaakin."

Arvelin, että mahdollisuus tavata Dr. Naram toisi isälleni toivoa, mutta sen sijaan hän näytti entistä uupuneemmalta. Hänen kehossaan oli niin paljon kipua, että pelkkä ajatus lentämisestä uuvutti hänet. Mutta ennen kaikkea hän ei voinut kuvitella, että kukaan pelkkää hänen pulssiaan tunnustelemalla voisi auttaa häntä. Varsinkaan, kun laajamittaiset lääketieteelliset testit ja parhaiden lääkäreiden antama hoito eivät voineet sitä tehdä.

"Olen jo kokeillut vaihtoehtoisia hoitomuotoja", hän sanoi. "Olen kokeillut homeopatiaa, refleksologiaa, akupunktiota, kiinalaista lääketiedettä ja paljon muuta. Ne kaikki lupasivat hyviä tuloksia, mutta minun tapauksessani ne eivät koskaan tuottaneet kovinkaan paljoa helpotusta. Oikeasti, poikani, haluan vain, että muistat, missä salasanani ovat."

"Isä, luota minuun tässä. Voimmeko edes yrittää?" Tuntemani jännitys näkyi varmaan pyyntöni intensiteetistä.

"Tässä vaiheessa", hän sanoi pakotetun hymyillen, "hyvä uutinen on se, ettei minulla ainakaan ole mitään menetettävää."

Kalifornia

Takaisin enkelten kaupungissa

En todellakaan tiennyt, voisiko Dr. Naram auttaa isääni, mutta minulla ei ollut muuta vaihtoehtoa. Menin nettiin, löysin Dr. Naramin aikataulun, soitin puhelinnumeroon ja varasin isälleni ajan LA:n toimipisteeseen. En tuhlannut hetkeäkään.

Kun saavuimme paikalle, siellä oli jo väkeä odottamassa. Useita kymmeniä ihmisiä oli täyttämässä lomakkeita tai odottamassa, että heidän nimeään kutsuttaisiin. Isäni näytti väsyneeltä ja kalpealta matkan rasituksen ja kipujensa vuoksi. Sain kuulla, että odotusaika oli kolmesta kuuteen tuntia.

Paikalla oli jopa tavallista enemmän ihmisiä, koska Dr. Naram oli puhunut edellisenä päivänä eräässä tapahtumassa. Olin yllättynyt kuullessani muilta, että ollessaan lavalla hän sai kuuden minuutin seisaaltaan annetut suosionosoitukset. Odottaessamme isäni kanssa, aina silloin tällöin joku tuli ulos Dr. Naramin vastaanotolta ja lähestyi minua.

He kysyivät: "Oletteko te tohtori Clint?"

"Kyllä, mutta en ole lääkäri. Olen yliopistotutkija", selvitin.

"Dr. Naram pyysi minua kertomaan tarinani teille."

Kysyin heidän nimeään, ja puhuimme siitä, mikä toi heidät Dr. Naramin luo. Yllätyin jälleen kerran siitä, kuinka kaukaa ympäri maailman ihmiset matkustivat nähdäkseen hänet. Huomasin, kuinka huomattavan erilaisia ihmiset olivat edustaen melkein jokaista rotua, etnistä alkuperää, uskontoa ja sosioekonomista asemaa.

Isäni näytti liian väsyneeltä osallistuakseen keskusteluihin, joten johdatin heidät huoneen tai käytävän nurkkaan juttelemaan. Keskustelujen välissä palasin isäni luokse kertomaan, mitä olin saanut kuulla.

Eräs ensikertalainen kertoi, kuinka Dr. Naram kuvaili kaiken, mikä häntä vaivasi, ilman että hän oli sanonut sanaakaan. Tähän kuului myös kahden nikaman ongelman tunnistaminen. Hän näytti minulle lääkärinlausuntoja ja skannauksia, jotka vahvistivat sen, mitä Dr. Naram oli tunnistanut hänen pulssistaan. Toinen mies oli hämmästynyt siitä, miten Dr. Naram tiesi hänen diabeteksestaan ja sydämen tukoksesta vain tunnustelemalla hänen pulssiaan. Dr. Naram arvioi oikein, kymmenesosan tarkkuudella, mikä oli hänen verensokeritasonsa ja kuvaili tarkasti, kuinka tukkeutunut hänen valtimonsa oli. Eräs paikallinen hotellinomistaja kertoi minulle, että hänellä oli vaikea keliakia. Ennen Dr. Naramin tapaamista gluteenipitoisen ruoan syöminen aiheutti hänelle uskomattomia kipuja. "Nyt voin syödä kokonaisen pizzan ja juoda pari olutta ongelmitta."

Olin utelias tietämään, mikä sai kaikki nämä ihmiset - erityisesti amerikkalaiset - olemaan avoimia tälle vaihtoehtoiselle parantamismenetelmälle. Kysyin Dr. Giovannilta, jonka tiesin kouluttautuneen Dr. Naramin opissa jonkin aikaa Intiassa. Hän kyseenalaisti sanamuotoni ja sanoi, ettei hän tiennyt, miksi Dr. Naramin lähestymistapaa kutsuttiin "vaihtoehtoiseksi", koska se oli tuhansia vuosia vanhempi kuin länsimainen lääketiede. Hän sanoi, että jos jotakin niin sitä, mitä Dr. Naram ja muut perinteiset parantajat tekivät, pitäisi pitää alkuperäisenä ja länsimaista lääketiedettä vaihtoehtona. Hän piti parempana termiä "täydentävä hoito", koska näiden hoitomuotojen ei tarvitse olla ristiriidassa keskenään.

Puhuessani Dr. Giovannin kanssa näin isäni kääntyilevän tuolissaan ilmeisen epämukavasti.

Kuultuani tämän lääkärin luottavan Dr. Naramin menetelmään, uskouduin hänelle eräästä minua askarruttavasta ongelmasta. "Tiedän, että useimmille ihmisille Dr. Naram kuvaa tarkasti, mitä he tuntevat tunnusteltuaan heidän pulssiaan. Mutta olen myös puhunut sellaisten kanssa, jotka sanoivat, että häneltä jäi jotain tärkeää huomaamatta, kun hän tunnusteli heidän pulssiaan, ja he olivat pettyneitä. ”

”Kuinka monen ihmisen kanssa olet puhunut yhteensä?” hän kysyi minulta. ”Tähän mennessä, Intiassa ja täällä luultavasti noin sadan.”

”Ja kuinka moni näistä ihmisistä sanoi, että häneltä jäi jotain huomaamatta?”

”Miten muinaista parantamista voidaan kutsua 'vaihtoehtoiseksi', kun se on tuhansia vuosia vanhempi kuin länsimainen lääketiede?”. Jos joksikin, niin sitä voitaisiin kutsua ”täydentäväksi“ hoidoksi, koska näiden hoitomuotojen ei tarvitse olla lainkaan ristiriidassa.”

–Dr. Giovanni

Pohdittuani asiaa vastasin: ”Ehkä kaksi tai kolme.”

”Ensinnäkin, eikö olekin ihmeellistä, että hänen keskiarvonsa on niin korkea? Otoksesi mukaan hänellä on yhdeksänkymmenenseitsemän prosentin tarkkuus. Tämä lyhyessä ajassa ja niin monenlaisissa ongelmissa. Tiedätkö, että me länsimaisen lääketieteen lääkärit emme usein monipuolisten testienkään jälkeen pysty tunnistamaan ongelman lähdettä? Voimme esimerkiksi nähdä korkean verenpaineen mittaamalla sen, mutta vain noin 20 prosentissa tapauksista voimme tunnistaa syyn. Tämä tarkoittaa, että 80 prosentissa tapauksista teemme vain parhaan arviomme ja määräämme lääkkeitä sen hallitsemiseksi. Jos lääkkeet aiheuttavat liikaa sivuvaikutuksia, kokeilemme toista lääkettä, jotta näemme, toimiiko se paremmin. En väitä, että Dr. Naram olisi täydellinen tai ettei hän tekisi virheitä. Niin kyvykäs kuin hän onkin, hän on silti ihminen. Totean vain, että niiden tapausten prosenttiosuus, joissa hän onnistuu tunnistamaan ydinongelman oikein ja auttamaan ihmisiä parantumaan, kun he noudattavat hänen neuvojaan, on erittäin suuri.

”Ja vielä yksi asia, joka sinun tulisi tietää on se, että Dr. Naram käyttää erilaista paradigmaa ja sanastoa ongelmien kuvaamiseen kuin länsimainen lääketiede. Hänellä on ikivanha tapa ymmärtää ja luokitella sairauksia ja sitä, mitä hän kutsuisi epämukavuudeksi (dis-ease) sairauden (disease) sijasta. Muutamat ihmiset ovat vuosien varrella kysyneet myös minulta, miksi häneltä jäi jotain huomaamatta heidän pulssissaan. Kun palasin katsomaan Dr. Naramin muistiinpanoja, huomasin, että hän itse asiassa tunnisti ydinongelman oikein muinaisen parantavan tieteen näkemyksen mukaan, vaikka hän ei nimittänyt sairautta länsimaisen sanaston mukaan. Esimerkiksi hänen perinteessään ei ole ongelmaa nimeltä syöpä. Heidän näkemyksensä mukaan ongelma ei ole syöpä. Se, mitä me kutsumme syöväksi, he näkevät oireena syvemmästä epätasapainosta, jota he kutsuvat *tridoshaksi*. Ja nämä laajan kokemuksen omaavat mestariparantajat käyttävät tuon epätasapainon ratkaisemiseksi hienostuneita, aikojen myötä testattuja menetelmiä osoittaen, että epätasapaino ja sen oireet voivat hitaasti hävitä."

En täysin ymmärtänyt, mitä hän sanoi, joten kyselin lisää. Mutta enemmän kuin hänen vastauksensa, minun huoliani helpotti hänen luottamuksensa. Etsin mahdollisimman paljon vahvistusta sille, etten ollut hullu tuodessani isäni tänne. Joka kerta, kun kävelin takaisin istumaan isäni viereen, hän pakotti itsensä hymyilemään ennen kuin jatkoi kääntyilyä tuolissaan. Tällä kertaa toin hänelle vettä. Pidellen heikosti kuppia molemmilla käsillään hän joi sen kiitollisena.

Luokseni tuli vielä useita potilaita, jotka olivat syntyneet esimerkiksi Intiassa, Pakistanissa ja Bangladeshissa mutta asuivat nyt Yhdysvalloissa. Sen lisäksi, että kuulin heidän kokemuksensa Dr. Naramista, sain tietää paljon enemmän siitä, millaista heidän elämänsä oli. Eräs äiti kertoi minulle: "Mieheni ja minä tulimme Amerikkaan toivoen, että se hyödyttäisi lapsiamme. Sydämeni särkyi, kun lapseni menettivät kiinnostuksensa intialaista kulttuuriamme, uskoamme ja perinteitämme kohtaan. Sen sijaan heistä tuli riippuvaisia puhelimistaan ja tietokoneistaan ja he olivat enemmän kiinnostuneita ystävistään kuin koulusta." Hän pelkäsi, että hänen lapsensa rikkoisivat perinteitä eivätkä huolehtisi hänestä ja hänen aviomiehestään vanhuudessa.

Paikalla oli joukko Intiasta ja Pakistanista kotoisin olevia nuoria, jotka opiskelevat ja työskentelevät Kaliforniassa. Syystä tai toisesta he lopulta päätyivät Dr. Naramin luo pyytämään apua.

"Meidän kaltaisemme nuoret kamppailevat usein identiteetin kanssa", eräs nuori mies kertoi minulle, "emme tunne kuuluvamme kumpaankaan kulttuuriin." Vaikka he pääsivät Amerikan parhaisiin yliopistoihin, jotkut heistä olivat kiinnostuneita huumeista, alkoholista, seksistä ja ihmissuhteista, joita heidän vanhempansa eivät hyväksyneet. Tämä sai heidät tuntemaan itsensä etäisiksi perheistään. "Meillä on usein vaikeuksia löytää kunnollista työtä, meille annetaan alemman tason tehtäviä, ja meidän odotetaan työskentelevän kovemmin pienemmällä palkalla sekä vähemmällä kunnioituksella oleskelulupatilanteemme vuoksi."

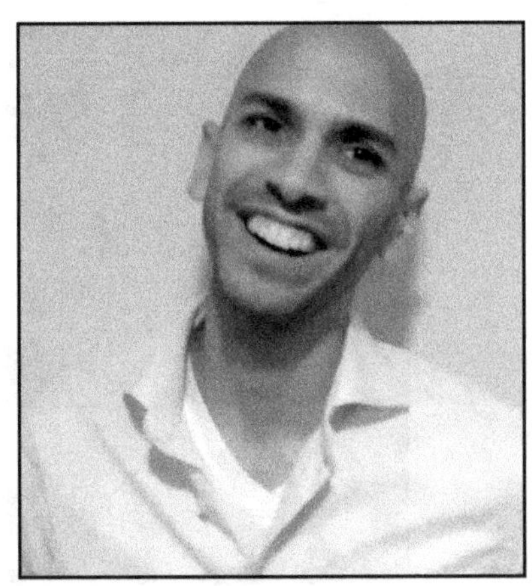

Samir, nuori bostonilainen asianajaja, joka voitti vitiligon

Olin surullinen kuullessani, että toisinaan työnantajat pyysivät nuorilta naisilta seksuaalisia palveluksia jotta he saisivat pitää työpaikan ja saisivat jäädä maahan.

Eräs naisopiskelija sanoi: "Olen stressaantunut koulun ja ihmissuhteiden takia ja syön ruokaa, joka ei ole minulle hyväksi. Minulla todettiin hormonaalinen epätasapaino ja lihoin paljon. Sitten minulle tuli aknea ja muita iho-ongelmia. Muutama vuosi sitten olin mallina lehdissä ja nyt en halua edes mennä ulos. Minulla ei ole hyvä olo itsestäni, ja pelkään, etten koskaan pääse naimisiin tällaisena. Turhaumassani olen alkanut paheksua vanhempiani ja perinteitä sen vuoksi että he painostavat minua olemaan täydellinen, vaikka en ole täydellinen." Hänen sanansa tekivät minuun vaikutuksen. Minäkin tunsin painetta olla täydellinen, vaikka tiesin, etten ollut sitä.

Sitten erään nuoren asianajajan tarina innoitti minua. Hänen vanhempansa olivat kotoisin Intiasta. He muuttivat Yhdysvaltoihin, kun hän oli nuori, joten hän ei tuntenut vahvaa yhteyttä Intiaan. Jollain tavalla hän itse asiassa halveksi

> *"Jos en olisi lähtenyt kokeilemaan sitä itse, en olisi uskonut muinaiseen parantamiseen.*
> *Mutta kunnioitukseni kulttuuriani ja perintöäni kohtaan ja sitä kohtaan, mistä olen kotoisin kasvoi entisestään."*
>
> –Samir

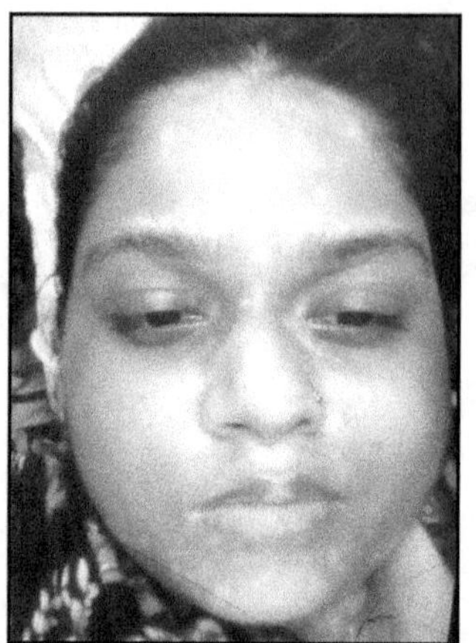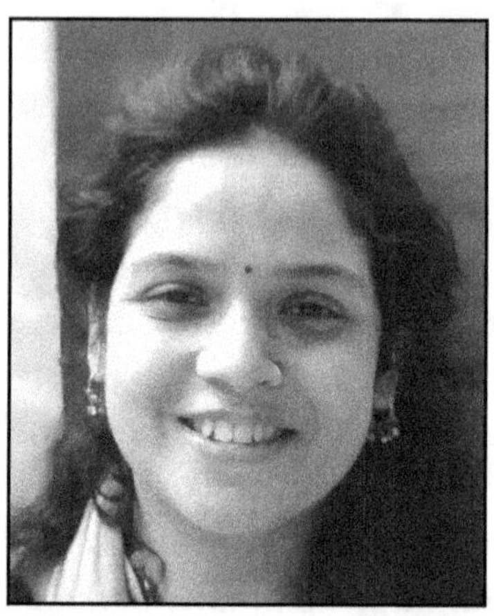

Vasen: Nainen, jolla on ollut vitiligo 10 vuotta. Oikealla: Kuukausia sen jälkeen, kun hän on noudattanut Dr. Naramin ruokavaliota ja ohjelmaa.

vanhempiensa kulttuuria. "Sitten, kun opiskelin lakia", hän sanoi, "minulle kehittyi vitiligo-ongelma, joka aiheuttaa valkoisia laikkuja iholle. Se levisi ensin käsivarsiini, sitten käsiin ja kasvoihin. Monet nuoret, joilla on tämä sairaus, kamppailevat itsetunnon kanssa ja pelkäävät, että se vaikuttaa heidän mahdollisuuksiin päästä naimisiin. Länsimaista hoitomuotoa, joka tarjoaisi parannuskeinoa ei ollut. Vaikutti siis epätodennäköiseltä, että Dr. Naram voisi auttaa." Mutta Samir yritti   silti. " Väri alkoi palata aluksi hitaasti ja kaksi vuotta myöhemmin kaikki valkoiset läiskät olivat poissa. Minun kaltaisiani intian-amerikkalaisia on paljon, jotka ovat kasvaneet enimmäkseen Amerikassa ja jotka eivät juurikaan kunnioita intialaista kulttuuriamme. Dr. Naramin menetelmät", hän sanoi, "ovat muuttaneet minua enemmän kuin yhdellä tavalla. Jos en olisi lähtenyt kokeilemaan sitä itse, en olisi uskonut siihen." Nähtyään, että ratkaisua ongelmaan ei löytynyt mistään länsimaisen lääketieteen keinoista, vaan että se tuli muinaisen parantavan tieteen intialaiselta asiantuntijalta, hän sanoi: "Kunnioitukseni kulttuuriani ja perintöäni kohtaan ja sitä kohtaan mistä olen kotoisin kasvoi entisestään."

Seuraavaksi luokseni käveli kaunis nuori muslimipariskunta. "Muutimme kotimaastamme Amerikkaan toivoen enemmän rauhaa ja mahdollisuuksia", aviomies kertoi minulle. "Saavuimme tänne vain huomataksemme, että monet ihmiset kohtelivat meitä huonosti, koska pelkäsivät meidän olevan terroristeja. Teimme kovasti töitä saadaksemme uusia ystäviä ja osoittaaksemme, että todellinen islam merkitsee rauhaa. Tulimme Amerikkaan toivoen voivamme perustaa perheen ja kasvattaa lapsia, mutta tämä unelma murskaantui." Lääkärit diagnosoivat nuorella miehellä atsoospermian, mikä tarkoitti, että hänen siittiöidensä määrä oli nolla.

"Yritimme kuusi vuotta", hän kertoi minulle. "Kävimme monilla erikoislääkäreillä ja käytimme lähes kahdeksankymmentätuhatta dollaria kaikenlaisiin keinoihin saada lapsi, mutta länsimaisella lääketieteellä ei ollut tarjota meille mitään ratkaisua". Se vei meiltä rahat ja uuvutti emotionaalisesti. Olimme murtuneita. Sitten tapasimme

Päiväkirjani merkintöjä

Kolme muinaista salaisuutta ihon hoitoon*

1) Marmaa Shakti - Paina ja vapauta 6 kertaa oikean käden nimettömän ylimmän nivelen molemmin puolin, useita kertoja päivässä.

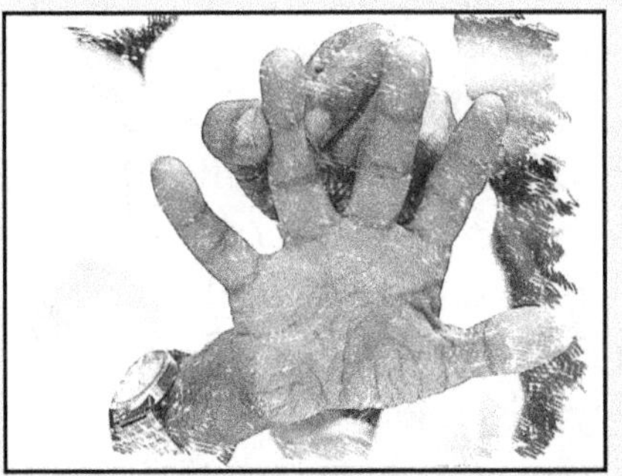

2) Yrttirohdot - Samir käytti voidetta ja ihoa vahvistavia yrttitabletteja, jotka sisälsivät mm. neemiä, kurkumaa, kookosöljyä, pyhää basilikaa ja mustapippuria.*

3) Ruokavalio - Syö vain gluteenitonta, maidotonta ja sokeritonta ruokaa

* Tiedot (mukaan lukien keskeiset ainesosat) tässä kirjassa mainituista yrttirohdoista ovat kirjan liitteessä. Bonusmateriaali: Lisää ohjeita ihonhoitoon löydät MyAncientSecrets.com-jäsenyyssivustolla.

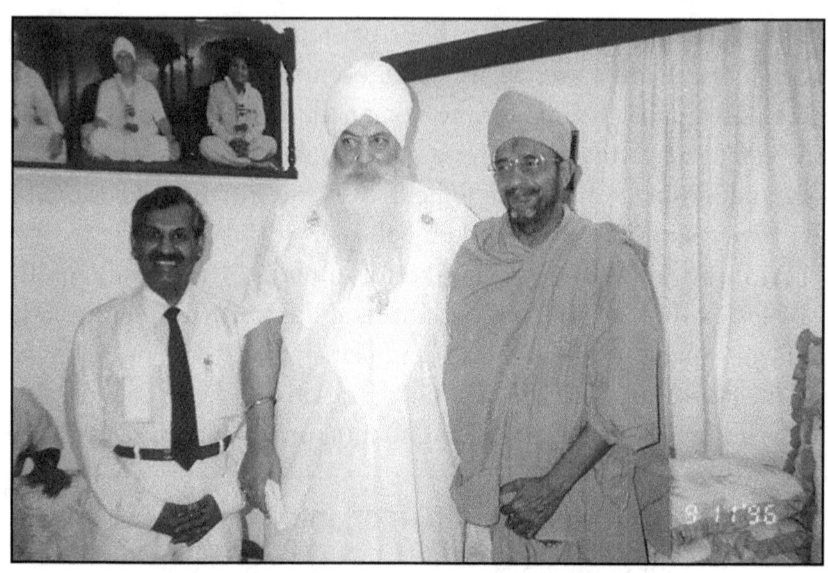

Dr. Naram ja Yogi Bhajan Singh ja S.H. Hariprasad Swamiji.

Dr. Naramin. Noudatimme täsmällisesti kaikkea, mitä hän neuvoi meitä tekemään syvemmän paranemisen saavuttamiseksi. Vuoden sisällä menin takaisin testeihin ja siittiöideni määrä oli viisi miljoonaa. Lääkärit sanoivat, että se oli ihme ja kyseenalaistivat, oliko ensimmäinen testi ollut oikea." Hän näytti minulle lääkärinlausunnot ennen ja jälkeen. "Kahden vuoden kuluessa vaimoni oli raskaana". Hänen äänensä murtui liikutuksesta hänen puhuessaan. "Tänään tulimme vain näyttämään Dr. Naramille vauvaamme ja kiittämään häntä." Huomatessaan kyyneleet, jotka valuivat hänen vaimonsa poskia pitkin, hän ojensi kätensä halatakseen tätä, hieroen hellästi tämän selkää ja he molemmat katselivat yhdessä heidän "ihme"-vauvaansa.

Gurcharan Singh -niminen sikhimies, jolla oli turbaani ja pitkä parta, liittyi seuraani. Hän kertoi olevansa mukana politiikassa Kalifornian Bakersfieldissä. Sain tietää, että sikhit ovat Amerikan väärinymmärretyimpiä ihmisiä. Tämä mies tunsi vahvasti, että Dr. Naram ymmärsi heitä. "Dr. Naram on auttanut minua, perhettäni ja ystäviäni voittamaan niin monia haasteita, kuten korkean kolesterolin, niveltulehduksen, diabeteksen, korkean verenpaineen ja hormonaalisen epätasapainon." Kiitokseksi hän sai Kalifornian Bakersfieldin pormestarin myöntämään Dr. Naramille palkinnon tämän tuesta ja panoksesta sikhiyhteisölle. "Tiesittekö, että yksi Dr. Naramin potilaista oli Yogi Bhajan Singh, ehkä maailman tunnetuin sikhi?" hän sanoi.

Olin hyvin kiinnostunut siitä, mitä Gurcharan ja muut sanoivat, koska halusin tietää, voisiko Dr. Naram todella auttaa isääni. Kun menin ensimmäisen kerran Intiaan, skeptisyyteni oli noin 80 prosenttia ja uteliaisuuteni 20 prosenttia. Nyt minulla oli riittävästi todisteita siitä, että useimmat ihmiset paranivat, mutta en tiennyt, missä määrin hoito tuotti pysyvää muutosta. En myöskään tiennyt, johtuiko paraneminen siitä, että Dr. Naram vain vakuutti heidät siitä, että he paranisivat, joten he paranivat. Tässä vaiheessa, nähtyäni ja kuultuani lukuisia vaikuttavia tapauksia, sanoisin, että skeptisyyteni oli sulanut noin 50 prosenttiin. Vaikka olin yhä varautunut, loput 50 prosenttia oli sekoitus lisääntyvää uteliaisuutta ja villiä toivoa siitä, että Dr. Naramin tapa parantaa ihmisiä oli toimiva, tai että se voisi auttaa ainakin isääni. Mutta vaikka olin toiveikkaampi jokaisen kuulemani kokemuksen myötä, kipu isäni kehossa paheni. Varasin huoneen hotellista ja vein isäni sinne lepäämään, kunnes hänen vuoronsa oli lähempänä.

Parantaja parantamisen tarpeessa

Kun palasin odotushuoneeseen, vanhempi mutta hyväkuntoinen parrakas herrasmies tuli luokseni. Hän esitteli itsensä lämpimällä, lujalla kädenpuristuksella: rabbi Stephen Robbins. Sen lisäksi, että hän oli rabbi ja kabbalisti - muinaisen juutalaisen hengellisen perinteen harjoittaja - hän oli myös kliininen psykologi. Hän oli mukana perustamassa Kalifornian juutalaisen uskonnon akatemiaa, joka oli länsirannikon ensimmäinen kirkkokuntien rajat ylittävä seminaari.

Monta vuotta sitten Stephenillä oli useita kuolemanrajakokemuksia, jotka johtuivat monista eri sairauksista. Ennen sairastumistaan hän oli terve ja urheilullinen ja pystyi nostamaan 130 kiloa. Sitten lihasdystrofia alkoi syödä hänen lihasmassaansa. Lääkärit antoivat hänelle valtavia annoksia kortisonia, joka aiheutti hirvittävän osteoporoosin.

Kaiken lisäksi hän sai influenssan, hänen keuhkonsa romahtivat kahdesti ja hän kuoli - kahdesti - ennen kuin hänet saatiin elvytettyä. Hänen useat terveyskriisinsä häiritsivät hänen hypotalamuksensa, aivolisäkkeensä ja koko sisäeritysjärjestelmänsä toimintaa siinä määrin, ettei hän itse tuottanut lainkaan testosteronia tai kasvuhormonia (HGH). Ilman niitä hänen solunsa eivät voineet uudistua.

"Tein kaikkeni, mutta mikään ei toiminut", Stephen selitti. "Lääkkeet ja hoidot hädin tuskin pitivät minua hengissä. Vuonna 2005 sain toisen keuhkotulehduksen, ja keuhkoni romahtivat jälleen."

Stephen vietti viikkoja sairaalassa ennen kuin hän pystyi hengittämään itsenäisesti. Juuri kun hän oli valmistautumassa lähtöön kotiin, hän sairastui vakavaan vyöruusuun, joka vaikutti hänen selkänsä välilevyihin. Vyöruusu vaikutti hänen vartalonsa oikean puolen hermoihin niin vakavasti, että hän eli koko ajan sietämättömässä kivussa. "Minulla oli hermokipua, joka tuntui salamalta edestä taakse ja takaa eteen, ihokipua, joka muistutti hapon tuntemista iholla, sekä lihaskipua, joka aiheutti kouristuksia, jotka vaikeuttivat toimintakykyä ja hengittämistä."

"Käytettyäni metadonia ja kipulääkkeitä seitsemän kuukauden ajan kuulostin idiootilta ja minusta tuntui, että voisin jäädä vihannekseksi loppuelämäni ajan. Lääkärit eivät tienneet, mitä tehdä."

Tilanne paheni, kunnes ystävä kehotti Stepheniä tapaamaan Dr. Naramia.

"Koko ajatus siitä, että ihminen voidaan diagnosoida muutamassa hetkessä, tuntuu järjenvastaiselta länsimaisessa mielessä. Olemme sitoutuneet verikokeiden, magneettikuvausten ja useiden lääkäreiden länsimaiseen paradigmaan. Dr. Naramin parantamismalli ei kuitenkaan perustu sairauteen vaan hyvinvointiin. Se on täysin erilainen lähestymistapa, jossa kehosi, mielesi ja henkesi voivat osallistua kanssasi syvempään paranemiseen."

Hän katsoi minua silmiin ja sanoi: "Olen ollut rabbi ja parantaja kuusitoistavuotiaasta lähtien, ja nyt kuusikymmentäyksi vuotiaana Dr. Naramin tapaaminen oli ensimmäinen kerta elämässäni, kun pystyin täysin päästämään irti ja luovuttamaan itseni muiden käsiin parannettavaksi. Se oli syvällinen hetki."

Kuuntelin tarkkaaviasesti ja mietin, miten hänen kokemuksensa voisi liittyä isäni kokemukseen. Stephen saapui Intiaan Dr. Naramin klinikalle pyörätuolissa, heikkona ja epätoivoisena. Hänen oli tuotava mukanaan synteettistä kasvuhormonia pysyäkseen hengissä ja hän oli neuvonut isäntäväelleen, että se oli säilytettävä kylmässä. Tilannetta pahensi se, että hänen isäntänsä tuhosi vahingossa koko annoksen laittamalla sen pakastimeen. Stephen oli täysin murtunut. Hän soitti amerikkalaisille lääkäreilleen löytääkseen ratkaisun tilanteeseensa, mutta he eivät voineet tehdä mitään. Hän kääntyi Dr. Naramin puoleen.

Dr. Naram valmisti muinaisen perinteensä ohjeiden mukaisen erityisen seoksen parantavia yrttejä kasvuhormonin uudistamiseksi ja testosteronitasojen palauttamiseksi.

"Minulla ei ollut muuta vaihtoehtoa, joten noudatin hänen ohjeitaan täsmällisesti. Ensimmäisen viikon lopussa nousin jo pyörätuolista ja tunsin itseni päivä päivältä yhä vahvemmaksi. Kolmannella viikolla otin verikokeen nähdäkseni, mitä oli tapahtumassa. Ja silloin näin sen, mitä pidän ihmeiden ihmeenä. Kaiken tuon trauman jälkeen uudet verikokeet osoittivat jotain ihmeellistä. Ensimmäistä kertaa vuosiin kehoni tuotti omaa ihmisen kasvuhormonia - ja vieläpä tasoilla, jotka vastasivat minua paljon nuorempien ihmisten tasoja!

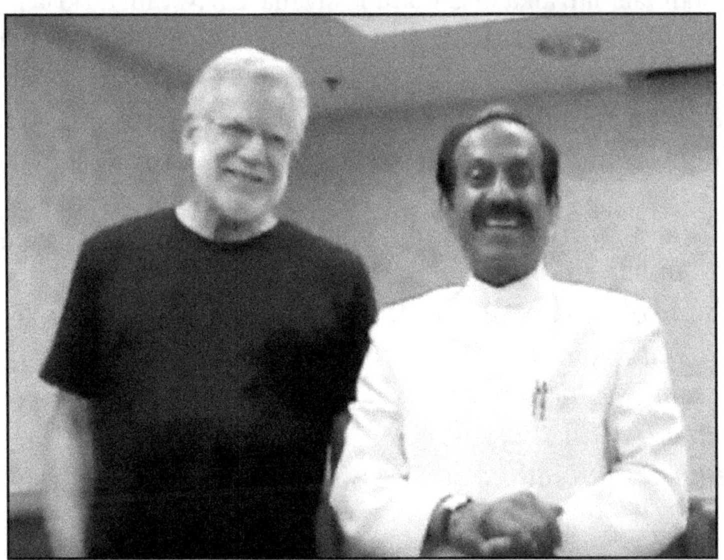

Rabbi Stephen Robbins ja Dr. Naram.

Ennen käytin myös synteettistä testosteronia, mutta nyt kehoni tuottaa taas testosteronia itse. Kilpirauhaseni on melko pitkälti palautunut normaaliksi. Haimani on, luojan kiitos, normaali. Parantavat yrtit tukevat kateenkorvaa ja immuunijärjestelmääni ja ne toimivat hyvin.

"Paraneminen jatkui, ja kun nousin koneesta, vaimoni ei tunnistanut minua. Olin laihtunut yli kolmetoista kiloa ja olin vahvempi. Hän sanoi, että näytin samalta kuin silloin, kun tapasimme ensimmäisen kerran kolmekymmentä vuotta sitten. Hiukseni olivat myös tummemmat ja paksummat. Se oli uskomatonta."

Sittemmin rabbi oli palannut kuntosalille. Todistaakseen asian hän veti paitansa hihan olkapäähän asti ja taivutti nyt vankkaa hauista. En voinut olla hymyilemättä hänen kanssaan. En koskaan unohda kuvaa ilahtuneesta rabbista, joka näytti minulle taivutettua hauistaan lapsenomainen ilo silmissään.

Mietin, miten voisin kuvailla hänen paranemiskokemustaan isälleni, ja kysyin Stepheniltä: "Miten selität tämän ihmisille, jotka eivät ymmärrä sitä, ja jotka saattavat ajatella, että kokemuksesi kuulostaa mahdottomalta."

"Totuuden löytämiseen on useita keinoja", hän vastasi. "Ei ole olemassa 'huonoa lääkettä', mutta on olemassa väärää lääkettä, jota käytetään väärään aikaan ja väärällä tavalla. Dr. Naram tarjoaa parantavaa tukea tavalla, joka auttaa kehoa, mieltä ja henkeä parantumaan syvemmin. Monet Dr. Naramin kaavoista ovat "anti-aging"-kaavoja vanhenemista vastaan, vaikka vihaankin käyttää tätä termiä. Kyse on pikemminkin nuoruutta ylläpitävästä vaikutuksesta. Kokemukseni mukaan parantavat yrtit auttavat kehoa tuottamaan ja polttamaan energiaa terveellä tavalla, hajottavan sijaan. Elinvoima ja energia, jota tunnen niiden käytön seurauksena, on hämmästyttävää."

Hän päätti puheenvuoronsa näihin koskettaviin sanoihin: "Siddha-Vedan viisaus on syvällistä, eikä vain siksi, että se on

> *"Siddha-Vedan viisaus on syvällinen, huomioiden ihmisen kokonaisrakenteen; ei sitä, mitä voimme selittää tieteellisesti länsimaisin termein, vaan sitä, mitä ymmärretään muinaisen tieteen mukaisesti."*
> —Rabbi Robbins

Päiväkirjani merkintöjä

Kolme muinaista parantamisen salaisuutta miesten terveiden hormonitasojen (esim. kasvuhormonin tai testosteronin)* tukemiseksi*

1) Kasviperäiset yrttivalmisteet - Stephen otti joitakin yrttitabletteja, jotka on valmistettu tukemaan tervettä hormonaalista toimintaa. Ne sisälsivät mm. seesaminsiemeniä, tribulusta eli okarennokkia, intialaista guduchia, ashwagandajuurta, intialaista kudzun juurakkoa ja mucuna pruriens (samettipavun) siemeniä.*

2) Marmaa Shakti - Paina pistettä vasemmassa kyynärvarressa, neljä sormea ranteesta alaspäin pikkurillin puolella 6 kertaa, useita kertoja päivässä.

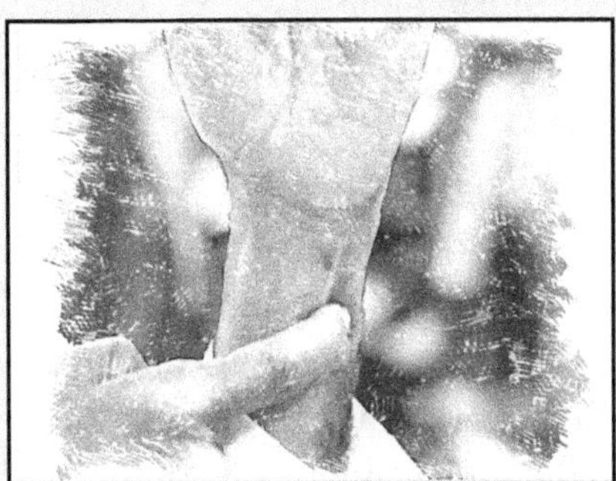

3) Kotirohto - Dr. Naramin Maharajan salainen kotirohto: Sekoita yhteen ja nauti aamulla ensimmäiseksi kolme yön yli liotettua ja kuorittua mantelia, kolme taatelia, kolmen, yön yli liotetun kardemummapalon siemenet, 3 tl jauhettua fenkolia, 1/4 tl Brahmijauhetta, 1/4 tl Ashwagandajauhetta, 1/2 tl Kauchajauhetta, 1/2 tl Shatavarijauhetta ja 1 tl Lehmän Gheetä.

4) Ruokavalio – Dr. Naram suosittelee välttämään hapanta ja fermentoitua ruokaa.

* Tiedot tässä kirjassa mainituista yrttirohdoista (mukaan lukien keskeiset ainesosat) ovat kirjan liitteessä. Bonusmateriaali: Lisää ohjeita miehen terveyteen ja viriliteetin ylläpitämiseen löydät ilmaiselta MyAncientSecrets.com -jäsenyyssivustolta.

ikivanha. Pelkästään se, että jokin on vanhaa, ei tarkoita, että se on totta tai viisasta. Tunnen joitakin vanhoja ihmisiä, jotka ovat hyvin typeriä, ja on olemassa tiettyjä vanhoja uskonnollisia uskomuksia, jotka ovat hyvin tuhoisia. Mutta Siddha-Vedassa on syvää viisautta, joka huomioi ihmisen kokonaisrakenteen; ei sen perusteella, mitä me nyt selitämme länsimaisin tieteellisin termein, vaan mitä ymmärretään muinaisen tieteen mukaisesti. Periaatteet ovat todella tehokkaita syvempään paranemiseen, ja ne ovat vuosituhansien kokemuksen ja käytännön tulosta."

Kaikki eivät olleet tyytyväisiä

Kiitettyäni rabbi Robbinsia menin takaisin odotushuoneeseen katsomaan, oliko isäni vuoro jo lähempänä, ja siellä oli sekasorto. Eräs mies huusi: "En halua odottaa!". Miehen äänen noustessa myös jännitys huoneessa nousi. "Tiedättekö, kuka minä olen?" hän kysyi. "Olen yksi ensimmäisistä Forbesin tunnustamista intialaisista; olen lahjoittanut miljoonia UCLA:n lääketieteelliselle tiedekunnalle. En halua odottaa."

Muut vuoroaan odottavat ihmiset eivät halunneet päästää häntä edelleen vain koska hän oli rikas ja äänekäs, mutta välttääkseen lisähämmennystä hoitajat ujuttivat hänet mahdollisimman nopeasti Dr. Naramin luo. Dr. Naram kertoi minulle myöhemmin, mitä tapahtui.

Dr. Naram kertoi miehelle hänen pulssiaan luettuaan hänen terveysongelmistaan, joista turhauttavin oli jäätynyt olkapää, joka aiheutti voimakasta kipua. Mies oli kokeillut kaikkia mahdollisia muita hoitoja ja parannuskeinoja tuloksetta. Vaikka hän tuki arvostettua lääketieteellistä koulua suurilla summilla, lääkärit eivät voineet auttaa häntä. Hän alkoi menettää toivonsa, että voisi koskaan saada kätensä täyttä toimintakykyä takaisin.

Dr. Naram vakuutti hänelle, että lääke oli olemassa, ja kysyi häneltä suoraan: "Kysymys kuuluu, minkä hinnan olet valmis maksamaan?".

Mies ei ollut yllättynyt. Hän veti terveellä kädellään esiin shekkivihkonsa ja allekirjoitti tyhjän shekin. "Olen jo käyttänyt niin paljon rahaa parhaaseen lääketieteelliseen hoitoon tuloksetta. Jos korjaatte tämän, voitte nimetä hintanne. Paljonko haluatte? Kymmenentuhatta, kaksikymmentätuhatta, viisikymmentätuhatta?"

Dr. Naram hymyili ja sanoi rauhallisesti: "Kaikella on hintansa; joskus maksamme rahalla, joskus maksamme ajalla tai ponnis-teluilla. Tätä ette voi maksaa rahalla. Kysymykseni teille on, minkä hinnan olette valmis maksamaan?"

"Minkä hinnan olette valmis maksamaan?"

–Dr. Naram

Mies näytti hämmentyneeltä. "Sanoin jo, että jos korjaat sen, mak-san sinulle mitä tahansa. Mitä tahansa se vaatiikin. Maksan minkä hinnan tahansa!"

Dr. Naram katsoi häntä suoraan ja sanoi: "Hyvä. Jos teette mitä tahansa, niin … odotatteko te?"

"Mitä tarkoitat?"

"Se on hinta, jonka joudutte tänään maksamaan, Dr. Naram selitti. "Sanoitte, että olette valmis tekemään mitä tahansa, maksamaan minkä tahansa hinnan; nyt minä kysyn teiltä, odotatteko?"

Mies suostui epäröiden, mutta halusi vielä lisää selvennystä. Dr. Naram sanoi: "Tänään minä haluan, että odotatte..." Hän pysähtyi miettimään ja sanoi sitten: "...kuusi tuntia."

"Voinko mennä huoneeseeni nukkumaan ja tulla sitten takaisin?" mies kysyi.

"Toki, menkää odottamaan kuusi tuntia ja tulkaa sitten takaisin. Sitten katsotaan, voinko auttaa teitä."

Mies poistui Dr. Naramin toimistosta paljon rauhallisempana mutta hämmentyneenä.

Muutamaa hetkeä myöhemmin kuului isäni nimi. He sanoivat, että hänen vuoronsa oli melkein tullut, joten menin nopeasti hakemaan häntä.

Kuusi pitkää minuuttia

Isäni käveli arasti kanssani hotellihuoneesta käytävää pitkin kon-ferenssialueelle ja Dr. Naramin ovelle. Odottaessamme siinä, hän myönsi, ettei tiennyt, miten hän voisi alkaa selittää Dr. Naramille kaikkea sitä, mitä hän koki. Koko päivän hän katseli, kuinka ihmiset menivät Dr. Naramin toimistoon ja sieltä ulos vietettyään siellä vain viisi tai kuusi minuuttia. Isä näytti minulle paperiarkkia, jossa oli luettelo hänen lääkkeistään ja sanoi: "En pysty edes lukemaan tätä koko listaa niin lyhyessä ajassa."

Olin lähettänyt Dr. Naramille viestin, että olin tuomassa isääni, mutta en kertonut mitään hänen tilastaan. Ehkä testasin häntä. Vaikka olin jo kuullut ja nähnyt monia hämmästyttäviä tapauksia, osa minusta ihmetteli silti: *Oliko tämä huijausta?*

Katselin, kun isäni käveli hitaasti huoneeseen, hieman kyyristyneenä ja selvästi tuskissaan. Dr. Naram toivotti hänet tervetulleeksi hymyillen ja minä jäin levottomana odottamaan ulkopuolelle.

Vaikka se tuntui ikuisuudelta, vain noin kuusi minuuttia myöhemmin ovi avautui ja yllätyin näkemästäni. Isäni näytti erilaiselta ja käveli eri tavalla. Hän piti päätään pystyssä, seisoi ryhdikkäämmin, ihmettelevä katse silmissään.

"Mistä hän tiesi?" isäni kysyi. "Se oli todella hämmästyttävää."

"Mitä tapahtui? Mitä hän tiesi?" kysyin.

"Minun ei tarvinnut sanoa hänelle mitään. Dr. Naram laittoi sormensa ranteelleni ja kuvasi minuuteissa tilanteeni lyhyemmin ja tarkemmin kuin minä koskaan pystyisin. Vaikka minulla olisi neljä lääkäriä samassa huoneessa puhumassa tapauksestani, mitä ei koskaan tapahdu, he eivät olisi voineet kuvata kokemaani yhtä tarkasti kuin Dr. Naram juuri teki."

Kuuntelin, enkä tiennyt, mitä sanoa tai miten käsitellä tunteitani.

Isäni sanoi: "Hän kysyi ammatistanikin. Hän vaikutti aidosti kiinnostuneelta ja sanoi, että se on tärkeää työtä, joka minun on tehtävä ja jonka vuoksi minun on elettävä. Koko juttu oli hyvin rohkaisevaa! En tiedä vielä, mitä siitä pitäisi ajatella, mutta nyt kai se jää nähtäväksi." Hän katseli ympärilleen ja kysyi: "Mitä teen seuraavaksi?"

Olin hämmästynyt nähdessäni sen myönteisen vaikutuksen, joka täydellisellä ymmärretyksi tulemisella oli isääni. Hän oli paremmalla tuulella ja alkoi jopa uskoa, että hän voisi parantua. Hänen näkemisensä tässä toivon tilassa sai minut pidättämään hengitystäni. Yritin peitellä sitä, mutta muutuin hetkessä hermostuneesta haltioituneeksi ja taas takaisin hermostuneeksi.

Ironista kyllä, juuri kun isäni alkoi olla toiveikas, minä epäröin. *Johdinko isääni harhaan ja annoinko hänelle väärää toivoa? Oliko Dr. Naramilla todella ratkaisu hänelle? Teinkö isälleni mikä oli hänelle parasta, vai tuhlasinko hänen elämänsä viimeiset päivät olemattoman parannuskeinon jahtaamiseen?*

Omat muistiinpanosi

Syventääksesi lukemaasi, varaa muutama minuutti vastataksesi itsellesi seuraaviin kysymyksiin:

Minkä hinnan olet valmis maksamaan saavuttaaksesi sen mitä haluat (aikaa, energiaa, ponnisteluja, rahaa, kurinalaisuutta jne.)?

____

____

____

____

Miksi sinun kannattaa maksaa tämä hinta?

____

____

____

____

Mitä muita ajatuksia, kysymyksiä tai oivalluksia tämä luku herätti sinussa?

____

____

____

____

LUKU 8

Nuoruuden Lähde

Nuoruuden lähde on olemassa: se on mielesi, lahjakkuutesi ja luovuutesi, jonka tuot omaan elämääsi ja rakastamiesi ihmisten elämään. Kun opit hyödyntämään tätä lähdettä, olet todella voittanut ikääntymisen.

–Sophia Loren

Los Angeles, Kalifornia

Kun isäni oli mennyt hotellihuoneeseen lepäämään, Dr. Naramin avustaja tuli luokseni ja sanoi: "Dr. Naram haluaisi puhua kanssasi. Onko sinulla pari minuuttia aikaa?"

Dr. Naram tervehti minua hymyillen. "No, mitä kuuluu?" hän kysyi kulho mungpapukeittoa edessään.

Kiitin häntä siitä, että hän ymmärsi isääni niin hyvin ja toivosta, jota se hänelle antoi. Halusin myös ilmaista huoleni, mutta Dr. Naram ehti jatkaa, ennen kuin ehdin sanoa mitään: "Isäsi on hämmästyttävä, eikö vain? Hän on erittäin hyvä mies ja siksi ymmärrän, mistä sinun piirteesi ovat peräisin. Hänellä on tärkeä tehtävä lasten parissa, ja uskon, että voimme auttaa häntä. Hänellä on tässä elämässä vielä tehtävä loppuun suoritettavana."

Kysyin häneltä suoraan: "Uskotko, että hänellä on toivoa? Kerro minulle totuus."

"Totuus on mielestäni se, että isälläsi on kaksi vaihtoehtoa. Hän voi jatkaa entiseen tapaan ja elää vielä muutaman kuukauden tuskissaan, ennen kuin hän kuolee. Tai hän voi muuttaa kurssiaan käyttämällä Siddha-Vedan kuutta syvemmän paranemisen avainta. Näin tehden hän voisi elää vielä monta vuotta sopeutumiskykyisenä, energisenä ja läsnäolevana. Kumman valitset mieluummin?"

"Tietenkin toisen vaihtoehdon. Mutta miten?" Kysyin yllättyneenä Dr. Naramin varmuudesta isäni ennusteen suhteen.

"Muistatko, miten tapasin mestarini?" Dr. Naram kysyi.

"Miten voisin unohtaa?"

"Kuinka monta päivää mestarini käski minun tulla huomenna?"

"Sata päivää."

"Niin, sata päivää tai kolme kuukautta. Noina kolmena kuukautena en vain istunut siellä hänen huoneensa ulkopuolella. Tein tutkimusta, kuten sinä teet nyt. Puhuin potilaiden kanssa heidän ongelmistaan. Näin ihmisten kärsivän kroonisesta diabeteksesta, niveltulehduksesta, sydänongelmista, munuaisongelmista, osteoporoosista, erilaisista syövistä, maksaongelmista ja monista muista sairauksista. Puhuin ihmisille, jotka palasivat takaisin kuukausien tai vuosien kuluttua. He olivat tehneet mitä Baba Ramdas käski heidän tehdä, ja näkivät suuria muutoksia itsessään, jotka olivat suoraa seurausta syvemmästä paranemisesta. Muistatko, kuinka vanha mestarini oli?"

Ennen kuin ehdin vastata, hän sanoi: "Sataviisitoista vuotta! Olin äärimmäisen uteliaskuulemaan, mitä hän teki toisin kuin muut, joten käytin viimeiset kolmekymmentäkuusi vuotta oppiakseni mestarini salaisuudet ja käyttääkseni niitä ihmisten auttamiseen. Haluaisitko tietää, mikä hänen mukaansa on nuoruuden lähteen salaisuus?" Nyökkäsin. Kukapa ei haluaisi tietää?

Hitaasti hän jatkoi: "En ole aivan varma, miksi jaan tämän kanssasi, Clint, mutta minusta tuntuu, että ehkä sinä vielä autat monia muita."

En tiennyt, miten vastata siihen. Olin vähällä jo uskoa häntä ja kaikkea, mitä hän sanoi, kun mieleeni häivähti huoli, että ehkä lopulta huomaisinkin hänen olevan huijari, joka käyttää epätoivoisten tilannetta hyväkseen. Mitä lähemmäs pääsin häntä ja mitä enemmän aloin välittää, sitä varovaisempi minusta jollakin tapaa tuli. Jos hän oli huijari, joutuisinko lopulta heivaamaan hänen "klinikkansa" lopullisesti? Sen sijaan, että auttaisin häntä mainostamaan ikivanhaa parantamismenetelmäänsä, päätyisinkö lopulta suojelemaan muita ihmisiä häneltä?

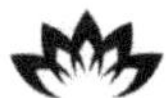

Nuorena pysymisen muinainen salaisuus

Dr. Naramin kasvoilta heijastui syvä sisäinen rauha ja luottamus, kun hän katsoi minua suoraan silmiin. Hän kertoi minulle, että näiden salaisuuksien avulla kuka tahansa voi kokea elinvoimaista terveyttä, rajatonta energiaa ja mielenrauhaa missä iässä tahansa. Hän sanoi: "Ensinnäkin sinulla on oltava selkeä käsitys siitä, mitä 'nuoruus' on. Vasta sitten voit ymmärtää nuorena pysymisen salaisuuden."

Jatkaessaan Dr. Naram otti esiin kuvia näyttääkseen minulle.

"Tässä on kuva rakkaasta Babajista, yhdestä mestarini veljistä. Hän asuu Himalajalla - ja on 139 vuotta nuori."

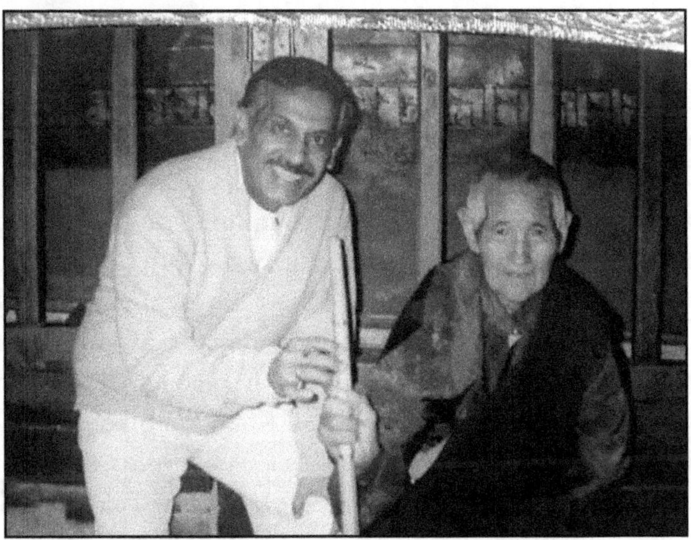

Dr. Naram 139-vuotiaan rakastetun mestarin kanssa Himalajalla.

Hän otti esiin toisen valokuvan. "Tässä on Sadanand Gogoi, josta tuli Mr. India kuusikymmentäviisi vuotta nuorena! Tässä on hänen kehonsa nyt, seitsemänkymmenen vuoden iässä."

Tuijotin lihaksikasta vartaloa, joka näytti kuuluvan jollekin nelikymppiselle.

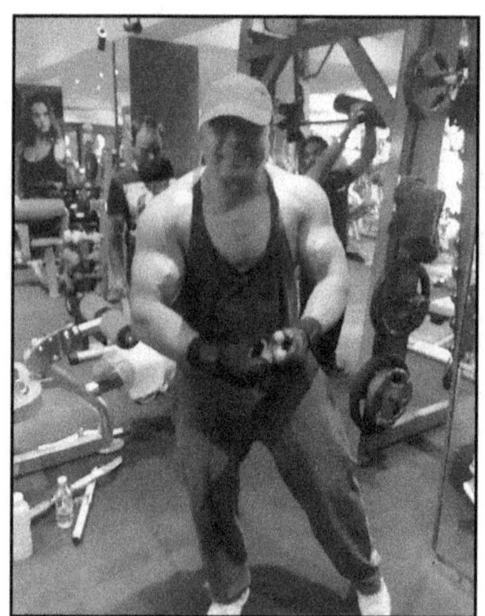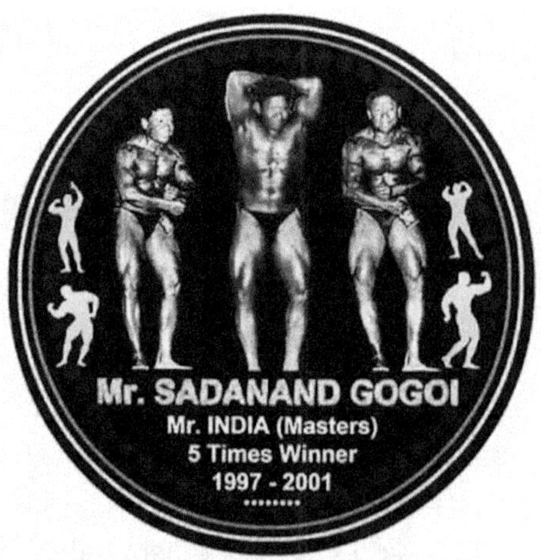

Sadanand Gogoi 75-vuotiaana, viisinkertainen Mr. India -voittaja.

Dr. Naram sanoi: "Hän käyttää muinaisia salaisuuksia kehon, lihasten ja mielen rakentamiseen vahingoittamatta munuaisiaan. Voitettuaan Mr. India -kilpailun, tämän miehen unelma on kilpailla Mr. Universum tittelistä!".

Dr. Naram katseli lempeästi toista kuvaa ja kertoi minulle Kusum Atitista, joka oli nyt kahdeksankymmentäkuusi vuotta "nuori". Hän oli yksi Dr. Naramin ensimmäisistä potilaista. Kun tämä tuli hänen luokseen 56-vuotiaana, hän ei pystynyt kävelemään, hänellä oli korkea verenpaine, osteoporoosi ja niveltulehdus, ja hän suunnitteli lonkkanivelleikkausta. "Mitä luulet, että hänelle tapahtui, kun hän alkoi käyttää nuoruuden salaisuuksia?" Kohautin olkapäitäni.

"Nainen, joka ei ennen osannut edes kävellä, voitti ensimmäisen palkinnon Bombayn tanssikilpailussa!" hän sanoi riemuiten. "Olin ihmeissäni. Tunsin sellaista iloa, jota et voi kuvitella!"

Hän näytti minulle toisen kuvan mestaristaan. "Tämä oli silloin,

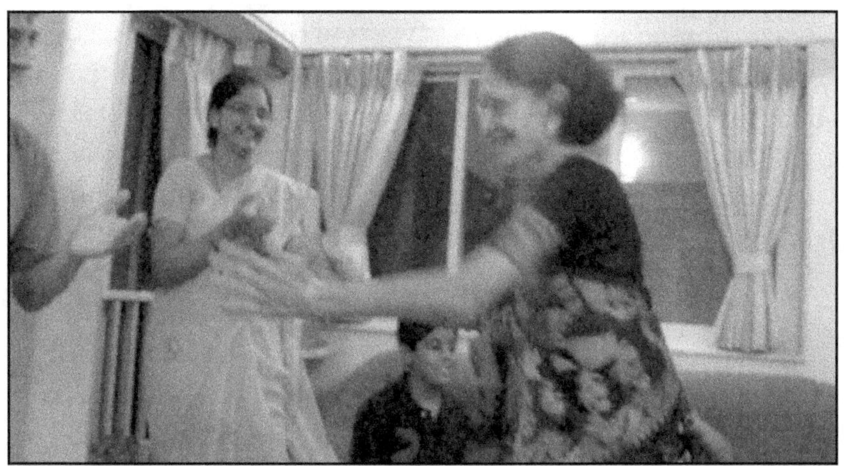

Kusum, 86, tanssii ilosta parannuttuaan niveltulehduksesta.

kun hän oli 115-vuotias, ja minä sain kymmenen siunattua vuotta hänen kanssaan ennen kuin hän jätti ruumiinsa. Hän kuoli 125-vuotiaana. Koulutukseni aikana hän jakoi kanssani salaisuuksia, viisauksia, suuria oivalluksia ja totuuksia. Nyt salli minun jakaa ne sinun kanssasi."

Hän kysyi minulta: "Mitä 'nuoruus' merkitsee sinulle, Clint? Mistä tiedät, onko ihminen nuori vai vanha?" Tarjosin joitakin ideoita: "Ehkä siitä, miltä he näyttävät? Heidän mielentilansa? Ihon tai hiusten laatu?"

Dr. Naram hymyili: "Mestarini sanoi, että ihminen voi olla kaksikymmentä vuotta vanha tai sata vuotta nuori. Miten ihminen voi olla vanha kaksikymppisenä ja toinen nuori satavuotiaana?"

"Miten?"

"Kaikki riippuu *mukautumiskyvystä*", hän sanoi. "Joku voi olla kaksikymmentä vuotiaana vanha, jos hän on

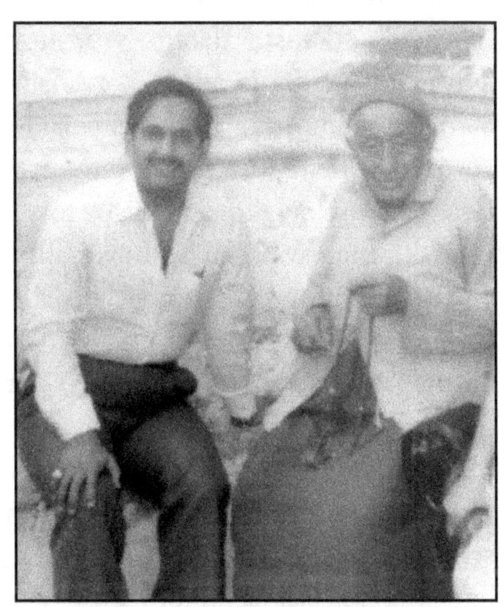

Dr. Naram rakkaan mestarinsa ja opettajansa Baba Ramdasin kanssa.

"Nuoruus on missä tahansa iässä saavutettavissa oleva tila ihmiselle, joka on fyysisesti joustava, henkisesti valpas ja oppimishaluinen ja emotionaalisesti täynnä rakkautta."

–Baba Ramdas
(Dr. Naramin mestari)

fyysisesti jäykkä, henkisesti itsepäinen ja emotionaalisesti kuiva. Tai ihminen voi olla sata vuotta nuori, jos hän on fyysisesti joustava, mieleltään valpas ja oppimishaluinen ja emotionaalisesti täynnä rakkautta. Mielenkiintoista, eikö vain?"

Pysähdyin miettimään sitä. "Nuoruudessa on siis kyse joustavuudesta - mielessä, kehossa ja tunteissa?"

Hän sanoi: "Kyllä, Clint, juuri niin! Näin perinteessäni ymmärrämme nuoruuden."

Tarvitsin selvennystä. " Siis nuoruuden salaisuus missä iässä tahansa on oppia olemaan joustava?"

Hän nyökkäsi ja lisäsi, että nuoruus on mahdollista missä iässä tahansa, jos elämäntapasi on sopusoinnussa sisäisen luonteesi kanssa. "'Nuoret' ihmiset ovat täynnä toivoa. 'Vanhat' ihmiset menettävät toivonsa. Jos katsot uutisia, ne kertovat pelosta, katastrofeista, 'tulossa olevasta vaikeasta ajasta'. Niin monet ihmiset projisoivat tulevaisuuteen hirvittäviä asioita, ja se saa heidät ahdistumaan. Heidän elämänkokemuksensa tekevät heistä usein haavoittuneita, pelokkaita ja sulkeutuneita kun sydän on murtunut. Nuorena oleminen missä iässä tahansa on sitä, että pysyy toiveikkaana tulevaisuuden, itsen ja ihmiskunnan suhteen. Näin voi olla 'nuori' jopa 115-vuotiaana."

Sitten Dr. Naram sanoi: "Mestarini opettamien muinaisten parantavien salaisuuksien perimmäinen tarkoitus on tämä: Ensiksikin se auttaa ihmisiä säilyttämään tai parantamaan kehon, mielen, tunteiden ja sielun terveyttä ja joustavuutta. Muinaiset työkalut tarjoavat mahdollisuuden kokea syvempää paranemista sekä nuorekkuutta missä iässä tahansa. Toiseksi, tämä muutos antaa ihmisille energiaa selvittää, mitä he eniten elämässään haluavat. He oppivat elämään harmoniassa sisäisen luonteensa ja elämän tarkoituksen kanssa."

"Jos se on määritelmäsi nuoruudesta", kysyin, "en vieläkään ymmärrä, miten joku voi elää niin korkeaan ikään."

”Useimmat voivat elää yli sata vuotta, jos haluavat. Tarvitset vain Siddha-Vedan syvemmän paranemisen kuusi avainta.” ”Mitkä ovat nuo kuusi avainta?” kysyin.

Hän sanoi: ”Olet jo nähnyt joitakin avaimia toiminnassa. Katsotaanpa, kuinka monta osaat tunnistaa.”

”Luulen, että yhden täytyy olla kotirohdot. Kuten sipulirenkaat, jotka lievittävät päänsärkyäni. Salaisuus on siinä, että mikä tahansa voi olla lääke tai myrkky, jos sitä osaa käyttää.”

”Kyllä, oikein hyvä, Clint! Ja muistatko salaisen kotirohdon, jolla saat rajattomasti energiaa missä iässä tahansa, jonka annoin sinulle haastattelumme aikana?”

Päiväkirjani merkintöjä

Dr. Naramin salainen Super Energia -resepti*

Kotirohto—

1) Liota näitä ainesosia yön yli vedessä:

> Manteleita 3 kpl
> Kardemumman 3 palkoa (tai noin 30 siementä)
> Fenkolinsiemeniä 3 tl.

2) Aamulla lisää:

> 3 taatelia (ja halutessasi 3 aprikoosia, 3 viikunaa),
> 1/4 tl kanelia
> 1/4 tl brahmijauhetta
> 1/4 tl Ashwaganda-jauhetta
> 1 tl lehmän gheetä
> 2 sahramin oksaa

3) Kuori ja hävitä mantelin kuoret ja kardemumman kuoret (käytä siemenet).

4) Sekoita tai jauha kaikki ainekset yhteen kuuman veden kanssa ja nauti.

* Bonusmateriaali: Katso valmistusohjevideo ilmaisella MyAncientSecrets. com-jäsenyyssivustolla.

"En muista." Dr. Naram antoi minulle jälleen reseptin "Superenergiajuomaan", jota hänen mestarinsa käytti tunteakseen itsensä nuoreksi 115-vuotiaana. Tällä kertaa otin sen vakavammin.

"Liittyykö toinen avain yrttirohtoihin?"

"Kyllä", hän vastasi. "Mestarini opetti minulle syvempää paranemista edistäviä salaisuuksia yrttien kasvattamisesta, korjaamisesta, valmistamisesta ja sekoittamisesta muinaisten prosessien mukaisesti. Siten niistä tulee parantavia yrttejä."

Kun hän puhui parantavista yrteistä, mietin kotona laatikossa pölyttyviä tabletteja, jotka olin laittanut pois vain kahden päivän käytön jälkeen. Painoin mieleeni, että minun oli opittava niistä lisää.

"Marma on Siddha-Vedan kolmas väline", hän sanoi. Kirjoitin sen ylös, vaikka en vieläkään ollut aivan varma, mikä se oli tai miten se toimi.

"Mitkä ovat ne kolme muuta?" kysyin.

"Kerron niistä myöhemmin. Minun on nähtävä loputkin tuolla odottavat ihmiset. Tulisitko tänä iltana, kun olen lopettanut vastaanotot, kokeilemaan itse marmaa-istuntoa?"

Suostuin ja vein sitten isäni lentokentälle.

Kun olimme astumassa sisään lentokentälle, halasin isääni. Olimme molemmat varovaisen toiveikkaita tulevaisuuden suhteen. Hän oli päättänyt tehdä kaiken, mitä Dr. Naram ehdotti - ruokavalion, yrtit, kaiken. Yksi suositus kuitenkin pelotti häntä. Dr. Naram kutsui hänet Intiaan syvempiin hoitoihin, joita kutsutaan *panchakarmaksi*.

Ennen kuin isäni käveli sisään, hän kysyi: "Haluatko tietää todellisen syyn, miksi tulin kanssasi LA:iin?".

Kohautin olkapäitäni. "Etkö tullut tapaamaan Dr. Naramia?"

"Ei", hän pudisti päätään. "En uskonut, että hän pystyisi auttamaan minua. Tulin tänne, koska olin huolissani siitä, mihin olet sotkeutumassa."

Hän halasi minua tiukasti, katsoi sitten syvälle silmiini ja sanoi: "Katsotaan tästä eteenpäin.... mutta mitä tahansa tapahtuukin, toivon, että tiedät, kuinka paljon rakastan sinua."

Omat muistiinpanosi

Syventääksesi lukemaasi, varaa muutama minuutti vastataksesi itsellesi seuraaviin kysymyksiin:

Mitä "nuoruus" merkitsee sinulle? Mitä tarkoittaa itsensä tunteminen nuoreksi missä iässä tahansa?

____

____

____

____

Jos "nuoruudessa" on kyse "joustavuudesta", millä alueilla elämässäsi voisit olla joustavampi?

____

____

____

____

Mitä muita ajatuksia, kysymyksiä tai oivalluksia tämä luku herätti sinussa?

____

____

____

____

LUKU 9

Muinaisesta Tieteestä Nousevia Modernin Lääketieteen Ihmeitä

On vain kaksi tapaa elää elämää. Ensimmäinen on kuin mikään ei olisi ihmeellistä. Toinen on kuin kaikki olisi ihmeellistä .

–Albert Einstein

Kun olin saattanut isäni, palasin hotelliin Dr. Naramin marmaa-istuntoa varten. Olin iloinen nähdessäni, että Dr. Giovanni oli myös paikalla. Vaikka kello oli jo yli puolenyön, Dr. Naram astui huoneeseen virkeän elinvoimaisena. Jos en olisi ollut paikalla koko päivän, en olisi ikinä arvannut, että hän oli vastaanottanut sinä päivänä yli sata ihmistä. Hän näytti siltä kuin olisi vasta aloittamassa.

Tervehdittyään useita ihmisiä hän käveli huoneen keskelle ja kysyi: "Kuinka monelle teistä tämä on ensimmäinen kokemus marmaasta?".

Lähes kaikki nostivat kätensä.

"No niin, siis mikä on marma? Se on ikivanha syvemmän muodonmuutoksen tekniikka, joka toimii kaikilla kehon, mielen, tunteiden ja hengen tasoilla."

Dr. Naram sanoi, että voimme lukea enemmän tästä parantamisen lähestymistavasta Mahabharatasta, joka on yksi tärkeimmistä

"Tällä muinaisella tekniikalla ei ole mitään tekemistä uskonnon kanssa. Sähkön lailla, se vain toimii, riippumatta uskonnostasi tai vakaumuksestasi. Se on universaalia."

–Dr. Naram

muinaisen Intian eeppisistä sanskritinkielisistä teksteistä. Kirjoitukset kertovat suuresta sodasta, joka ei ollut nykyisten konfliktien kaltainen. Tässä sodassa oli säännöt. Se alkoi ja päättyi tiettyyn aikaan päivästä. Kuten sotilaan dharma tai velvollisuus oli taistella, oli Dr. Naramin perinteeseen kuuluvien parantajien dharma olla parantaja. He eivät välittäneet siitä, oliko sotilas hyvä vai huono sotilas - he auttoivat ihmisiä riippumatta siitä, keitä he olivat ja millä puolella he taistelivat.

"Perinteeni parantajilla ei ollut vihollisia, aivan kuten meillä ei ole uskontoakaan. Meidän 'uskontomme' on yksinkertaisesti ihmiskunnan auttaminen."

Hän kuvaili, kuinka nämä mestarit menivät joka päivä taistelujen päätyttyä taistelukentälle katsomaan kuka ei pystynyt kävelemään, keneen nuolet olivat osuneet tai kuka oli pudonnut norsun selästä ja murtanut luun. Usein he auttoivat käyttämällä marmaa, tuhansia vuosia vanhaa tekniikkaa, joka toi välitöntä helpotusta.

"Nykyään ei ole Mahabharata-taisteluja, mutta minun tehtäväni on saattaa sinut kuntoon, jotta voit täyttää velvollisuutesi elämässäsi, mikä tahansa se onkaan."

Dr. Naram selitti, että ymmärtääksemme tätä tehokasta muinaista tekniikkaa, meidän on tiedettävä, ettei sillä ole mitään tekemistä uskonnon kanssa. "Ajattele sitä sähkönä", hän sanoi. "Kun sytytät valot, ne vain toimivat, uskonnosta tai vakaumuksesta riippumatta. Valot eivät välitä siitä, oletko muslimi, kristitty, hindu vai ateisti. Parantamistraditioni avaimet ovat myös universaaleja. Parantava marmaa voi auttaa ketä tahansa, jolla on kroonisia ja akuutteja haasteita, kuten selkäkipua, jäykkyyttä, niskakipua, jäätynyt olkapää, puristuneita hermoja, iskiaskipua, nilkkakipua, polvikipua tai jopa liikuntakyvyttömyyttä.

"Usko tai älä", hän sanoi, "parissa minuutissa marmaa stimuloi herkkiä energiapisteitä ja alkaa vapauttaa tukosta.

Alat saada tuloksia ja tunnet vähemmän tai ei mitään kipua. Kuinka monella teistä on kipua?" Useimmat huoneessa olevat nostivat kätensä.

> *"Saat eniten hyötyä muinaisista parantamismenetelmistä, kun ensin selvität 'mitä haluat'."*
> —Dr. Naram

"Opetan teille joitakin marmaa -hoitoja joita voitte tehdä kotona. Joitain marmaa -hoitoja vain minä tai joku, jonka olen kouluttanut voi tehdä sinulle. Se, mikä saattaa ensisilmäyksellä näyttää taikuudelta, on tiedettä. Hyötyäkseen tästä tuhansia vuosia vanhasta prosessista on tiedettävä mitä haluaa. Mitä haluat - keholtasi, mieleltäsi, tunteiltasi, elämältäsi? Mutta entä jos et tiedä, mitä haluat?" Hän piti tauon, kun jotkut yleisöstä pudistelivat päätään.

"No, jos et tiedä, tässä on marmaa, jonka avulla voit selvittää mitä haluat. Sulje silmäsi. Kuvittele valkoinen kehys oikean silmäsi päälle. Paina sitten oikean etusormesi kärkeä kuusi kertaa. Kysy sitten itseltäsi: 'Mitä minä haluan?' ja katso, mikä kuva ilmestyy valkoiseen kehykseesi."

Kuvasin videolle, kun Dr. Naram esitteli toimenpidettä. Olin skeptinen, enkä uskonut, että pisteen painallus sormessa antaisi minulle selvyyttä mihinkään. Mutta kun oletin, ettei kukaan katsonut, painoin pistettä sormessani siltä varalta, että siitä olisi apua. En huomannut, että minulle olisi tapahtunut mitään muuta kuin että puristin sormeani.

"Useimmat teistä tekevät sen väärin. Aina kun teet marmaata, istu voima-asennossa - molemmat jalat tukevasti maassa ja selkä suorana."

Istuin kyyristyneenä jalat ristissä, joten suoristin selkäni ja laitoin jalat maahan. Dr. Naram odotti, kunnes kaikki olivat tässä asennossa ja jatkoi sitten: "Tämä on hyvin tärkeä asia. 'Halun' teissä täytyy olla positiivinen ankkuri. Se ei voi olla sitä, mitä ette halua tai mitä vältätte. Annan teille hyvin voimallisen esimerkin."

Unelmista totta

"Äitini ei pystynyt kävelemään. Hänellä oli niveltulehdus, osteoporoosi ja nivelrappeuma", Dr. Naram kertoi. "Koska hän ei pystynyt kävelemään, hänen täytyi hoitaa tarpeensa sängyssä ollessaan. Siitä on kolmekymmentä vuotta. Olin valmis olemaan hyvä intialainen poika, jäämään kotiin pesemään ja ruokkimaan hänet joka päivä. Mutta hän ei halunnut, että kuluttaisimme elämämme sillä tavalla."

"Päätin käyttää hänen hyväkseen muinaisia menetelmiä, Dr. Naram jatkoi. "Päätin, että jos en pystynyt auttamaan niillä edes omaa äitiäni, mitä hyötyä niistä oli?"

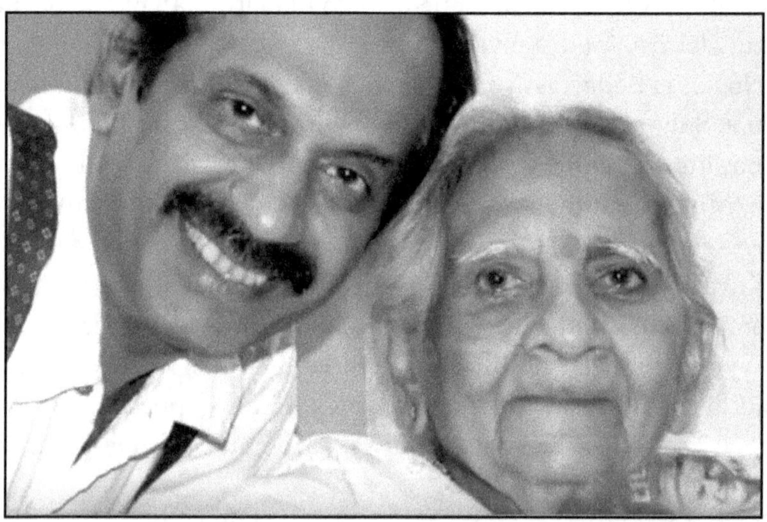

Dr. Naram rakkaan äitinsä kanssa.

"Kerron teille mahtavan salaisuuden, jonka mestarini opetti minulle. Elämäsi laatu riippuu kysymystesi laadusta. Useimmat meistä esittävät vääriä kysymyksiä. Minulla oli tapana kysyä: 'Miksi olen lihava?'. Mestarini sanoi: 'Kauhea kysymys, Dr. Naram'. Keskityin siihen, mistä en pitänyt. Hän sanoi minulle, että hyvät kysymykset keskittyvät siihen, mitä haluaa, eikä siihen, mitä ei halua. Niinpä painoin pistettä äitini sormessa ja kysyin: "Äiti, mitä sinä haluat?".

"Hän vastasi: 'En halua kipua'. Negatiivisesti muotoiltu 'halu' ei toimi hyvin."

"Elämäsi laatu riippuu kysymystesi laadusta."
–Dr. Naram

Dr. Naram osoitti päätään ja sanoi: "On olemassa jotain, joka tunnetaan nimellä tietoinen mieli" ja sitten osoittaen sydäntään: "Sitten on tiedostamaton mieli." Osoittaen jonnekin päänsä yläpuolelle hän sanoi: "Ja sitten on olemassa tietoisuutta kaiken sen yläpuolella."

"Tämä korkeampi tietoisuus voi opastaa teitä, jos osaatte käyttää sitä. Saat vastauksen kysymykseen, kun avaat selkeän kanavan. Marmaa on hoitomuoto, jolla stimuloidaan ja saadaan käyttöön kaikki tietoisuuden voimat. Ja yksi salaisuuksista on keskittyä positiiviseen kuvaan siitä, mitä haluaa, sen sijaan että keskittyy negatiiviseen kuvaan siitä, mitä ei halua."

Kun Dr. Naram painoi marmaa -pistettä uudelleen äitinsä sormessa ja muotoili kysymyksen uudelleen: "Äiti, jos tietäisit, että kipua ei olisi, mitä tekisit?"

Hän sanoi: "Minä kävelisin."

Dr. Naram selitti, että sinun on luotava tulevaisuus ja päästettävä irti menneisyydestä. Tämä on yksi tärkeistä periaatteista - luominen, tulevaisuuden näkeminen, menneisyyden jättäminen taakse ja samalla nykyhetken pitäminen mielessä. Dr. Naramin äidin todellisuus sillä hetkellä oli se, että hän ei pystynyt kävelemään. Hänellä oli niveltulehdus ja osteoporoosi ja jopa erikoislääkärit sanoivat, ettei hän pysty kävelemään. Dr. Naram sanoi jälleen: "Mutta tärkeintä oli, mitä hän halusi".

Dr. Naram kertoi meille, että kun hänen äitinsä sai kiinni myönteisestä asiasta, jonka hän voisi kuvitella, hän pyysi äitiä sulkemaan silmänsä. Hän painoi toista marmaa -pistettä syvemmällä hänen sormessaan ja kysyi: " Jos tietäisit, että voisit taas kävellä, minne haluaisit mennä?"

Hän vastasi: "Haluaisin mennä Himalajalle."

"Keskity siihen, mitä haluat, älä siihen, mitä et halua."
–Dr. Naram

Joka kerta, kun äiti vastasi, Dr. Naram sanoi: "Oikein hyvä", ja taputti marmaa -pistettä hänen sydämensä lähellä kuusi kertaa. Hän pyysi äitiä kuvittelemaan valkoisen kehyksen oikean silmänsä eteen, ja kysyi: "Voitko nähdä itsesi kävelemässä Himalajalla?".

Äiti nyökkäsi myöntävästi ja hän vastasi "Oikein hyvä" taputtaen taas äidin sydäntä. Siinä vaiheessa Dr. Naramin isä, joka oli katsomassa, suuttui. "Mitä hölynpölyä! Oletko sinä hullu? Miksi annat äidillesi väärää toivoa? Äitisi ei pysty kävelemään. Tiedät sen. Miksi puhut Himalajasta? Unohda Himalaja. Hän ei pysty kävelemään edes vessaan. Hän tarvitsee polvi- ja lonkkaleikkaukset, ja sinä puhut hölynpölyä Himalajasta. Hän ei pysty kävelemään! Etkö voi ymmärtää tätä?" hän huusi.

Dr. Naram jatkoi: "Sanoin isälleni: 'Tärkeää on se, mitä vaimosi, minun äitini, haluaa. Ei se, mitä sinä luulet hänen haluavan!' Isäni oli hyvin ankara mies ja tämä oli ensimmäinen kerta, kun nousin häntä vastaan.

"Isäni vastasi: 'Hän on idiootti; hän ei tiedä, mitä haluaa. Hän ei tiedä, ettei hän voi kävellä.'"

Se oli liikaa Dr. Naramille. Hän katsoi suoraan isäänsä ja sanoi niin tiukasti, että se olisi pysäyttänyt tiikerinkin jäljilleen: "Ulos. Hän valitsee tämän. Kyse on hänen elämästään ja hänen valinnastaan."

Niinpä hänen isänsä nosti kätensä ilmaan ja poistui huoneesta.

Dr. Naram sanoi: "Isäni oli vihainen minulle, koska hän uskoi minun huijaavan äitiäni antamalla hänelle väärää toivoa."

Vaikka en sanonut sitä ääneen, ymmärsin Dr. Naramin isän epäilyt. Mietin, toteutuisiko isäni uusi toivo positiivisina tuloksina vai tulisiko siitä vain yksi pettymys lisää.

Dr. Naram kuvaili miten hän laati äidilleen suunnitelman. Hän konsultoi mestariaan siitä, mitkä syvemmän parantamisen salaisuudet voisivat auttaa äitiä kävelemään uudelleen. Hänen mestarinsa sanoi hänelle: "On kaksi asiaa, jotka on otettava huomioon: yksi on tämä päivä ja toinen on tulevaisuus. On tärkeää tarkastella sitä, mitä tänään tapahtuu, mutta ei antaa sen estää sinua uskomasta tai näkemästä, miten asiat voisivat olla toisin ja paremmin tulevaisuudessa. Älkää juuttuko siihen todellisuuteen, jonka havaitsette tänään. Tuhannen kilometrin

Päiväkirjani merkintöjä

Dr. Naramin terveiden, joustavien nivelten salainen resepti*

1) Kotirohto -Sekoita seuraavat ainesosat ja ota aamuisin tyhjään vatsaan: sarviapilajauhe ½ tl, kurkumajauhe ½ tl, kanelijauhe ¼ tl, inkiväärijauhe ½ tl, Ghee 1 tl.

2) Marmaa Shakti - Laske 4 sormenleveyttä alaspäin vasemman kämmenen keskisormen ja nimettömän välistä ja paina tätä pistettä 6 kertaa useita kertoja päivässä.

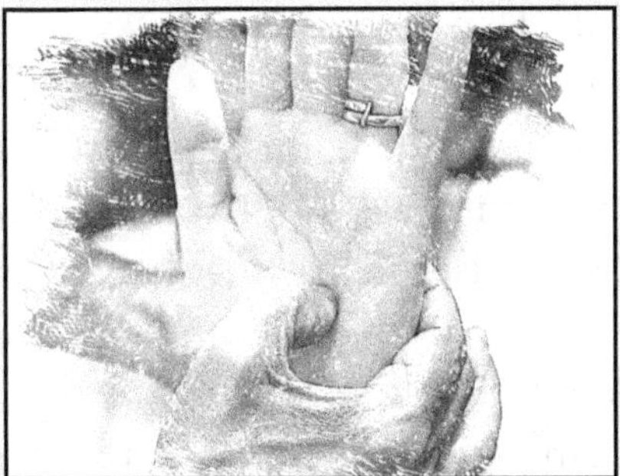

3) Yrttirohto - Dr. Naramin äiti käytti voidetta ja otti tabletteja, jotka sisälsivät mm. Siipipuun kuorta, intialaista frankinsensia , siveyden-puun lehtiä, inkivääriä ja guggul-pihkaa.*

* Bonusmateriaali: Löydät lisää muinaisia salaisuuksia nivelten hoitoon ilmaiselta MyAncientSecrets.com -jäsenyyssivustolta.

matka alkaa yhdestä askeleesta. Ota siis se ensimmäinen askel, sitten toinen ja niin edelleen. Ja pian saatat yllättyä siitä, mihin päädyt."

Useiden vuosien ajan Dr. Naramin äiti otti tiettyjä yrttejä, muutti ruokavaliotaan ja painoi marmaa -pisteitä säännöllisesti samalla kun hän visualisoi unelmaansa.

Sitten eräänä päivänä, kun he olivat työskennelleet vuosia yhdessä kurinalaisesti hänen syvemmän paranemissuunnitelmansa parissa, Dr. Naram sai äidiltään puhelun. "Pankaj, minä tein sen! Olen täällä Himalajalla, olen todella täällä."

Hän pääsi temppeliin, jossa hän halusi käydä, ja leiriytyi yhdelle huipuista. "Vaikka hän oli vuodepotilaana kuusikymmentäseitsemänvuotiaana, nyt kahdeksankymmentäkaksivuotiaana hän patikoi Himalajalla", Dr. Naram sanoi. "Kun muut ratsastivat hevosilla tai vahvat miehet kantoivat heitä 'balkien' päällä, hän käveli. Hän kantoi kädessään yhtä pientä vesipulloa ja muut, paljon nuoremmat, ohittivat hänet hevosilla kysyen: 'Millainen saita poika sinulla on, kun ei anna rahaa hevoseen, jolla voit ratsastaa, vanha naisparka?'. Jos poikasi ei hanki sinulle hevosta, me voimme maksaa puolestasi.'"

Hän sanoi: "Ei, poikani voi kyllä ostaa minulle hevosen, mutta minä valitsen kävellä. Hän on hieno poika, koska hän antoi minulle kävelemisen lahjan."

"Se oli yksi elämäni onnellisimmista päivistä." Dr. Naram säteili silmät kosteina ja hymyili leveästi: "Hän sanoi minulle: 'Olet siunattu, Pankaj. Jaa nämä muinaiset salaisuudet kaikkien kanssa, jotta voit auttaa muita kaltaisiani.'" Kaikki huoneessa taputtivat. "Äitini siunaus merkitsi minulle kaikkea."

Hänen kertoessaan tarinaa ajattelin isäni tilaa ja sitä, mikä hänelle voisi olla mahdollista. Ajattelin myös äitiäni. Rakastin häntä, mutta en ymmärtänyt häntä. Tämä aiheutti joskus ristiriitoja. Dr. Naramin tarinaa kuunnellessani mietin:

Mitä äitini halusi eniten elämässään? Minkä unelman hän haluaisi toteutuvan?

Ja mitä isäni haluaisi eniten, jos hän joskus paranisi? Mikä oli hänen unelmansa?

Dr. Naram hymyili leveästi ja sanoi: "Mestarini opetti minulle korvaamattoman salaisuuden - että kaikki naiset ovat älykkäitä ja kaikki miehet idiootteja, minä mukaan lukien." Hän nauroi. "Tiedättekö, mitä *shakti* on? Shakti on jumalallinen feminiininen luova voima. Mestarini opetti minulle muinaisia salaisuuksia joiden avulla kuka tahansa nainen voi kehittää sisäistä shaktiaan. Mies on älykäs, kun hän kunnioittaa naista ja silloin shakti tulee myös häneen. Tämä palauttaa meidät siihen, mitä *sinä* haluat."

Dr. Naram palasi huoneen keskelle ja kävi kaikkien kanssa läpi ne vaiheet, jotka hän oli käynyt läpi äitinsä kanssa, jotta hekin saisivat selkeän näkemyksen siitä, mitä haluavat.

"Mutta miten tämä toimii?" joku kysyi. Mietin samaa.

Dr. Naram hymyili ja vastasi: "Hyvä kysymys. Meidät kaikki on ohjelmoitu, tietoisesti tai tiedostamatta. Vanhempamme ovat ohjelmoineet alitajuntamme: miten ajatella, miten puhua, mitä tehdä. Meidät on ohjelmoitu myös koulussa, yhteiskunnassa, sanomalehtien ja nyt internettien toimesta. Kysymys kuuluu, voimmeko ohjelmoida itsemme uudelleen saavuttaaksemme hyvän terveyden, hyvän elinvoiman, hyvät ihmissuhteet, hyvän taloudellisen vapauden? Vastaus on kyllä. Marmaa on tekniikka, joka auttaa meitä ohjelmoimaan itsemme uudelleen linjautuaksemme todellisen tarkoituksemme mukaisesti. Et vain poista kipua, vaan voit saavuttaa kaiken, mitä haluat saavuttaa."

Onko se todella totta?

Onko menneisyyteni ohjelmoinut minut uskomaan tai toimimaan tietyllä tavalla?

Jos näin on, onko tämä ohjelmointi ristiriidassa elämäni tarkoituksen kanssa?

Dr. Naram sanoi: "Kun tiedostat mitä haluat, se siirtyy tietoisesta mielestä tiedostamattomaan ja sitten korkeimpaan tietoisuuteen . Silloin luominen tapahtuu. Se on voimakkaampaa kuin mitä voitte kuvitella. Olen tehnyt sen nyt yli miljoona kertaa. Tämä on työni, missioni, intohimoni. Osaan vain muutamia asioita, ja teen ne erittäin hyvin. Marmaa on yksi niistä. Ja yksi marmaan mahtavista käyttötavoista on auttaa sinua löytämään, mitä haluat."

Sitten hän piti tauon kuin lisätäkseen jotain tärkeää. "Voin auttaa poistamaan tukoksia, mutta sinun on visualisoitava mitä haluat, millaisia tuloksia haluat nähdä elämässäsi, tulevaisuutesi. Tämä työ sinun on tehtävä itse. Olen tavallaan kuin kätilö. Autan sinua synnyttämään, mutta sinä synnytät. Kuka haluaisi olla ensimmäinen?"

Päiväkirjani merkintöjä

Dr. Naramin Marmaa Shakti "Mitä minä haluan"
-kysymyksen selvittämiseksi*

1) Sulje silmäsi ja kuvittele valkoinen kehys oikean silmäsi eteen.

2) Paina oikean käden etusormen ylintä osaa 6 kertaa ja kysy itseltäsi:
"Mitä minä haluan?"

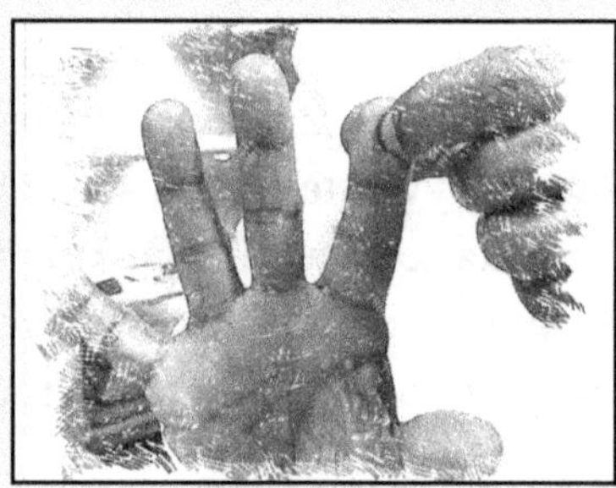

3) Anna kaikkien ajatusten, tunteiden tai mielikuvien nousta mieleesi.
Kirjoita ne ylös. Taputa rintakehäsi vasenta puolta oikean käden
avoimella kämmenellä 6 kertaa ja sano: "Oikein hyvä."

4) Paina oikean käden etusormen keskiosaa 6 kertaa ja kysy itseltäsi
"Mitä teen, kun saan haluamani?"

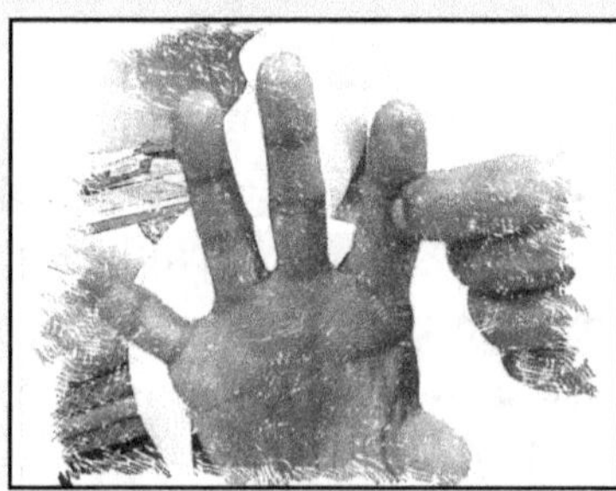

5) Anna kaikkien ajatusten, tunteiden ja mielikuvien nousta mieleesi.
Kirjoita ne ylös.

6) Taputa rintakehäsi vasenta puolta oikean käden avoimella käm-
menellä 6 kertaa ja sano: "Oikein hyvä"

*Bonusmateriaali: Katso video demonstraatio prosessista ilmaisella MyAncientSe-
crets.com-jäsensivustolla. (Lisää tästä prosessista on luvussa 14.)

Et saa vanhaa vaimoasi takaisin

Monet kädet nousivat, ja Dr. Naram valitsi Teresan, pyörätuolissa istuvan kanadalaisen naisen. Olin tavannut hänet ja hänen miehensä Vernin aiemmin samana päivänä, ja he vaikuttivat minusta hyvin epätodennäköiseltä parilta. Teresa oli äärimmäisen herttainen ja älykäs. Vern näytti siltä, että hänen kuuluisi olla metsästys- tai kalastuslehden kannessa, eikä vaihtoehtoisen hoitolaitoksen odotustilassa.

He olivat molemmat hieman ylipainoisia, ja mietin, miten Teresan vamma vaikutti heidän suhteeseensa. Minusta näytti siltä, että heillä oli syvä yhteys, sellainen, josta useimmat ihmiset vain haaveilevat. Vaikka Vern huolehti koko heidän avioliittonsa ajan Teresasta, hän kertoi minulle, että Teresa oli se, joka huolehti hänestä. Heidän kommunikaationsa oli täynnä rakkautta ja kunnioitusta, eivätkä he voineet pitää käsiään irti toisistaan. He olivat ihastuttavia.

Vernin syvä rakkaus Teresaa kohtaan innoitti häntä etsimään ja tekemään kaikkensa Teresan auttamiseksi. He olivat kokeilleet monia asioita, joiden hän toivoi auttavan, mutta tuloksetta. Rakkaus vaimoa kohtaan pakotti hänet tuomaan tämän Kanadasta asti LA:iin, siinä toivossa, että nämä ikivanhat menetelmät voisivat auttaa. Aiemmin päivällä olin kuullut Vernin anovan Dr. Naramia monta kertaa: "Olkaa kiltti, tehkää jotakin vaimoni auttamiseksi." He odottivat klinikalla lähes kahdeksan tuntia. Nyt katselin, kuinka Vern auttoi Teresaa tämän ponnistellessa pyörätuolista. Hän tuki vaimoaan, kun tämä horjui kainalosauvoihin tukeutuen huoneen keskelle. Hänen jalkansa olivat sisäänpäin kääntyneet, eikä hän pystynyt taivuttamaan polviaan, joten hänen kävelynsä oli lähinnä vaappumista. Hän siirsi painonsa toiselle jalalleen ja käänsi sitten lantiotaan heilauttaakseen toista jalkaa eteenpäin.

Dr. Naram kävi Teresan kanssa läpi saman prosessin, jonka hän oli tehnyt äitinsä kanssa kysyen Teresalta, mitä hän halusi. Teresalle oli selvää, että hän halusi kävellä ilman kainalosauvoja. Kun Teresa pystyi kuvittelemaan sen mielessään, Dr. Naram pyysi häntä makaamaan lakanan päälle lattialle. Hän ei päässyt itse alas ja pelkäsi, ettei pääsisi takaisin ylös. Dr. Naram vakuutti hänelle, että kaikki oli kunnossa, ja Vern tuli auttamaan. Teresan maatessa selällään, Dr. Naram käski Verniä katsomaan tarkasti. Hän otti mittanauhan ja laittoi toisen pään Teresan napaan ja mittasi sitten etäisyyden hänen oikeaan varpaaseen. "Kuinka paljon se on?" Dr. Naram kysyi Verniltä.

"Se näyttää olevan kolmekymmentäkuusi ja puoli tuumaa."

Sitten Dr. Naram siirsi mittanauhan Teresan vasemman varpaan päähän. "Kuinka paljon se on?"

"Se on kolmekymmentäyhdeksän ja puoli tuumaa."

"Siis kolmen tuuman ero! Unohdin kertoa teille", hän sanoi kaikille huoneessa oleville, "tärkeä tänne tulemisen sivuvaikutus on se, että marmaan jälkeen vapautuu hormoneja, jotka voivat saada teidät tuntemaan itsenne hyvin, hyvin onnelliseksi. Joten jos ette halua tuntea oloanne onnelliseksi, älkää tulko tänne."

Kaikki hymyilivät, erityisesti Teresa.

"Käänny nyt ympäri." Hän viittasi tätä kääntymään vatsalleen.

Teresa ponnisteli, ja päättäväisyydellään onnistui.

Dr. Naram painoi sormiaan hänen selkäänsä kevyesti ja lempeästi, napautellen kuusi kertaa eri paikkoihin. Se näytti siltä kuin hän soittaisi pianoa. Hän pyysi Dr. Giovannia nostamaan paitaa Teresan alaselältä ja laittamaan iholle voidetta, joka auttaa prosessissa nimeltä *dard mukti*. *Dard* tarkoittaa "kipua" ja *mukti* tarkoittaa "vapautumista". Tämä voide on luotu muinaisten ohjeiden mukaan auttamaan erilaisten lihas- tai nivelvaivojen lievittämisessä. Dr. Naram hieroi sitä pyörivin liikkein ja käski sitten kääntyä ympäri.

Siinäkö kaikki? Ihmettelin. *Miten jokin niin nopea ja hellävarainen toimenpide voisi vaikuttaa mitenkään?*

Teresa kääntyi selälleen, ja Dr. Naram mittasi hänen jalkansa uudelleen.

"Kuinka pitkä on oikea?" Dr. Naram kysyi.

"Kolmekymmentäkahdeksan tuumaa", Vern sanoi.

"Entä vasen?"

"Myös kolmekymmentäkahdeksan tuumaa", Vern sanoi hämmästyneenä.

Dr. Naram neuvoi Teresaa, miten kävellä marmaan jälkeen kuusi askelta aloittaen oikealla jalalla. Teresa nousi ylös hieman avustettuna. Hänen kainalosauvansa makasivat yhä maassa. Me kaikki katselimme jännittyneinä. Vern seisoi lähellä ottaakseen Teresan kiinni, jos hän kaatuisi, mutta Dr. Naram käski hänet kauemmas. Hän pyysi Teresaa sulkemaan silmänsä uudelleen ja näkemään itsensä kävelemässä. Hän painoi lisää pisteitä molempien polvien taipeissa, taputti häntä sitten selkään ja sanoi: "Kävele nyt miehesi luo." Ensimmäistä kertaa vuosiin hän otti askeleen ilman kainalosauvoja! Sitten hän otti toisen, hitaasti mutta suoraan. Hän horjui, mutta jatkoi liikkumista. Kun hän pääsi Vernin luo, he halasivat toisiaan. Kaikki huoneessa taputtivat, paitsi Vern, joka järkytyksestä suu ja silmät ammollaan halasi vaimoaan hellästi.

"Miltä nyt tuntuu?" Dr. Naram kysyi Teresalta.

Hän vastasi: "60 -70 prosenttia paremmalta."

"Niinkö?" Vern kysyi. Hän nyökkäsi innostuneesti.

Dr. Naram sanoi: "Oikein hyvä. Entä jos nyt tekisit jotain, mitä et ole tehnyt pitkään aikaan? Mitä se olisi?"

"Jopa pelkkä istuminen ja ylös nouseminen on ollut mahdotonta", Teresa vastasi

Dr. Naram pyysi häntä sulkemaan silmänsä ja kuvittelemaan, että hän istuutuu ja nousee helposti ilman miehensä apua.

"Olen poistanut fyysisen esteen, mutta nyt sinun on poistettava mielen este. Voitko nähdä itsesi istumassa ja nousemassa ylös?"

"Kyllä."

"Oikein hyvä. Nyt tee se!"

Hän istuutui kömpelösti ja kompuroi hieman, yritti ensin yhtä ja sitten toista tapaa ja onnistui. Hän nousi seisomaan, ihan itse.

Vern sanoi: "Tämä oli ensimmäinen kerta yli seitsemään vuoteen, kun hän teki näin." Kaikki taputtivat.

Dr. Naram sanoi Vernille: "Nyt sinulla on uusi vaimo. Joka aamu näet hänet iloisena ja innostuneena. Älä tule takaisin luokseni valittamaan, että vaimosi on nyt liian nuori ja energinen! Älä sano: 'Antakaa vanha vaimoni takaisin'. Se ei ole mahdollista!"

"Paljon kiitoksia", Teresa sanoi silmät kimmeltäen. Hän käveli ilman kainalosauvoja Dr. Naramin luo ja halasi häntä sydämellisesti. Tuore kyynelvirta virtasi hänen poskiaan pitkin, kun hänen miehensä tuli kietomaan suuret käsivartensa molempien ympärille, piteli vaimoaan lähellä ja suuteli hänen otsaansa. Hetken aikaa luulin, että hän aikoi suudella myös Dr. Naramin otsaa.

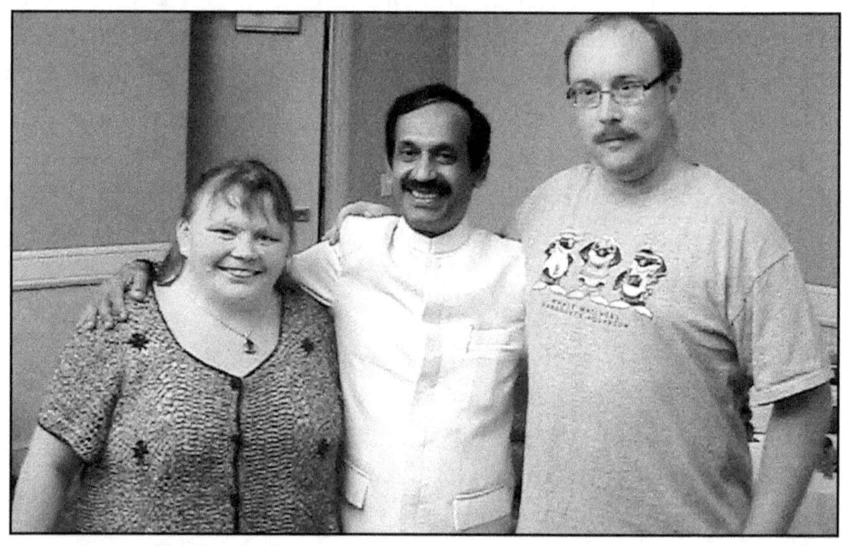

Dr. Naram Teresan ja Vernin kanssa hänen marmaa shakti -kokemuksensa jälkeen.

Dr. Naram sanoi Teresalle: "Tämä tunne tai kyky pysyy. Varsinkin, jos yrttien ja ruokavaliosuositusten lisäksi käyt vielä kolmessa tai neljässä marmaassa seuraavien kuukausien ja vuosien aikana. Ja tämän voit tehdä säännöllisesti kotona." Dr. Naram demonstroi marmaan, jonka jokainen voi tehdä kotona syventääkseen paranemisprosessia.

Dr. Naram pyysi Teresaa kävelemään uudelleen. Hän käveli, ja kaikki puhkesivat suosionosoituksiin. Näimme selvän eron vain muutama minuutti sitten olleeseen tilanteeseen. Tämä oli ensimmäinen kerta elämässäni, kun näin jotain tällaista, enkä tiennyt, miten suhtautua siihen. Ainoat tarinat, joita olin kuullut rampojen tai halvaantuneiden ihmisten parantumisesta ja kävelemisestä, liittyivät Jeesukseen. Silti tässä Dr. Naram sanoi, että vaikka tämä näytti ihmeeltä, sen takana oli muinainen tiede. "Joskus tulokset ovat välittömiä, kuten Teresan kohdalla", hän sanoi. "Ja joskus niiden ilmeneminen vaatii vuosien kärsivällisyyttä ja sinnikkyyttä, kuten äitini tapauksessa. Vaikka siihen kuluva aika voi vaihdella, syvempi paraneminen on ennustettavissa."

Sitten hän kääntyi meidän kaikkien puoleen ja sanoi: "Tämä on totta. Jäykkyys ja lukko, jotka estivät hänen kykynsä kävellä, oli todellista. Stressin purkautuminen, olipa se sitten fyysistä, mentaalista tai emotionaalista, on ilmiömäinen kokemus. On vaikea käsittää näin suurta muutosta näin lyhyessä hetkessä. Jos olet kauan pimeässä ja sitten tulee valo, niin mitä teet? Se voi olla aluksi hämmentävää, mutta se on todellista. Haluatteko, että kerron teille, mitä teen ja miten se toimii?" Kaikki nyökkäsivät.

Esteitä ja läpimurtoja

"Aloitan vertauskuvalla. Elämässä, kenen tahansa elämässä, on esteitä. Ne voivat olla fyysisiä, emotionaalisia, ihmissuhde-, henkisiä, taloudellisia. Kun eteemme tulee esteitä, jumiudumme, elämä jumiutuu ja alkaa haista. Voimme jumittaa viisi tai kymmenen vuotta, eikä edistystä tapahdu juuri lainkaan. Ihmettelemme, miksi mitään ei tapahdu. Vastaus on: meillä on tukos."

Dr. Naram otti tuolin ja asetti sen huoneen keskelle. "Oletetaan, että tämä tuoli on tukos. Jos haluan mennä täältä sinun luo, tohtori Clint, en voi, koska täällä on este. Mitkä ovat siis vaihtoehdot? Voin kiertää tätä kautta, alta, yli tai… ?" "Voit poistaa esteen", Teresa huusi.

"Juuri niin. Me tiedämme, kun elämässä on este, mutta useimmat ihmiset eivät tiedä, millainen se on. Mikä on esteen luonne? Kuinka vanha se on? Kuinka voimakas se on? Minut on koulutettu tunnistamaan pulssin ja marmaan avulla, mikä tuo este on."

Dr. Naram jatkoi leikkisästi: "Te kysytte: 'Herra Este, kuka te olette?'." Puhuessaan hän veti taskustaan paperinpalasen. "Oletetaan, että tämä este kertoo minulle, että se on tehty paperista - yksinkertaista." Hän demonstroi repimällä paperin vaivattomasti ja käveli sen läpi. "Helppoa. Mutta elämä ei ole aina näin yksinkertaista. Oletetaan että este kertoo minulle, että se on tehty puusta. Mitä työkaluja tarvitsen sen poistamiseen?" Ihmiset huusivat ideoita: Saha? Kirves? Tuli?

"On siis olemassa erilaisia välineitä, joita voidaan käyttää. Olenko oikeassa?"

Useimmat ihmiset nyökkäsivät.

"Oletetaan, että este on tehty teräksestä. Tarvitsemmeko eri välineitä?"

Ihmiset nyökkäsivät, kyllä.

"Samaan tapaan on siis olemassa erilaisia marmoja ja muita välineitä, joilla varmistetaan, että koko este lähtee pois. Voit myös ajatella estettä ovena, jonka avaamiseen ja sen taakse siirtymiseen tarvitaan vain oikeat avaimet. Esimerkiksi nivelkipuihin, jollaisia äidilläni oli, on olemassa hoitava ghee. Jos ovi narisee, mitä teemme? Öljyämme sitä. Voimme siis kysyä gheeltä: "Hyvä herra Ghee, kuka olet?". Silloin ghee vastaa: 'Minä voitelen ja elvytän. Vähennän tai tasapainotan vataa, pittaa ja kaphaa. Saan ihosi hehkumaan ilman meikkiä, rauhoitan tunteitasi, parannan untasi ja autan niveliäsi toimimaan sujuvasti. Ghee on maagista. Mestarini sanoi minulle kerran, että minun ei pidä koskaan varastaa mitään, mutta jos minun kuitenkin pitäisi varastaa jotain, se olisi gheetä. Hän ei käskenyt minua varastamaan, hän vain korosti, miten tärkeää lehmän ghee on.

"Riippumatta esteen luonteesta, on olemassa kuusi syvemmän paranemisen avainta, joilla se voidaan poistaa ja tasapainottaa kehosi toiminnot. Monet ihmiset yrittävät löytää oikotien tai pikakeinon, etsivät halvinta tai nopeinta ratkaisua. Yleensä se ei toimi. Päinvastoin, se voi pahentaa tilaa!"

"Mitä tarkoitat?" Teresa kysyi.

"Annan teille käytännön esimerkin. Isälläni oli korkea verenpaine ja diabetes - se kulkee suvussani. Mitä useimmat ihmiset tekevät? He ottavat lääkkeitä, jotka vaimentavat oireita sen sijaan, että poistaisivat ongelman. Lääke ei paranna diabeteksesta tai korkeasta verenpaineesta tai mikä ikinä ongelma onkin. Sinulla on edelleen diabetes tai korkea verenpaine. Sinä vain tukahdutat oireet ja usein seurauksena on sivuvaikutuksia."

Dr. Giovanni otti sitten puheenvuoron lisätäkseen näkökulmansa: "Allopaattisena lääkärinä minulla oli samanlaisia tilanteita monien nykyaikaisia lääkkeitä käyttävien potilaiden kanssa."

"Mitä 'allopaattinen lääkäri' tarkoittaa?" Teresa kysyi.

Päiväkirjani merkintöjä

Lehmän Gheen maagiset hyödyt*

Monien muiden hyötyjen lisäksi se voi auttaa:

- ◆ kehon, mielen ja tunteiden voitelussa ja elvyttämisessä;
- ◆ vatan, pittan ja kaphan tasapainottamisessa;
- ◆ saamaan ihon hehkumaan ilman meikkiä;
- ◆ rauhoittamaan tunteita;
- ◆ parantamaan unta;
- ◆ voitelemaan niveliä;
- ◆ ja paljon, paljon muuta . . .

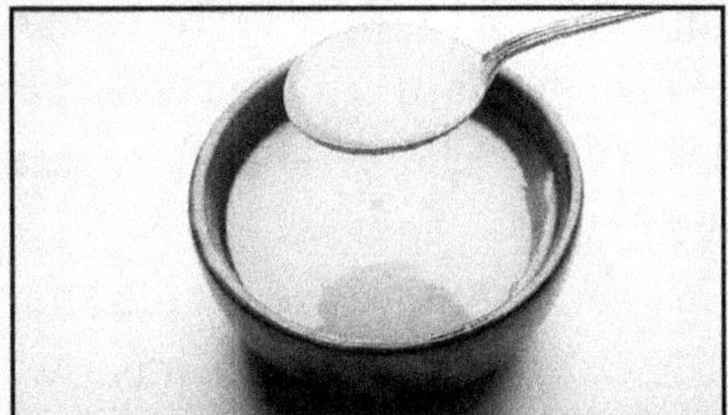

Kaksi Ghee -kotirohtoa, jotka voi avata sen monet edut elämässäsi:

1) Nivelten, ihon, ruoansulatuksen ja aivojen suorituskyvyn tukemiseksi ota 1 tl gheetä aamulla tyhjään vatsaan ja 1 tl illalla.

2) Hyvään uneen: ota hieman gheetä kahdelle etusormelle ja hiero sitä myötäpäivään pyörivin liikkein ohimoillesi. Paina lopuksi etusormella ohimoita 6 kertaa.

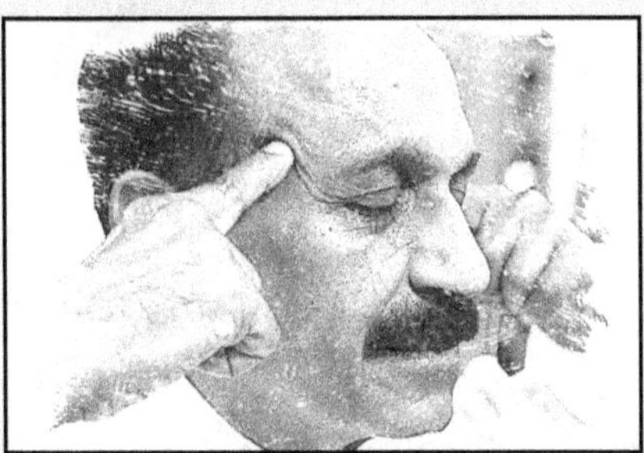

* Bonusmateriaali: Löydät ilmaiselta MyAncientSecrets.com-jäsensivustolta (Jos haluat nähdä) reseptin, jolla ghee valmistetaan erityisen muinaisen prosessin mukaisesti, ja joitakin mielenkiintoisia tieteellisiä tutkimuksia siitä, miten gheen syöminen kohtuullisin määrin ei näytä lisäävän kolesterolia.

"Hyvä kysymys. 'Allopatia' tai 'allopaattinen lääketiede' on toinen nimi länsimaiselle modernille lääketieteelle. Minut koulutettiin modernin lääketieteen yliopistossa Italiassa lääkäriksi, ja määrätessäni näitä moderneja lääkkeitä tajusin, etten auttanut potilaita pääsemään ongelmasta, tukoksesta. Minä vain turrutin kipua tai lievitin oireita. Allopatia on hyvä, mutta moderni lääketiede ei ole lopullinen auktoriteetti. Se toimii monissa asioissa, mutta viime kädessä kehosi ja terveytesi ovat sinun vastuullasi. Kysytkö koskaan, mitä sivuvaikutuksia sinulle annetuilla hoidoilla voi olla, kuten mitä negatiivisia seurauksia lääkkeillä tai leikkauksella voi myös olla? Tutkitko, onko sinulla muita vaihtoehtoja? Nykyaikaisessa allopaattisessa lääketieteessä tai missään parantamispolussa ei ole mitään vikaa. Valinta on sinun. Varmista vain, että kysyt tarpeeksi kysymyksiä ymmärtääksesi kunkin vaihtoehdon seuraukset, jotta voit sitten valita mikä on sinulle oikein.

Dr. Naram kääntyi puoleeni, vaikka hän puhui kaikille. "Kaksi setääni eivät tienneet, että heillä oli vaihtoehto. He käyttivät raskasta lääkitystä korkeaan verenpaineeseen ja diabetekseen ja lopulta he kuolivat nuorina aivohalvaukseen, munuaisten vajaatoimintaan ja aivovaurioon. Tämän nähdessään isäni, jonka kanssa minulla oli vaikeuksia koko elämäni ajan, sanoi lopulta: 'Ei, en halua oikotietä, joka vain tukahduttaa oireet. Pankaj, voitko auttaa minua? Haluan löytää keinon tulla terveeksi, toipua diabeteksesta, alentaa verenpainetta ja tulla vahvaksi.' Kun muinaiset parannusmenetelmät sitten toimivat häneen, hän alkoi taas olla turhautunut minuun, tällä kertaa sanoen: 'Miksi et tavannut mestariasi kymmenen vuotta aikaisemmin? Miksi et vakuuttanut minua aikaisemmin, että tämä voisi toimia? Olisin voinut välttää niin paljon kärsimystä ja saada aikaan niin paljon enemmän!'" Dr. Naram nauroi muistolle.

"Parantuakseen isäni oli poistettava tukokset kokonaan ja sitä varten tarvitaan oikeat avaimet. Mestarini ovat onnistuneet poistamaan ilman lääkkeitä ja leikkauksia tukoksia, jotka aiheuttavat kaikkea korkeasta verenpaineesta, diabeteksesta ja autismista syöpään ja masennukseen."

"Mitkä ovat syvemmän paranemisen kuusi avainta?" Teresa kysyi.

"Erittäin hyvä kysymys. Yksi on marmaa. Toinen on kotirohdot – pitää ymmärtää, että mikä tahansa voi olla joko lääke tai myrkky riippuen siitä, miten sitä käyttää. Ja ruokavalio –pitää tietää mitkä ruoka-aineet luovat tukoksia ja mitkä auttavat poistamaan niitä. Jos haluatte nopeuttaa ja syventää toipumista, on olemassa tiettyjä parantavia yrttirohtoja, jotka parantavat ihmisiä perusteellisemmin toimien muinaisen tieteen mukaisesti. Niitä ei ole tarkoitettu pikaratkaisuksi, vaan ne toimivat pitkäkestoisesti. Ne ovat hyvin turvallisia ja ne toimivat hienovaraisesti mutta syvällisesti vaikuttamalla juurisyihin. Ne poistavat tukoksia ja tasapainottavat kehoa uudelleen, jotta se voi toimia luonnollisesti niin kuin sen on tarkoitettu toimivan."

Selitys tukoksista oli riittävän yksinkertainen, mutta en silti ymmärtänyt, miten tämä muinainen tiede auttoi ratkaisemaan niin monia ongelmia, jotka länsimainen tiede ilmeisesti vain tukahdutti.

> *"Shakti on voima, joka on jo sisälläsi. Marmaa menee sisään ja auttaa tuomaan sen esiin. Parantaja on vain kätilö, mutta sinä synnytät oman lapsesi."*
>
> –Dr. Naram

"*Shakti* on sanamme 'voimalle', jumalalliselle voimalle tehdä tai luoda asioita. Se on jo sinussa. Marmaa menee sisään ja auttaa tuomaan sen esiin. Parantaja on vain kätilö, mutta sinä synnytät oman lapsesi. Marmaa toimii muiden avainten kanssa, jotta voit kokea elinvoimaista terveyttä. Kiitän joka päivä mestarini siitä, että hän opetti ne minulle."

Dr. Naram jatkoi työskentelyä ihmisten kanssa yksi toisensa jälkeen. Lopulta jäljellä oli enää yksi henkilö – varakas mies, jolla oli jäätynyt olkapää ja jota oli pyydetty odottamaan kuusi tuntia.

Kipua aiheuttavien tukosten poistaminen

Dr. Naramin astuessa huoneeseen näin tämän miehen nousevan tervehtimään häntä. Kuulin, kun Dr. Naram kysyi häneltä hiljaa uudelleen, kuinka paljon hän halusi helpotusta jäätyneeseen olkapäähänsä ja minkä hinnan hän oli valmis maksamaan.

"Sanoinhan, että olen valmis maksamaan minkä tahansa hinnan, mutta sinä et vain suostunut ottamaan rahojani."

Dr. Naram sanoi: "Niin, tätä ei voi ostaa rahalla. Olen hyvin tyytyväinen siitä, että maksoit hinnan ajassa. Nyt, saavuttaaksenne syvemmän paranemisen, teidän on maksettava hinta palveluna. Sinä olet viimeinen, jota autan tänä iltana, ennen sitä sinun on palveltava ensin kaikkia täällä olevia." Miehen vaimo näytti järkyttyneeltä, ja me kaikki katselimme vaihtelevan yllättyneisyyden vallassa, kun hänen miehensä auttoi koko illan muita ihmisiä kenkien kanssa, haki heille vettä, piti mittanauhaa ja keksi aidosti tapoja auttaa niitä, jotka tulivat ennen häntä. Melkein kello kaksi aamulla, kun kaikki muut olivat lähteneet, oli vihdoin hänen vuoronsa.

Dr. Naram teki hänelle kaksi erilaista marmaa. Ensimmäistä varten hän pani miehen makaamaan lattialla kuin Teresa. Toisessa hän laittoi miehen istumaan tuolille selkä poispäin tuolin selästä. Ennen kuin Dr. Naram aloitti toisen marmaan, hän pyysi miestä nostamaan kättä, jonka olkapää oli jäätynyt, niin korkealle kuin mahdollista. Mies pystyi nostamaan sen ylös vain noin puoleenväliin, ennen kuin hän älähti: "Auts!".

Kun häneltä kysyttiin, kuinka kauan hänellä oli ollut tämä ongelma, mies vastasi, että vuosia. Dr. Naram tiedusteli, halusiko mies nostaa kättään kuusi tuumaa korkeammalle. Mies nyökkäsi sanoen, että hän haluaisi mielellään.

Dr. Naram pyysi häntä sulkemaan silmänsä ja kuvittelemaan itsensä nostamassa kättään kuusi tuumaa korkeammalle. "Voitko nähdä itsesi mielessäsi nostamassa kättäsi 6 tuumaa korkeammalle?" hän kysyi.

Mies sanoi hiljaa kyllä.

Dr. Naram taputti miestä otsaan ja sanoi: "Oikein hyvä." Hän painoi joitakin pisteitä, liikutteli miehen niskaa ja siirsi tämän kättä taaksepäin, kunnes kuului kevyt naksahdus. Dr. Naram pyysi miestä nostamaan kättään, ja mies alkoi nostaa sitä. Hän pääsi pisteeseen, johon käsi pysähtyi aiemmin, kasvoillaan ilme, joka ennakoi vastarintaa ja kipua. Tuo ilme kuitenkin suli pois vaihtuen puhtaaksi yllätykseksi, kun hänen kätensä jatkoi nousemista. Hän, kuten me kaikki katselimme hämmästyneenä kun hänen kätensä nousi suoraan pään yläpuolelle, nyt täysin liikkuvana.

Mies laski kätensä alas ja yritti nostaa sitä uudelleen varmistaakseen, että se oli totta. Jälleen, täysi liikelaajuus. "En voi uskoa tätä, en voi uskoa tätä", hän hoki. Hämmästyneenä muutoksesta hänen vaimonsa käveli halaamaan häntä. Kyse ei ollut vain kivuttomuudesta. Hänen miehensä ärtymys ja viha sulivat pehmeydeksi, ystävällisyydeksi ja kiitollisuudeksi.

Ihmettelin, kuinka monella tasolla Dr. Naram työskenteli ja kuinka tämä syvempi paraneminen ulottui fyysistä vaivaa tai ilmentymää syvemmälle.

Jokainen kokemus tuona iltana sai minut tuntemaan syvempää luottamusta ja ihmetystä. Nähdessäni niin monia erilaisia esimerkkejä muutoksesta, ajatukseni muuttuivat. Olin vähemmän huolissani siitä, oliko tämä todellista, ja enemmän utelias tietämään, miten tämä muinainen parantava järjestelmä toimi. Väistämättä mietin, *toimisiko se isälleni?*

Odottamaton kutsu

Marmaa-istunnon päätyttyä kysyin Dr. Naramilta, voisinko näyttää hänelle osan päivän aikana kuvaamastani videomateriaalista. Katsoessaan, miten kukin kertoi kokemuksistaan, Dr. Naramin hymy levisi tavallistakin leveämmäksi.

Näin, kuinka tunteelliseksi hän tuli kuullessaan heidän tarinoitaan. Hän sanoi lempeästi: "Nyt voit ehkä alkaa ymmärtää, miksi rakastan työtäni ja miten voin nukkua yöni niin hyvin."

Hän katsoi suoraan minuun ja kysyi: "Clint, tiedätkö mikä on yksi hienoimmista asioista sinussa, yksi suurimmista vahvuuksistasi?"

Olin hämmentynyt. Emme tunteneet toisiamme niin hyvin. Miten hän saattoi tietää vahvuuteni? "Mikä?" kysyin.

"Sinulla on olemus, joka auttaa ihmisiä avautumaan."

Kohteliaisuuksien vastaanottaminen ei kuulu vahvuuksiini, joten en tiennyt, mitä sanoa. "Niinkö?" vastasin hiljaa.

"Kyllä, olen tarkkaillut sinua ja testannut sinua. Olen pyytänyt ihmisiä puhumaan kanssasi ja palaamaan sen jälkeen raportoimaan minulle."

En tiennyt mitä ajatella. Testasiko hän minua? Luulin, että minä testasin häntä. Yhtäkkiä tunsin itseni vaivautuneeksi siitä, että hän testasi minua tietämättäni tai luvattani. Samalla olin utelias, miksi hän ajatteli minua sen vertaa, että halusi ylipäätään "testata" minua, ja mitä hänen "testinsä" tulokset osoittivat hänelle.

Hän jatkoi: "Olemuksesi, se kuka olet, antaa ihmisille tilaa avautua ja jakaa elämänsä ja kokemuksensa."

Syntyi kiusallinen hiljaisuus. Yritin vastata, mutta mitään ei tullut ulos. En ollut koskaan ennen ajatellut itsestäni tällä tavalla.

Sitten hän katsoi minua taas ja sanoi: "Minne menet tämän jälkeen?".

"Palaan takaisin väitöskirjan jälkeiseen työhön ja tutkimukseen Suomeen", sanoin.

Dr. Naram sanoi: "Hyvä. Minäkin lähden pian Eurooppaan. Käyn Saksassa, Italiassa ja Ranskassa. Haluaisitko nähdä jotain todella ihmeellistä?"

"Mitä sinulla on mielessä?"

"Voimmeko tavata Euroopassa?" Hän otti esiin aikataulunsa.

Katsoin omaa aikatauluani ja huomasin, että minulla oli vapaita päiviä hänen ollessa Italiassa. Olin utelias, mutta en tiennyt, miten kiinnostukseni siihen, mitä hän teki, sopi muuhun elämääni. Ja totuus oli, että vaikka toivoin sen auttavan isääni, epäilin sitä silti, koska se oli niin paljon ristiriidassa sen kanssa, mitä minulle oli opetettu pienestä pitäen.

Dr. Naram huomasi epäröintini. "Jos tulet, se tulee olemaan yksi elämäsi upeimmista kokemuksista."

Omat muistiinpanosi

Syventääksesi lukemaasi, varaa muutama minuutti vastataksesi itsellesi seuraaviin kysymyksiin:

Kuinka suuren osan ajasta prosentuaalisesti keskityt siihen, mitä et halua, verrattuna siihen, mitä haluat?

____

____

____

____

Seuraa tässä luvussa kuvattua prosessia, jonka avulla selvität haluamasi. Kun olet painanut marmaa -pistettä ja esittänyt kysymyksen, mikä on ensimmäinen asia, joka tulee mieleesi - mitä haluat?

____

____

____

____

Kun tiedät mitä haluat, mitä teet?

____

____

____

____

Mitä muita ajatuksia, kysymyksiä tai oivalluksia tämä luku herätti sinussa?

____

____

____

____

____

____

Voiko Vaihdevuosi-ikäinen Nainen Saada Vauvan 50 Jälkeen?

Sydämen ja aivojen ristiriidassa,
seuraa sydäntäsi.

–Swami Vivekananda (intialainen mystikko, 1863-1902).

Milano, Italia

Olen ollut siunattu. Vaikka vanhemmillani ei koskaan ollut paljoa rahaa, pystyin hankkimaan stipendejä, työtä ja matkustamaan. Sieluni on aina viehättynyt matkustamisesta. Kun minulta kysyttiin, miksi pidin siitä niin paljon, vastasin: "Tunnen olevani elossa, kun näen, miten ihmiset eri puolilla maailmaa elävät elämäänsä omilla tavoillaan." Ja se on totta. Minua ajaa enemmän halu ymmärtää mikä on inhimillistä kuin se, mikä on minun omassa kulttuurissani. Muihin kulttuureihin uppoutuminen on nopein tapa löytää se, mitä en heti näe itsestäni.

Se, mitä en kertonut ihmisille - enkä silloin tietoisesti ymmärtänyt - oli, että matkustaminen oli myös kätevä tapa harhauttaa itseni menneisyyteen ja tulevaisuuteen liittyvistä peloista. Se harhautti minut pois omista epämukavuuksistani ja itse koetusta riittämättömyydestäni.

Italia oli yksi mieluisimmista pakopaikoistani. Ja hyvästä syystä: gelato, pizza, taideteokset, gelato, kieli, pasta, gelato, suklaa, ihmiset... Mainitsinko jo gelaton?

Lensin Helsingistä Milanoon ja jatkoin bussilla päärautatieasemalle. Komeat marmorikaaret, jykevät patsaat, mutkikkaan intohimoiset maalaukset, herkulliset tuoksut ja energiset äänet toivottivat minut tervetulleeksi Italiaan.

Dr. Giovanni oli järjestänyt auton hakemaan minua. Pian saapumiseni jälkeen pieni punainen avoauto pysähtyi eteeni.

"Ciao!" sanoi kuljettaja, ystävällinen italialainen, joka esittäytyi Lucianoksi. Hänellä oli isot, kärjistä kihartuvat viikset, hän puhui paksulla italialaisella aksentilla ja oli pukeutunut keltaiseen urheilutakkiin ja henkseleihin, ja kaiken kruunasi valkolierinen hattu. Hän ojensi minulle narsissin ja sanoi: "Buongiorno! Milano toivottaa sinut suuresti tervetulleeksi!"

Hänen melodinen puhetapansa kuulosti siltä, kuin hän puhkeaisi lauluun hetkenä minä hyvänsä. Kiitin häntä, ja pian olimme matkalla tulevaan majapaikkaani, jossa viettäisin muutaman yön. Hän ei puhunut paljoa englantia, ja minä puhuin vielä vähemmän italiaa, mutta jotenkin ymmärsimme toisiamme.

Ajoimme ohi koristeellisten kirkkojen, vilkkaiden kahviloiden ja kauniin puiston, jonka keskellä oli linnamainen rakennelma suihkulähteineen. Saavuimme viehättävälle, rauhalliselle talolle, jota reunustivat valkoiset pylväät ja jonka seiniä pitkin kiemurtelivat vihreät köynnökset. Sisällä tässä vaatimattomassa, viihtyisässä kodissa minua odottivat herkulliset hedelmät, tummaa suklaa ja kuuma yrttitee. Kun menin nukkumaan, kaunis Italia oli vallannut kaikki aistini.

Voiko kahdeksankymppisenä olla parempi seksielämä kuin vastanaineilla?

Seuraavana aamuna lähdin aikaisin klinikalle, joka järjesti Dr. Naramin vierailun. Minut ohjattiin huoneeseen, jossa haastattelisin ihmisiä, ja jossa asensin videokamerani ja asetuin odottamaan. Tajusin, että se, mikä oli alkanut Intiassa tarinoiden tallentamisena lahjana Dr. Naramille, oli LA:ssa muuttunut haluksi saada lisää tietoa ja todisteita, jotka voisivat auttaa isääni. Nyt Italiassa, dokumentoidessani ihmisten tapauksia, tunsin ensimmäistä kertaa olevani puolivirallinen osa tiimiä. Vaikka olin vain vapaaehtoinen, tuntui, että tekemiselläni saattoi olla enemmän arvoa kuin mitä alun perin ajattelin.

Dr. Naram saapui paikalle uskomattoman elinvoimaisena, täynnä haltioitumista, aivan kuin kyseessä olisi hänen elämänsä ensimmäinen päivä ja kaikki olisi uutta ja värikästä. Hän tervehti minua, kysyi isästäni ja kertoi, kuinka iloinen hän oli, että saatoin tulla.

Dr. Giovanni tervehti minua suudelmalla molemmille poskille ja isolla halauksella. Hän piti molempia käsiäni niin tiukasti käsissään, etten voinut lähteä minnekään. Hän katsoi silmiini lämmin hymy kasvoillaan. Normaalisti minusta tuntuisi epämukavalta katsoa jonkun silmiin niin pitkään, mutta hänen rakkautensa ja ystävällisyytensä sulatti kiusaantuneisuuteni ja antauduin hetkeen. Tunteiden ilmaisemiseen ei tarvittu sanoja ja oli mukavaa tietää, että hän oli iloinen liittymisestäni hänen seuraansa hänen kotimaassaan. Odotushuone alkoi täyttyä. Ihmisten tullessa sisään, kauniin paikan luoma, unenomainen olotilani haihtui hitaasti, kun näin monien kokeman kivun voimakkuuden.

Eräs iäkäs nainen turvautui rollaattoriinsa epämuodostunein sormin ja käsin ponnistellen vaivalloisesti päästäkseen huoneeseen. Eräs mies hengitti raskaasti ja vaivoin poikansa kantaman happisäiliön turvin. Nainen piteli vauvaa sylissään kyyneleet silmissään mutta en tiennyt, miksi hän itki. Toinen nuori äiti tuli sisään kahden lapsen kanssa: toisella oli Downin syndrooma ja toisella vakava iho-ongelma.

Italian talous oli tuolloin kaikkea muuta kuin ruusuinen. Monet yritykset lopettivat toimintansa, ja noin kaksikymmentä prosenttia nuorista aikuisista oli työttöminä. Tavanomaisen terveydenhuollon kustansi valtio, mutta muinaiset parannusmenetelmät eivät kuuluneet sairasvakuutuksien piiriin, joten ihmiset joutuivat maksamaan omasta pussistaan. Dr. Naramin konsultaatio maksoi noin seitsemänkymmentä euroa, minkä lisäksi he maksoivat noin kahdesta viiteen euroa päivässä saamistaan yrteistä. Silti päivästä toiseen sankat joukot odottivat innokkaasti pääsyä hänen luokseen.

Olin erittäin utelias, miksi niin monet italialaiset jonottivat tapaamaan Dr. Naramia. Mikä sai heidät valitsemaan tämän?

Ensimmäinen henkilö, jolle Dr. Naram esitteli minut, oli nuori mies, joka oli tullut hänen luokseen ensimmäisen kerran yhdeksäntoista vuotta aiemmin pikkulapsena. Tuolloin lääkärit kertoivat hänen vanhemmilleen, että hänen munuaisensa olivat kehittymättömät ja pettämässä, että hän tarvitsi dialyysihoitoa ja että hän pian tarvitsisi elinsiirron. Hänellä oli polykystinen munuaistauti, jota sairastavat ihmiset usein joutuvat kamppailemaan valtavasti elämässään. Monien Dr. Naramin hoitovuosien jälkeen testit osoittivat, että hänen munuaisensa olivat normaalit, eikä hän tarvinnut dialyysiä eikä elinsiirtoa!

"Viimeksi hän kysyi minulta, voisiko hänellä olla tyttöystävä," Dr. Naram kertoi. "Sanoin: 'Totta kai, miksipä ei?' Hän sanoi: 'Mutta Dr. Naram, minulla on munuaisongelma.' Sanoin: 'Ei, sinulla *oli* munuaisongelma.'" Dr. Naram nauroi tuloksesta tyytyväisenä.

Dr. Giovanni kertoi minulle: "Tämä poika on hämmästyttävän terve; hän näyttää erittäin hyvältä. ja poika kertoi meille ylpeänä, että hänellä on nyt tyttöystävä!"

Sitten tuli iäkäs kahdeksankymppinen pariskunta puhuen tarttuvalla italialaisella innostuksella. He eivät osanneet juuri lainkaan englantia, mutta klinikan ystävällinen työntekijä käänsi minulle. He yllättivät minut kertomalla, että ei ainoastaan heidän iän aiheuttamat nivelkivut olleet lähes hävinneet ja ruoansulatus parantunut, mutta että he olivat myös kokeneet jotakin, mistä useimmat heitä puolet nuoremmat ihmiset saattoivat vain unelmoida. He sanoivat, että heidän seksielämänsä oli parempi kuin vastanaineilla! Iäkäs nainen kertoi kaikki yksityiskohdat, joita minun ei olisi tarvinnut tietää, mutta se ei estänyt häntä. Hän kertoi minulle tunteneensa kuivuutta ja kipua emättimessään. Hän ei ollut halunnut suudella tai tulla pidetyksi sylissä ja hän vältteli miestään, jolla oli myös ongelmia. "Nyt emme voi pitää käsiämme erossa toisistamme! Rakastan koskettaa häntä ja rakastan, kun hän koskettaa minua!"

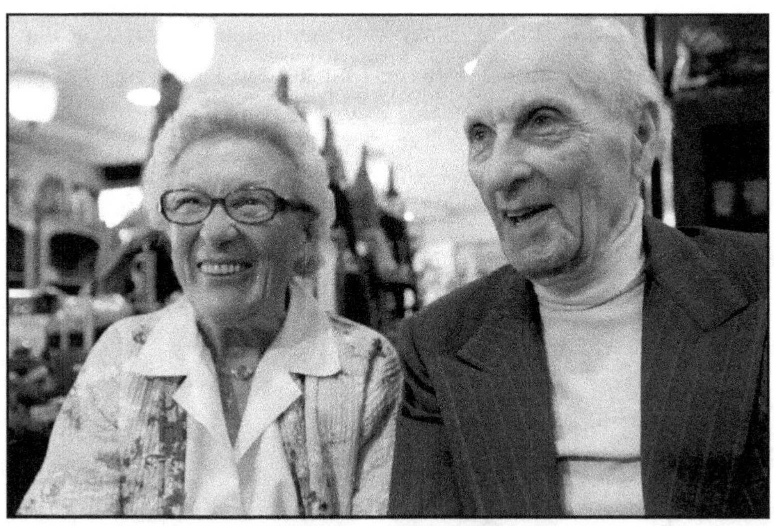

*Iäkäs italialainen pariskunta, jotka kykenevät ilmaisemaan
rakkautta kaikin tavoin.*
Kuva: Fabio Floris ja Andrea Pigrucci.

Hän sanoi, että Dr. Naramin määräämät ruokavalio, yrtit ja koti-
rohdot paransivat hänen hormonitasojaan ja lisäsivät luonnollisesti
limakalvojen terveyttä, jonka seurauksena hän tunsi enemmän nau-
tintoa kaikilla elämänsä osa-alueilla.

Sitten hän sanoi jotain, joka sai kääntäjän silmät laajenemaan ja
häneltä pääsi yllättynyt naurahdus. Hengähdettyään hetken hän
käänsi naisen kertoman. Tämä iäkäs nainen selitti kiihkeästi, kuinka
he nyt harrastivat seksiä vähintään kolme kertaa viikossa.

En voinut olla nauramatta. Oli outoa kuulla tämän isoäidin puhuvan
seksistä, mutta hänen innostuksensa sai sen tuntumaan viattomalta ja
kauniilta. Hän jopa tiesi tarkalleen, mihin aikaan aamusta hänen mie-
hellään olisi todennäköisesti erektio, jotta hänkin voisi olla valmiina.

"Mitä hyötyä siitä on, jos voin syödä vain pastaa ja pizzaa, mutta en
voi nauttia miehestäni rakastajana? Olemme rakastuneempia kuin
koskaan ja nautimme sen näyttämisestä toisillemme, tarmokkaasti!"
Olen varma, että punastuin, ja toivoin hymyni peittävän sen.

Heidän tarinansa kiehtoi minua, koska minulla oli parikymppisiä
ja kolmekymppisiä miespuolisia ystäviä, joilla oli erektiohäiriöitä ja
jotka vaikuttivat heidän itsetuntoonsa. He tunsivat itsensä heikoiksi

ja noloiksi. Ja tässä oli kahdeksankymmentäseitsemän vuotias mies ja kahdeksankymmentäyksi vuotias nainen, jotka harrastivat seksiä useita kertoja viikossa!

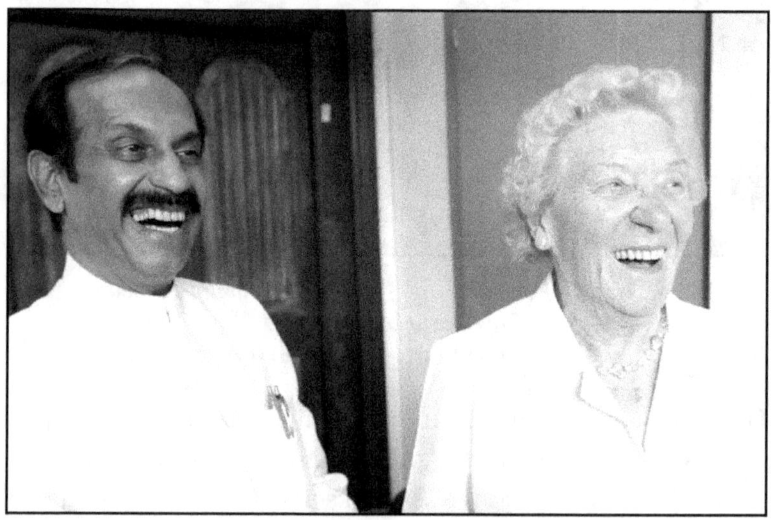

Dr. Naram nauraa yllättyneenä ilosta, kun tämä iäkäs italialainen nainen kuvailee uuden elämänsä nuorekkaita kokemuksia.
Kuva: Fabio Floris ja Andrea Pigrucci.

Vaihdevuosien jälkeen raskaaksi?

Tämän haastattelun jälkeen tohtori Dr. Naram tuli kertomaan minulle, että minun on puhuttava erään Maria Chiara -nimisen naisen kanssa. Maria oli pitkä, hänellä oli tummat hiukset ja kirkkaat silmät. Hän kertoi minulle, miten hän oli ensimmäisen kerran tullut Dr. Naramin luo kolme vuotta aiemmin.

"Dr. Naram kysyi minulta: 'Mitä haluat?' Sanoin hänelle, että haluan kuukautiseni takaisin, jotta voisin saada toisen lapsen. Tiesin, että pyysin mahdottomia, mutta sitä kuitenkin halusin."

"Olin tuolloin jo vaihdevuosissa. Kuukautiset olivat päättyneet kolme vuotta sitten", hän sanoi. "Kun vaihdevuodet alkoivat, tunsin itseni masentuneeksi ja mielialani vaihteli. En saanut kivuiltani unta. Koko kehoni oli tulessa kuumien aaltojen takia. Yöllä jouduin avaamaan ikkunoita, koska hikoilin kuin hullu. Yritin nukkua, vaihdoin tyynyjä, lakanoita ja asentoa, mutta en saanut unta. Olin niin väsynyt ja minulla oli turvotusta, kramppeja ja ruoansulatushäiriöitä. Minulla oli myös emättimen kuivuutta eikä minulla ollut seksuaaliviettiä. Vanha nainen minussa ryömi esiin ja voin todella huonosti. Sitten alkoivat huimauskohtaukset - kävellessäni koko maailma vain alkoi pyöriä. Minun piti käydä pissalla monta kertaa päivässä ja yöllä. Minun oli käytettävä siteitä. Alkoi selkäkipu, ja luuni valittivat. Lääkärit sanoivat sen olevan nivelrikkoa. Tunsin itseni vanhaksi. Ja mikä pahinta, karvoja alkoi kasvaa omituisiin paikkoihin. Mutta sitten sain uuden poikaystävän, joka on minua nuorempi, ja vaikka meillä on haasteemme, minulla on suuri toive saada lapsi hänen kanssaan."

"Hänen tapauksensa muistutti minua eräästä toisesta naisesta, joka kerran kävi luonani ", Dr. Naram kertoi minulle. "Hän sanoi, että Jeesus tuli hänen uneensa ja kertoi, että Dr. Naram voisi auttaa häntä pääsemään vaihdevuosista. Yllättyneenä sanoin hänelle: 'Jeesus on ehkä tullut sinun uneesi, mutta minun uneeni hän ei tullut.'" Dr. Naram nauroi. Auttaessaan tuota naista Dr. Naram löysi salaisuuksia, joiden ajatteli voivan auttaa myös Mariaa.

Kun Maria oli tullut hänen luokseen ensimmäisen kerran, Dr. Naram oli sanonut hänelle: "Olet erittäin hyvä nainen. Sinä et ole ongelma. Se, kuka sinä olet, on jotain muuta. Kaikki johtuu hormoneistasi, jotka aiheuttavat kuumia aaltoja, turvotusta, vihaa ja levottomuutta. Poikaystäväsi saattaa pitää sinua vihaisena naisena, mutta se ei ole se, mikä sinä olet. Hän ei ymmärrä. Saatat tuntea syyllisyyttä ja hämmennystä, mutta tämän kaaoksen aiheuttavat epätasapainossa olevat hormonisi, et sinä."

Hän varoitti Mariaa siitä, että salaisuudet voivat aiheuttaa myös sivuvaikutuksia, kuten sen, että yhä useammat nuoret miehet haluaisivat häntä. "Alkuperäinen mestari Jivaka hoiti Amrapalia, jota kuusikymppisenä pidettiin maailman kauneimpana naisena ja joka veti jatkuvasti puoleensa nuorempia miehiä. Jopa kolmekymmentäviisivuotias kuningas, jolla oli jo nuorempi vaimo, halusi naida hänet."

"En voi luvata mitään vauvan saamisesta", hän sanoi Marialle, "mutta näiden ikivanhojen salaisuuksien avulla voin varmasti auttaa sinua näyttämään ja tuntemaan itsesi nuoremmalta. Sitten voimme katsoa, mitä muuta siitä seuraa. Oletko valmis ottamaan sen riskin?"

"Mitä tapahtui?" Kysyin.

Hän kertoi noudattaneensa ruokavaliota ahkerasti ja käyttäneensä kaikkia kotirohtoja ja yrttejä noin vuoden ajan. Valtavan onnellisena hymyillen hän sanoi: "Nyt olen viisikymmentäkuusi-vuotias, ja kuukautiskiertoni on alkanut uudelleen!"

Dr. Giovanni ei voinut olla hymyilemättä ja lisäsi, että hänkin oli epäileväinen, kun Dr. Naram puhui Marian kanssa kolme vuotta aiemmin. Hän oli nähnyt nuorempien potilaiden saavan kiertonsa takaisin vaihdevuosien jälkeen. Mutta ei koskaan tämän ikäisen naisen. "Lääketieteellisestä näkökulmasta", hän sanoi, "tämä oli ennennäkemätöntä ja häkellyttävää."

Maria lisäsi: "Voin luoda nyt, voin saada lapsen. Tunnen olevani taivaassa!"

Kysyin häneltä: "Onko sinulla mitään todisteita iästäsi, kuten ajokortti?".

Maria otti hymyillen esiin käsilaukkunsa, näytti minulle ajokorttinsa kuvaa ja syntymäajan ja sanoi: "Yrtit auttoivat minua näyttämään ja tuntemaan itseni nuoremmalta. Kaikki tapaamani ihmiset arvelevat, että olen noin neljäkymmentä. Jopa poikaystäväni tulee mustasukkaiseksi, kun nuoremmat miehet katsovat minua. Olen ylpeä siitä, miltä minusta nyt tuntuu."

Dr. Giovanni lisäsi: "Olen hyvin ylpeä hänestä, koska hänellä oli niin vahva usko ja halu. Vaikka useimmat ihmiset uskovat, että vaihdevuosien jälkeen ei voi tulla raskaaksi, hän uskoi, että hän voi. Hän valitsi itselleen erilaisen tien. Hän noudatti protokollaa, ja sen tuloksena hän on saavuttanut jotakin merkittävää."

Kuultuaan nämä kommentit Dr. Naram sanoi: "Mestarini, missä hän ikinä onkin, tuntee varmaan olonsa hyväksi siitä, että hänen minulle antamansa muinaiset parantavat salaisuudet auttavat Mariaa. Hän toteuttaa unelmaansa!

Voinko kertoa toisesta samanlaisesta tapauksesta?" Nyökkäsin.

"Pariisissa on toinen nainen, jonka haluan sinun tapaavan. Hélène tuli luokseni lähes viisikymppisenä. Hänen kuukautisensa olivat loppuneet kuusi vuotta sitten ja silti, kun kysyin häneltä: 'Mitä sinä haluat?', hän vastasi: 'Haluan todella saada lapsen.' Tässä vaiheessa sanoin: 'Oikein hyvä', mutta Dr. Giovanni, joka oli silloin kanssani, sanoi: "Mitä tarkoitat?" ja veti minut syrjään. Hän sanoi: 'Dr. Naram, te ette ymmärrä. Hänellä on ollut vaihdevuodet kuusi vuotta! Hän ei voi mitenkään saada lasta. Miksi antaisitte hänelle väärää toivoa?' Sanoin Dr. Giovannille, että kyse ei ollut siitä, mitä hän halusi tai mitä hän piti mahdollisena, vaan siitä, mitä tämä ihana nainen halusi. Annoin Hélénelle kaikki muinaiset salaisuudet, kotirohdot, yrttilääkkeet, ruokavalion, kaiken ja hän oli kurinalainen. Hän noudatti niitä tarkasti, kärsivällisesti ja sinnikkäästi. Sitten, uskokaa tai älkää, sain häneltä puhelun. Hän oli niin onnellinen, ja kun kysyin miksi, hän sanoi, että hän sai nyt kramppeja. Hämmästyttävää, eikö vain? Olla innoissaan siitä, että saa kramppeja. Sanoin hänelle, että se oli hyvä merkki ja että hänen pitäisi jatkaa. Muutaman kuukauden kuluttua hän soitti minulle uudelleen. Hän sanoi: 'Dr. Naram, minulla alkoi taas kuukautiset, aivan kuin kaksikymppisenä!'. Se oli meille molemmille juhlallinen hetki - en osaa sanoin kuvailla sitä. Halusin tanssia ja itkeä. Se toimi!

"Hän oli innoissaan siitä, että hän voisi nyt saada lapsen, mutta sanoi, että oli toinenkin ongelma. Kysyin: 'Mikä ongelma?' Hän sanoi: 'Dr. Naram, minulla ei ole poikaystävää!'" Dr. Naramin katse hehkui, hänen kertoessaan tätä osaa tarinasta. "Ei edes tämä este pysäyttänyt häntä, sillä hän tiesi tarkalleen mitä hän halusi. Ja hän löysi oman keinonsa tulla raskaaksi keinohedelmöityksen avulla. Kun seuraavan kerran tulin Pariisiin, hän toi mukanaan terveen, ihanan tyttövauvan! Hän sanoi, että se oli sekä muinaisen että modernin tieteen ihme. Ilo ja tyytyväisyys, jota tunsin nähdessäni hänen unelmansa toteutuvan hänen pidellessään tätä kaunista vauvaa sylissään, oli käsittämätöntä! Se oli parempaa kuin Nobel-palkinnon voittaminen."

Dr. Naram ilmaisi kiitollisuutensa mestarilleen, joka opetti hänelle tämän muinaisen tieteen, ja tämän naisen luottamukselle ja sinnikkyydelle, joka tuotti niin hämmästyttäviä tuloksia.

Dr. Naram oli innoissaan antamiensa yrttilääkkeiden ja yksinkertaisten kotirohtojen, kuten juustokuminajauheen, ajwain-jauheen,

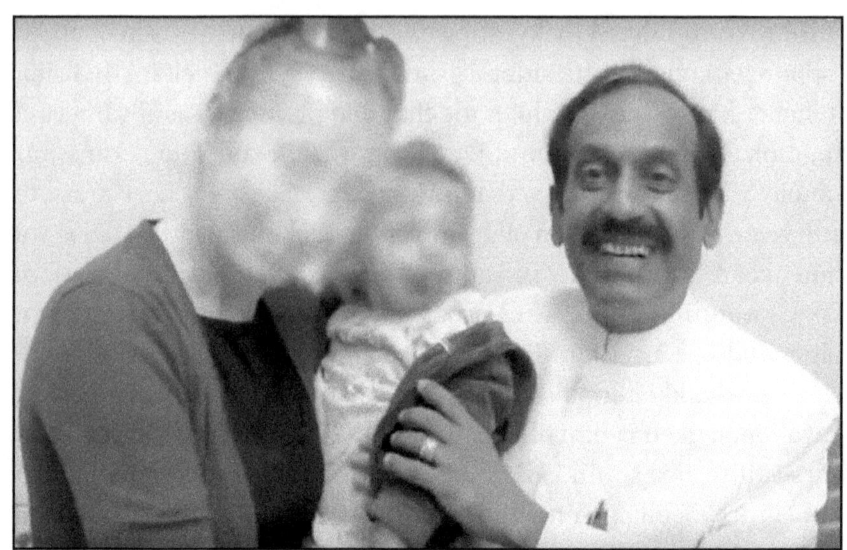

Dr. Naram Pariisissa Hélènen, 52, ja hänen kauniin tyttövauvansa kanssa.
Hän ei halunnut tulla tunnistetuksi, joten häivytimme hänen kuvansa,
mutta hän oli samaa mieltä siitä, että tämä kuva sisälsi niin paljon iloa, että
sen pitäisi olla tässä kirjassa.

hingin, tillinsiemenjauheen, mustasuolan, alunan ja fenkolin voimasta.

"Fenkoli on naisen paras ystävä. Se tukee luonnollisesti hyviä estrogeeni- ja progesteronitasoja."

Dr. Naram korosti hänen mestarinsa opettaneen hänelle: "Kun sinulla on palava halu, suuri usko, sitoutumista ja kurinalaisuutta, kaikki on mahdollista."

Mielessäni pyörivät niin monet kysymykset menetelmistä, joita hän käytti saadakseen tuloksia, ja joiden olin nähnyt toimivan Intiassa, Yhdysvalloissa ja Italiassa. Kun skeptisyyteni ennen oli noin 80-90 prosenttia, se oli nyt noin 30 prosenttia. Kysymykseni ja uteliaisuuteni olivat noin 65 prosenttia. Jäljelle jäänyt 5 prosenttia paljasti, että luottamus tähän muinaiseen parantamismenetelmään oli tunkemassa ajatteluni vastarinnan läpi.

> *"Fenkoli on naisen paras ystävä. Se tukee luonnollisesti hyviä estrogeeni- ja progesteronitasoja."*
>
> –Dr. Naram

"Miten autoitte näitä naisia saamaan kuukautiset uudelleen vaihdevuosien jälkeen?" Kysyin Dr. Naramilta. "Ja mitä tarkalleen ottaen teitte auttaaksenne tuota iäkästä pariskuntaa tulemaan nuorekkaaksi kuin vastanaineet?"

"Haluatko todella tietää?" Dr. Naram kysyi minulta.

"Kyllä!" sanoin.

"Minä todella haluan sinun tietävän. Sydämestäni sydämeesi, Clint. Haluan sinun tietävän, miten tämä toimii."

"Ole kiltti ja kerro minulle."

"Sitä varten sinun on tultava huomenna"*

"Kun sinulla on palava halu, suuri usko, sitoutumista ja kurinalaisuutta, silloin kaikki on mahdollista."

–Baba Ramdas
(Dr. Naramin mestari)

---

* *Bonusmateriaali: Dr. Naram koki, että olisi hyödyllistä antaa lisää taustatietoa ja tukea, joten oppiaksesi Amrapalin salaiset rohdot ja miten tämä iäkäs pariskunta pysyi niin nuorekkaana, katso kirjan liite ja ilmaiset videot MyAncientSecrets.com-jäsensivustolla.*

Omat muistiinpanosi

Syventääksesi lukemaasi, varaa muutama minuutti vastataksesi itsellesi seuraaviin kysymyksiin:

Mitä polttavia toiveita sinulla on, jotka joidenkin mielestä saattavat tuntua mahdottomilta? (Jos et tuomitse itseäsi tai toiveitasi oikeiksi tai vääriksi, hyviksi tai pahoiksi, mahdollisiksi tai mahdottomiksi, etkä välitä siitä, mitä muut asiasta ajattelevat, niin mitä huomaat, että todella haluat?)

____

____

____

____

____

____

Mitä muita ajatuksia, kysymyksiä tai oivalluksia tämä luku herätti sinussa?

____

____

____

____

____

LUKU II

Salainen Ruokavalio Jolla Elää Yli 125-vuotiaaksi?

Tulevaisuuden lääkäri ei määrää lääkkeitä, vaan saa potilaan kiinnostumaan ihmisen kehon hoidosta, ruokavaliosta sekä sairauksien syistä ja ennaltaehkäisystä.

–Thomas Jefferson (Yhdysvaltojen 3. presidentti, itsenäisyysjulistuksen laatija)

Seuraavana päivänä puhuin Simone Rossi Dorian kanssa, joka koordinoi Dr. Naramin kiertuetta.. "Italia oli ensimmäinen maa Intian ulkopuolella, jonne Dr. Naram toi muinaisen parantamisjärjestelmänsä. Siitä on yli kaksikymmentäviisi vuotta", hän sanoi ylpeänä. Dr. Naramin luona kävi tosiaan noin yhdeksänkymmentäviisi ihmistä sinä päivänä, jolloin olin hänen klinikallaan Milanossa. Miten kaikki nämä italialaiset tiesivät hänestä? "Viidakkorumpu, sähköpostilistat ja sanomalehtiartikkelit levittivät sanaa", Simone kertoi minulle.

Hän kertoi, että tuhannet ja taas tuhannet italialaiset yli kuudestakymmenestä kaupungista ovat jo saaneet apua Dr. Naramin vastaanotoilta. Dr. Naram oli kouluttanut useita italialaisia lääkäreitä muinaisiin menetelmiin, ja kaikki tämä alkoi Simonen siskosta, Susista.

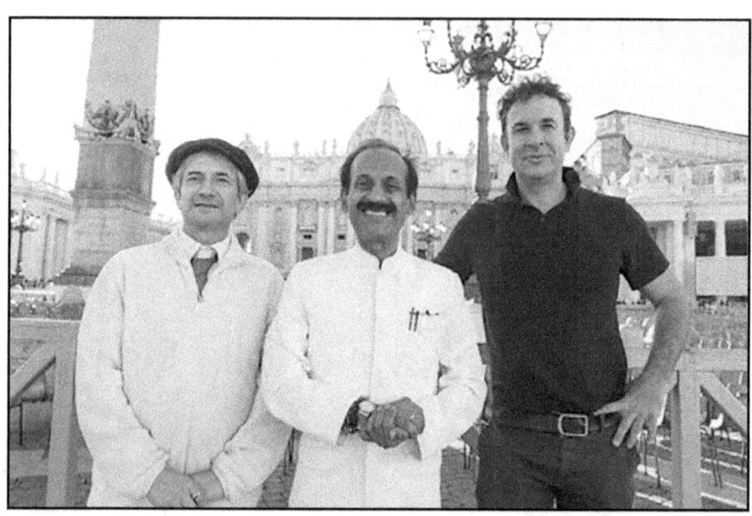

Dr. Giovanni, Dr. Naram ja Simone Vatikaanin edessä.

Tapasin Susin ja heidän äitinsä ruokatauolla myöhemmin samana päivänä. Susi oli huomaavainen nainen, jolla oli paljon elämänkokemusta johtuen hänen avoimesta asenteestaan ja rakkaudesta matkailuun. Pucci, heidän äitinsä, oli täynnä energiaa, innostunut ja eloisan ilmeikäs. Pucci oli alun perin kotoisin Englannista, mutta oli mennyt naimisiin italialaisen kanssa ja asunut Italiassa niin kauan, että puhui nyt sujuvasti italiaa.

Susi ja Dr. Naramin isä olivat samaan aikaan Sathya Sai Baban ashramissa Intiassa vuonna 1987. Eräänä päivänä Dr. Naram meni sinne tapaamaan isäänsä. Ryhmä italialaisia kiinnostui hänestä ja hänen työstään, ja Susi toimi tulkkina heille. Kun Susi pyysi Dr. Naramia lukemaan pulssinsa, tämä diagnosoi maksavaivan ja kertoi, että Susilla oli hepatiitti A. Susi ei uskonut häntä ja väitti voivansa hyvin. Kymmenen päivää myöhemmin hänen silmänsä muuttuivat keltaisiksi.

Susin äiti sanoi: "Susi luuli saaneensa ruokamyrkytyksen kalasta, jota hän oli syönyt ennen Italiasta lähtöä. Hän meni verikokeeseen, joka vahvisti, että hänellä oli hepatiitti A. Hän ei voinut uskoa, että Dr. Naram tiesi sen jo kauan ennen verikoetta, vain tarkistamalla hänen pulssinsa. Miten hän saattoi tietää?"

Susi selitti, miten hän ymmärsi nyt jälkikäteen mistä menetelmässä oli kyse. "Sen sijaan, että hän ottaisi verikokeen ja tekisi tutkimuksia, hän lukee pulssin signaalit. Pulssi-diagnoosin avulla Dr. Naram pystyy ymmärtämään, mikä kehossasi on vialla. Tiedän, että monet lääkärit suhtautuvat tähän epäilevästi, mutta olen nähnyt monia kaltaisiani, jotka kävivät Dr. Naramin luona ja kokivat saman. Hänen tapaamisensa jälkeen he kävivät verikokeissa ja muissa tutkimuksissa, jotka vahvistivat sen, minkä hän oli jo diagnosoinut pelkän pulssin avulla. Tämän taidon hallitseminen vie monta vuotta, koska se on sekä taidetta että tiedettä. Sormien kautta voi tuntea, millä tasolla vata, pitta ja kapha ovat. Voi tuntea epätasapainon, ja kun menee syvemmälle, voi löytää mahdollisen tukoksen ja paikallistaa sen."

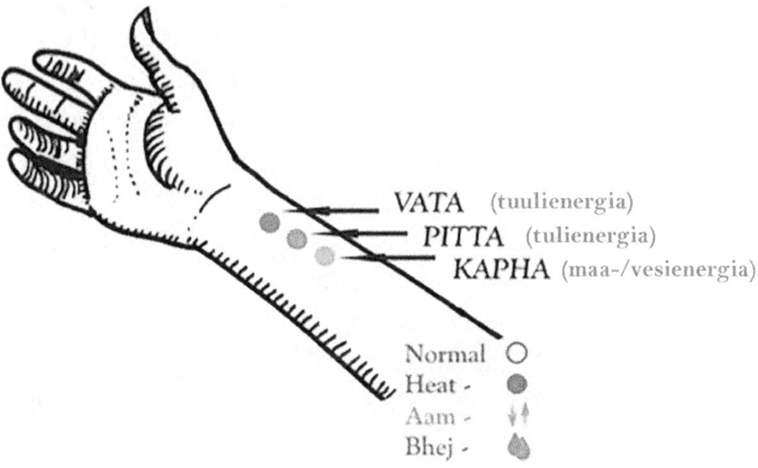

Kaavio joistakin peruselementeistä, jotka voidaan havaita pulssia mitattaessa. Pulssin voimakkuus, kuvio ja nopeus kussakin pisteessä osoittaa mahdollisia epätasapainotiloja ja tukoksia henkilön järjestelmässä. Nämä tukokset ja epätasapainotilat liittyvät fyysisiin, henkisiin ja/tai emotionaalisiin ongelmiin, joita henkilöllä on tai todennäköisesti tulee olemaan tulevaisuudessa.

Dr. Giovanni oli jo selittänyt minulle doshien käsitteen, ja omien tutkimusteni kautta tiesin, että Susi puhui kehon elementeistä, joihin sekä Siddha-Vedan että ayurvedan lähestymistapa parantamisessa perustuu. Vata on tuulen energiaa, pitta on tulta, ja kapha on vettä/maata. Jokaisen ihmisen kehotyyppi on erilainen riippuen siitä, mikä ominaisuus tai ominaisuuksien yhdistelmä on vallitseva. Sen perusteella, miten ne ilmenevät pulssissa, voidaan havaita epätasapaino ja diagnosoida sairauksia.

Susin oli tarkoitus lentää seuraavana päivänä kotiin Italiaan, mutta Dr. Naram ja hänen vaimonsa Smita suostuttelivat hänet jäämään heidän kotiinsa, koska hän oli liian heikko lentämään. Näin hän sai tilaisuuden muuttaa ruokavaliotaan ja ottaa Dr. Naramin hänelle laatimia yrttirohtoja.

Vaikka useimmat ihmiset voivat ratkaista monia haasteitaan lähtemättä minnekään, ääritapauksissa tai jos joku haluaa nopeampaa nopeampia tuloksia, hän voi mennä *panchakarmaan* tai *asthakarmaan*. Molemmat ovat monipuolisia puhdistusmenetelmiä kehon ydinjärjestelmien uudelleenrakentamiseksi. *Karma* tarkoittaa "menetelmää" ja *pancha* tarkoittaa "viittä". Panchakarma koostuu viidestä toimenpiteestä, joiden tarkoituksena on poistaa myrkkyjä kehosta. Asthakarmassa on kahdeksan toimenpidettä eli kolme lisävaihetta, joilla keho puhdistetaan ja tasapainotetaan perusteellisesti.

Susin kertoessa olostaan Intiassa ja siitä, miten hyvää hoitoa hän sai Dr. Naramin ja hänen vaimonsa Smitan luona, ajattelin isääni. Kaksi viikkoa aiemmin olin soittanut hänelle ja saanut tietää, että hän oli saanut yrttirohtotoimituksen. Pelkästään muuttamalla ruokavaliotaan ja ottamalla yrttejä säännöllisesti hän tunsi kipujen vähentyneen, hänellä oli jonkin verran enemmän energiaa ja se antoi hänelle toivoa. Hän yllätti minut sanomalla: "Poikani, luulen, että ajatus lentomatkasta Intiaan alkaa muotoutua päässäni". Varasin välittömästi hänelle lennon ja paikan Dr. Naramin suosittelemaa, kuukauden mittaista panchakarma-hoitoa varten Mumbaissa sijaitsevalta Ayushakti-klinikalta. Suunnilleen samaan aikaan, kun saavuin Italiaan, isäni laskeutui Intiaan. Lento oli hänelle raskas. Hän oli niin heikko noustessaan koneesta Mumbaissa, että kahden ystävällisen muslimiherran, joiden kanssa hän oli lentänyt, oli tuettava häntä, jotta hän ei kaatuisi. Olin kiitollinen, kun sain hänen sähköpostiviestinsä, jossa hän kertoi, että hänestä tuntui kuin enkelit olisivat pitäneet hänestä huolta, ja että hän oli asettunut klinikalle. Olin myös huolissani siitä, millainen hänen kokemuksensa olisi jatkossa.

Italiassa kuulin Susin kertovan, että jo parin viikon hoidon jälkeen hän oli parantunut riittävästi Dr. Naramin hänelle antaman erityisruokavalion ja yrttien avulla, jotta hän saattoi lähteä kotiin. Kun hän saapui takaisin Italiaan, hänen ensimmäinen verikokeensa osoitti jotain merkittävää: hänen maksansa oli terve.

"Lääkärini Italiassa kertoivat minulle, että tällaisesta ruoan aiheuttamasta myrkytyksestä toipuminen kestää yleensä useita kuukausia", hän sanoi. "Kun he testasivat minut kuukauden kuluttua ja näkivät, että maksani toimi täydellisesti, he hämmästyivät. Kerroin heille Dr. Naramin syvällisemmistä menetelmistä, hänen ikivanhoista rohdoistaan, kasviperäisistä ravintolisistä ja ruokavaliosuosituksista, ja he halusivat oppia lisää."

Kiitokseksi avusta Susi kutsui Dr. Naramin Italiaan pitämään seminaarin parantamismenetelmistään. Kesti tovin löytää sopivaa aikaa, mutta Susin sinnikkäiden pyyntöjen ansiosta hän suostui. Dr. Naram ja hänen vaimonsa Smita saapuivat Italiaan vuonna 1988 toukokuun 4. päivänä, Dr. Naramin syntymäpäivänä.

Intiasta Italiaan

Dr. Naram käveli huoneeseen hakemaan mung-keittoa ja näki meidät siellä. Susi sanoi: "Kerromme Clintille ensimmäisestä vierailustasi Italiassa."

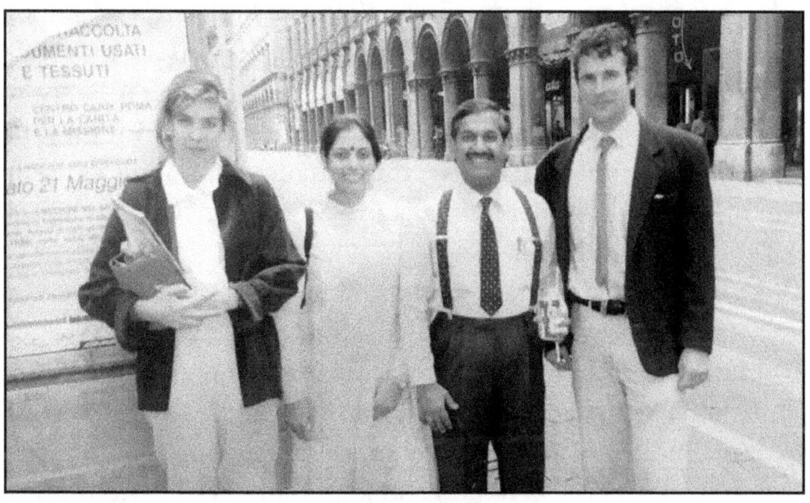

Dr. Naram on ensimmäistä kertaa Italiassa vaimonsa Smitan, Susin ja Simone Rossi Dorian kanssa. (1988)

Dr. Naram nauroi ja sanoi: "Se oli ensimmäinen vierailuni Euroopassa, ja kaikki tuntui oudolta verrattuna Intiaan. Kukaan ei puhunut englantia, ja kun aloin puhua Susin järjestämässä seminaarissa, kaikki katsoivat minua oudosti."

Susi käänsi, ja Dr. Naram kysyi yleisöltä, oliko kukaan kuullut Siddha-Vedasta tai Ayurvedasta aiemmin. Kukaan ei nostanut kättään. Hän kysyi, olivatko he kiinnostuneita, eikä yksikään käsi noussut. Tämä sai hänet hieman hermostumaan, joten hän esitti toisen kysymyksen: "Kuinka moni teistä on kiinnostunut elämään jopa sata vuotiaaksi?". Vain yksi henkilö nosti kätensä. Dr. Naram oli epätoivoinen, mutta Susi rohkaisi häntä kertomaan henkilökohtaisen parantumistarinansa, ja niin hän teki. Dr. Naram kertoi 115 vuotta nuoren mestarinsa tapaamisesta ja siitä, miten osa hänen pitkän elämänsä salaisuutta oli se, että hän vältteli enimmäkseen juustoa, tomaatteja, vehnätuotteita ja alkoholia.

Yleisö räjähti. Yksi mies nousi ylös ja huusi: "Mitä? Ei viiniä, ei juustoa, ei pastaa? Tämä ei ole hyväksyttävää!" Joku toinen lisäsi: "Kauheaa! Syön juustoa, pastaa ja pizzaa joka päivä! Ja juon viiniä."

Dr. Naramin kertoessa tätä tarinaa, hän laski mung-keittonsa pöydälle, jotta hän saattoi heiluttaa molempia käsiään ja puhua muka-italialaisella aksentilla intialaisen aksenttinsa päälle, mikä oli hulvatonta. Nyt hän ymmärsi italialaista kulttuuria paremmin ja saattoi nauraa vuosia sitten tapahtuneelle kiusalliselle tilanteelle.

"Olin lähtenyt Intiasta ensimmäistä kertaa jakamaan salaisuuksiani, ja näytti siltä, ettei kukaan ollut kiinnostunut. En puhunut kieltä, mutta ymmärsin, että se, mitä sanoin ei toiminut ja uskoni alkoi hiipua." Hän katsoi minua ja kysyi: "No niin, Clint, mitä sinä tekisit?" Ravistin päätäni.

"Nyt minua hymyilyttää, mutta sillä hetkellä en hymyillyt. Olin hyvin hämmentynyt ja mietin, teinkö virheen tullessani Italiaan. Päätin puhua mestaristani, näytin kuvia ja kerroin, miten tapasin hänet ja opiskelin hänen kanssaan. Ja usko tai älä, mutta jotain ihmeellistä tapahtui. Puhuin noin puolitoista tuntia, sitten lopetin puhumisen ja odotin. Sitten eräs henkilö nosti kätensä ja kysyi: 'Milloin voin näyttää teille pulssini?'"

Dr. Naram kysyi: "Kuinka moni teistä haluaa minun lukevan pulssinne?". Useimmat huoneessa olijat nostivat kätensä ylös, mikä oli suuri yllätys sekä Dr. Naramille että Susille.

"Ensimmäisenä päivänä kuusitoista ihmistä ilmoittautui pulssi-luentakonsultaatioon. Toisena päivänä, näiden ihmisten kerrottua muille kokemastaan, odottajia oli kolmekymmentäkaksi. Kolmantena päivänä määrä oli kaksinkertaistunut kuuteenkymmeneenneljään."

Dr. Naram kertoi, että hänen oli tarkoitus olla Italiassa vain kaksi päivää, mutta hän jäi lopulta kuudeksi päiväksi, eikä sekään aika riittänyt kaikkien tapaamiseen. Niinpä hänet kutsuttiin uudelleen puhumaan muihin kaupunkeihin.

"Siitä on useita vuosikymmeniä. Sen jälkeen olen nähnyt täällä tuhansia ihmisiä. Olen kouluttanut monia lääkäreitä, kuten Dr. Giovannin, tohtori Liscianin, tohtori Chiromaestron, tohtori Lidianan, tohtori Alberton, tohtori Antonellan, tohtori Catian, tohtori Guidon ja Claudion. Monen ihmisen elämä on muuttunut parempaan suuntaan. He ovat terveempiä ja onnellisempia."

Dr. Naram kertoi minulle saksalaisesta Alexanderista, joka matkusti Italiaan tapaamaan häntä. Alexander toi mukanaan muitakin. Pian he joutuivat vuokraamaan bussin, kunnes lopulta Dr. Naram hyväksyi

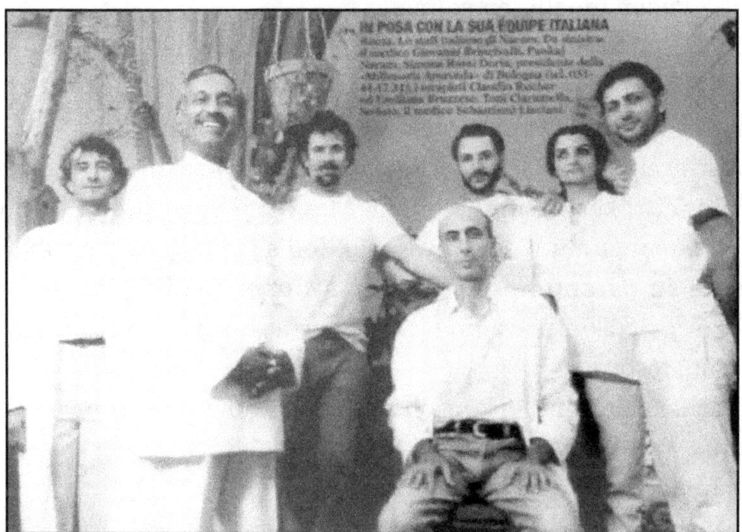

Oggi-lehden kuva Dr. Naramista ja monista hänen kouluttamastaan italialaisista lääkäreistä.

> *"Tehtäväni on tuoda tämä muinainen parantava järjestelmä jokaiseen kotiin ja jokaisen sydämeen."*
>
> –Dr. Naram

Alexanderin kutsun tulla Saksaan. Sitten tulivat kutsut Ranskaan, Sveitsiin, Itävaltaan, Hollantiin, Yhdistyneeseen kuningaskuntaan, Yhdysvaltoihin, Kanadaan ja moniin muihin maihin.

"Kun mestarini auttoi minua ymmärtämään että tehtäväni oli tuoda tämä muinainen parantava järjestelmä jokaiseen kotiin ja jokaiseen sydämeen maan päällä, en uskonut sitä. Tuohon aikaan minulla ei ollut edes yhtä potilasta. Mutta kun tämä syvemmän paranemisen liike alkoi valloittaa Eurooppaa, aloin luottaa siihen, että mestarini näki jotain, mitä minä en nähnyt. Ja se vain jatkuu. Tämä syvemmän parantumisen hiljainen vallankumous on saanut kipinän, joka on nyt muuttumassa roihuksi.

Susi puuttui keskusteluun. "Dr. Naram opettaa, miten pitää huolta kehostaan ennen kuin sairastuu - miten syödä oikeanlaista ruokaa, mitä kasviperäisiä lisäravinteita kannattaa ottaa ja millaista elämäntapaa kannattaa noudattaa: miten nukkua oikein, miten liikkua, miten tehdä töitä ja miten varata aikaa rukoukselle tai meditaatiolle. Kun tiedät, mitä tehdä ja mitä olla tekemättä, et sairastu. Tässä on Siddha-Vedan todellinen voima."

Dr. Naram sanoi: "Susi paljasti sinulle joitakin hyvin tärkeitä salaisuuksia. Eilen kysyit, miten olen auttanut naisia saamaan kuukautiset takaisin tai mitä annoin kahdeksankymppiselle pariskunnalle, jotta he saisivat elinvoimaisen nuoruutensa takaisin, eikö niin?" Nyökkäsin.

"Hän juuri kertoi sinulle miten! Mestarini opetti minulle, miten nämä ja monet muut asiat ovat mahdollisia Siddha-Vedan kuuden syvemmän parantumisen salaisen avaimen avulla. Tiedätkö nyt, mitkä ovat nuo kuusi avainta?" Aloin hermostua ja mietin, oliko tämä taas joku testi.

"Sinä kerroit minulle kotirohdoista, yrttirohdoista ja marmaasta", sanoin.

"Ja mitkä ovat ne kolme muuta?"

Onneksi Susi oli innostunut jakamaan ne jälleen, joten minun ei tarvinnut arvata: "ruokavalio, panchakarma tai asthakarma ja elämäntapa".

Dr. Naram jatkoi: " Siddha-Veda-perinteemme, 'koulukuntamme', käyttää näitä muinaisia tehokkaita parantamisen avaimia, tuottaakseen tuloksia, jotka näyttävät nykymaailmassa ihmeiltä. Ne perustuvat kuitenkin ajan myötä testattuihin periaatteisiin sekä prosesseihin ja ne tuottavat ennustettavia, pitkäaikaisia ja myrkyttömiä tuloksia. Nämä avaimet auttoivat mestariani elämään 125-vuotiaaksi. Niissä ei ole kyse pikaratkaisusta vaan pikemminkin syvemmästä paranemisesta."

Minusta oli kiehtovaa, että yksi hänen paranemisensa avaimista oli ruokavalio. "Mutta miten ruokavalio on 'salaisuus'?" Kysyin. "Kaikki syövät ruokaa."

Susi sanoi: "Ehkä se on yksi niistä 'salaisuuksista', jotka ovat koko ajan edessäsi, mutta jota et huomaa, ennen kuin joku huomauttaa siitä."

Dr. Naram lisäsi: "Kyllä, kaikki ihmiset syövät ruokaa. Mutta he eivät yleensä tiedä, mitkä ruoka-aineet tuottavat kestävää terveyttä, rajattomasti energiaa ja mielenrauhaa ja mitkä taas heikentävät terveyttä, vievät energiaa ja aiheuttavat pelkoa ja negatiivisia tunteita. Tiedätkö, mitkä ruoat voivat olla lääkkeitä yhdelle keholle ja kuitenkin myrkkyä toiselle? Tiedätkö, mitkä ruoat ravitsevat aivojasi, lisäävät muistin voimaa ja edistävät positiivisia tunteita?"

Ravistin päätäni *kieltävästi* jokaisen kysymyksen kohdalla, ja hän jatkoi: "Tiedätkö, mihin vuorokaudenaikoihin on parasta syödä ja kuinka paljon, tai mitä ruokia kannattaa yhdistää keskenään ja mitä ei? Tiedätkö, mitkä ruoat voivat vahvistaa immuniteettiasi jotta et sairastu, tai mitkä ruoat vähentävät *agniasi* (ruoansulatuksen voimaa) tai *balaasi* (elinvoimaa)? Tiedätkö, mitä ruoka-aineita kannattaa välttää, kun olet toipumassa sairaudesta ja mitkä ruoka-aineet auttavat edistämään syvempää parantumistasi? Näiden salaisuuksien tunteminen ja niiden soveltaminen käytännössä voi auttaa jotakuta saamaan kuukautiset uudelleen vaihdevuosien jälkeen, parantamaan hepatiitin, ravitsemaan munuaisia, tukemaan autistisen lapsen paranemista tai pysymään elinvoimaisen nuorena jopa kahdeksankymppisenä!"

"Ruokaan liittyy niin paljon erilaisia filosofioita", sanoin. "Mistä tiedän, kuka on oikeassa?"

"Clint, mestarini opetti minulle tämän salaisuuden. Älä välitä siitä, kuka on oikeassa. Keskity vain siihen, mikä toimii."

> *"Muuttamalla ruokavaliosi voit muuttaa tulevaisuuttasi."*
> –Dr. Naram

Susi lisäsi: "Kyllä, on olemassa paljon erilaisia teorioita siitä, mikä on terveellinen ruokavalio, mitä syödä ja mitä ei, mutta hyvin harvat ovat osoittaneet tällaisia pitkäaikaisia tuloksia niitä noudattavilla ihmisillä."

Dr. Naram sanoi: "Opin mestariltani niin tehokkaita salaisuuksia ruokavaliosta, että ne voivat muuttaa kenen tahansa elämän. Ainakin ne voivat muuttaa niiden elämän, jotka haluavat jotain muuta kuin pikaratkaisun yleiseen epäterveelliseen elämäntapaan. Nämä salaisuudet ovat kultaa niille, jotka sitoutuvat pitkäaikaiseen, myrkyttömään ja syvempään paranemiseen."

"Ja mitä ruokavaliosalaisuuksia opit mestariltasi?" kysyin.

"Erittäin hyvä kysymys. Halusin selvittää, mitä hän teki elääkseen yli satavuotiaaksi pysyen niin nuorekkaana?". Mitä hän teki eri tavalla kuin useimmat ihmiset, jotka alkavat tuntea itsensä vanhaksi jo viisikymppisinä? Mitä hän suositteli muille, joka tuotti niin hämmästyttäviä tuloksia heidän elämäänsä ja jota he eivät saaneet "pikamenetelmillä"? Yksi suurimmista hänen opettamistaan eroista oli ruokavaliossamme."

"Niin, mutta mitä hän opetti sinulle ruoasta?"

Dr. Naram katsoi suoraan minuun. "Hän opetti minulle, että muuttamalla ruokavaliosi, voit muuttaa tulevaisuutesi."

Se oli vahvasti sanottu. Halusin muuttaa sekä omaa että isäni tulevaisuutta, mutta en ollut varma, miten meidän piti muuttaa ruokavaliotamme. "Kyllä", sanoin, "uskon sinua. Mutta mitä tarkalleen ottaen minun pitäisi syödä ja mitä minun pitäisi välttää?"

"Se on miljardin euron kysymys", Dr. Naram sanoi syötyään keittonsa loppuun ja kävellessään hitaasti ovelle. "Minun on nyt mentävä takaisin tapaamaan ihmisiä, mutta olen hyvin iloinen, että kysyt tuon kysymyksen. Jos opit mitä ruokia kannattaa syödä ja mitä välttää, se voi muuttaa elämääsi. Saat voiman tietää, mikä tekee sinut sairaaksi, mikä tekee sinut terveeksi, mikä auttaa sinua parantumaan syvästi ja mikä voi auttaa sinua elämään yli satavuotiaaksi ja säteillä terveyttä, rajatonta energiaa ja mielenrauhaa."

"Olkaa kiltti, Dr. Naram, kertokaa minulle. Mitä minun pitää tehdä?"

"Tule huomenna."

Ja niin hän käveli ulos huoneesta ja palasi tapaamaan potilaita.

Niinkö? ajattelin. Susi ja hänen äitinsä kutsuttiin myös takaisin vastaanotto-alueelle auttamaan, ja minä jäin yksin ajatusteni kanssa.

Pohdin viimeaikaisia keskusteluja isäni kanssa. Jo ennen Intiaan lähtöä hän teki suuria muutoksia ruokavalioonsa Dr. Naramin suositusten mukaisesti. Isäni tyypillinen ruokavalio suurimman osan hänen elämästään oli aamiaiseksi muroja ja maitoa tai pekonia ja munia. Lounaaksi hän söi juustovoileipiä vehnäleivällä ja perunalastuja. Illalliseksi hän söi lihaa ja perunoita ja joi lasillisen maitoa. Juuri näitä ruokia Dr. Naram suositteli välttämään. Aluksi isäni ihmetteli, mitä hän *voisi* syödä, mutta pian hän muutti ruokavalionsa täysin. Hän lopetti vehnä- ja maitotuotteiden sekä lähes kaiken lihan syömisen ja alkoi syödä keitettyjä vihreitä lehtivihanneksia ja paljon mungpapu keittoa.

Vaikka hän epäili aluksi, hän löysi pian tyydytystä vaihtoehdoista, joita hän ei ollut koskaan aiemmin harkinnut. Onneksi hän huomasi, että oli olemassa valtava valikoima maukkaita ja terveellisiä ruokia, joiden olemassaolosta hän ei tiennytkään ja monet niistä oli helppo valmistaa. Isäni löysi korvaavia ruokia vanhoille suosikkiruoilleen ja uusia reseptejä, joista hän aidosti nautti. Suosikki oli Dr. Naramin salainen mungpapu-keittoresepti. Se sisälsi runsaasti proteiinia, laski tulehdusta, antoi paljon energiaa ja jätti silti hänelle kevyen olon. Opimme myös, että mungpavun sulattamiseen tarvittava ruoansulatusprosessi auttaa samalla kehoa poistamaan ei-toivottuja myrkkyjä. Kaikki Dr. Naramin yli satavuotiaiksi eläneet mestarit söivät mungpapuja ja paljon gheetä. Hän oli antanut isälleni muinaisten mestareiden reseptin herkullisen gheen valmistamiseen. Dr. Naram kutsui gheetä "maagiseksi", koska se auttaa tehokkaasti tasapainottamaan kaikki kolme doshatyyppiä.

Päiväkirjani merkintöjä
Dr. Naramin mahtava Mungpapu-keittoresepti*

Parantavat mungpavut ovat ravitsevia, poistavat myrkkyjä kehosta ja auttavat tasapainottamaan kaikkia 3 *doshaa* (elämän elementtejä). Mungpavut auttavat poistamaan *amaa* (kuonaa), jota huono ruokavalio, liikunnan puute ja istuva elämäntapa ovat aiheuttaneet kehoon ajan myötä. Monia näistä ainesosista voi ostaa verkosta tai aasialaisista/intialaisista ruokakaupoista.

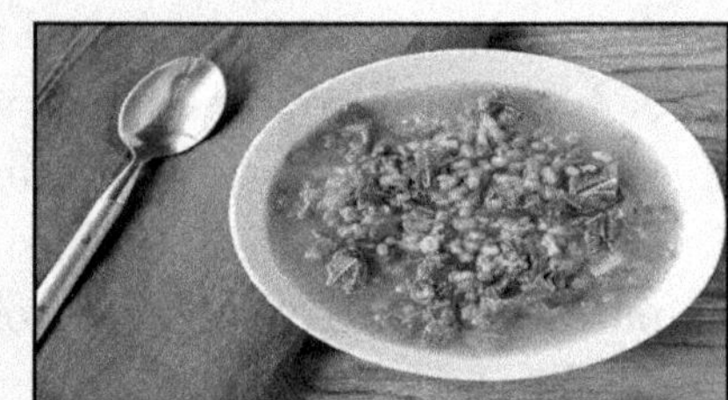

Ainesosat:

- 2 ½ dl kokonaisia vihreitä kuivattuja yön yli liotettuja mung-papuja, ½ l vettä + 1½ tl suolaa.

- 1 rkl puhdasta lehmän gheetä tai auringonkukkaöljyä,

- 1 tl mustia sinapinsiemeniä.

- 2 hyppysellistä hingiä (asafoetida),

- 1 laakerinlehti

- ½ tl kurkumajauhetta,

- 1 tl juustokuminajauhetta,

- 1 tl korianterijauhetta,

- 1 ripaus mustapippuria

- 1½ tl tuoretta raastettua inkivääriä

- ½-1 tl tai 1 tuore hienonnettu valkosipulinkynsi

- ½ l vettä - lisätään keittoa varten, kun pavut ovat kypsiä, 3 palaa Kokumia.

- Suolaa maun mukaan tarjoilun yhteydessä

Halutessa: 2 1/2 dl hienonnettua kuorittua porkkanaa, 2 1/2 dl kuutioitua selleriä.

VALMISTELUVAIHEET:

1. Huuhtele, poista mahdolliset roskat ja liota mungpavut vedessä yön yli.

2. Valuta mungpavut, lisää vesi ja suola ja keitä sitten painekattilassa pehmeiksi, noin 25 minuuttia, painekattilasta riippuen. (Papujen on hajottava.)

3. Tavallisessa syvässä kattilassa papujen kypsyminen kestää 40-45 minuuttia. Kuumenna kiehuvaksi, vähennä sitten lämpöä miedoksi, pidä kansi päällä tai hieman raollaan. Lisää kokum, porkkanat ja selleri 25 minuutin kuluttua.

4. Papujen kypsyessä, noin 20 minuutin kuluttua, kuumenna öljy tai sulata ghee erillisessä syvässä kattilassa keskilämmöllä. Lisää sinapinsiemenet.

5. Kun siemenet alkavat poksahdella, lisää hing, laakerinlehti, kurkuma, kumina, korianteri, inkivääri, valkosipuli ja ripaus mustapippuria ja sekoita varovasti.

6. Käännä lämpö nopeasti alhaisimmalle tasolle. Hauduta noin 10 minuuttia - älä anna palaa.

7. Lisää keitetyt pavut ja ½ l vettä kattilaan, jossa mausteet hautuvat.

8. Kiehauta ja hauduta vielä 5-10 minuuttia. Nauti! Voidaan tarjoilla basmatiriisin kanssa.

*Bonusmateriaali: Tutustu ilmaisella MyAncientSecrets.com jäsensivustolla miten valmistaa tämä mungpapu-keitto monella eri herkullisella tavalla ja saat samalla muita maukkaita reseptejä ruokavalion salaisuuksiin.

Hetkinen, miten niin, "Ei pizzaa"?

Vaikka nautin kuulla Susin kokemuksista, mieleni kompastui siihen kohtaan, jossa hän sanoi Dr. Naramin suosittelevan, että ihmiset lopettavat pizzan, pastan, juuston, vehnän ja maitotuotteiden syömisen. Rakastin niitä. Millaista elämä olisi ilman pizzaa? Entä gelato? Miksi Dr. Naram piti näitä ruokia ongelmallisina?

Tein hieman tutkimusta ja tutustuin tohtori Joel Fuhrmanin, tohtori Baxter Montgomeryn ja useiden muiden amerikkalaisten ja eurooppalaisten lääkäreiden työhön. Heidän tutkimuksensa vastasivat joihinkin kysymyksiini. Niistä kävi ilmi kiistattomia todisteita kasvipohjaisen ruokavalion eduista. Esimerkiksi osassa heidän tutkimuksissaan dokumentoitiin kasvipohjaisen ruokavalion vaikutuksista ihmisiin, joilla oli vakavia sydänongelmia ja valtimotukkeutumia. Länsimaiset lääkärit asettavat yleensä stentin verisuonen avaamiseksi tai ohittavat tukoksen kirurgisesti. Isälläni oli jo kaksi stenttiä ja useita suosituksia ohitusleikkauksesta. Tutkimukset osoittivat, että siirtymällä kasvispainotteiseen ruokavalioon ja harrastamalla enemmän liikuntaa ihmiset pystyivät vähentämään vähentää plakin määrää valtimoissaan ja joissakin tapauksissa poistaa sen kokonaan.

Dr. Naram oli sanonut: "Jos muutat ruokasi, voit muuttaa tulevaisuutesi."

Voisiko olla mahdollista, että ruoalla oli niin suuri vaikutus elämäämme? Onko sillä, mitä suuhumme laitamme, niin suuri vaikutus terveyteemme? Yhteys voi tuntua itsestään selvältä muille, mutta minulle se oli uutta.

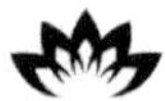

Voiko syömäsi ruoka parantaa muistia?

Eräällä klinikalla Italiassa tapasin Steven-nimisen asianajajan, joka kärsi ihoallergioista ja astmasta. Hän kertoi minulle, että hänen äitinsä, isänsä ja veljensä olivat kaikki lääkäreitä, joten hän ajatteli,

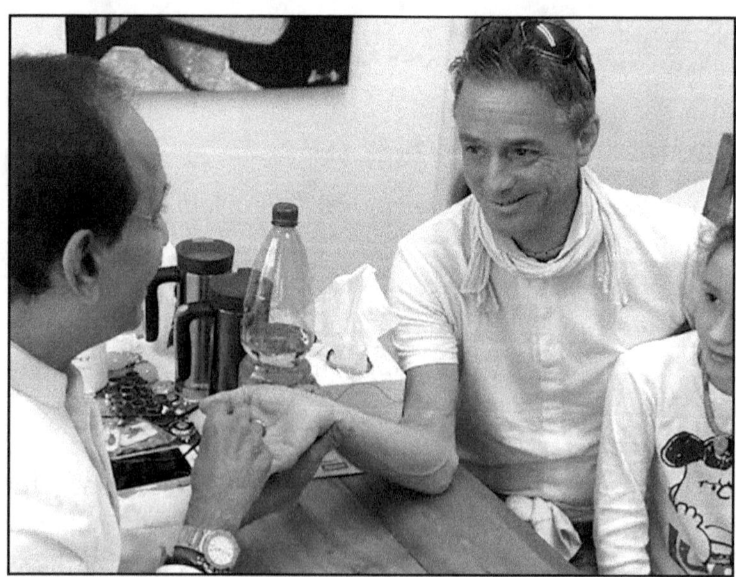

Dr. Naram lukee Stevenin pulssia.

että heillä olisi ratkaisu hänen ongelmiinsa. Valitettavasti he eivät löytäneet keinoa auttaa häntä. Kaikella, mitä he kokeilivat, oli kamalia sivuvaikutuksia. Dr. Naram oli ensimmäinen, joka auttoi häntä ymmärtämään, että hänen astmansa ei alkanut keuhkoista vaan ruoansulatuksesta. Steven oppi, mitä syödä ja mitä välttää, ja mitä kotirohtoja ja kasviperäisiä lisäravinteita hänen tuli käyttää. Hän sanoi, että hänen koko elämänsä muuttui, kun ihoallergiat ja astma katosivat. Lisäbonuksena hänen muistinsakin parani.

"Kun tapasin Dr. Naramin", Steven kertoi, "opiskelin ensimmäistä vuotta oikeustieteellisessä ja luin paksuja ja monimutkaisia lakikirjoja sekä tuhansia artikkeleita. Oli vaikea keskittyä. Dr. Naram antoi minulle ruokavaliosuosituksia ja tiettyjä rohtoja, jotka auttoivat parantamaan muistiani. Pystyin ymmärtämään ja muistamaan paljon paremmin kuin ennen. Koetulokseni paranivat. Mieleni rauhoittui, jolloin oli helpompi keskittyä ja aivojeni säilöä tietoa. Tämä auttoi minua etenemään yliopistossa."

Steven totesi: "Dr. Naramin muisti on myös hämmästyttävä. Hän muistaa, mitä kerroin hänelle monta vuotta sitten, vaikka hän on nähnyt tuhansia potilaita sen jälkeen. Näen hänet ja sen, miltä hän

Päiväkirjani merkintöjä

Muinainen parantava salaisuus muistin parantamiseksi*

Marmaa Shakti - Paina vasemman käden etusormella pistettä vasemman käden peukalon tyvessä kuusi (6) kertaa useita kertoja päivässä.

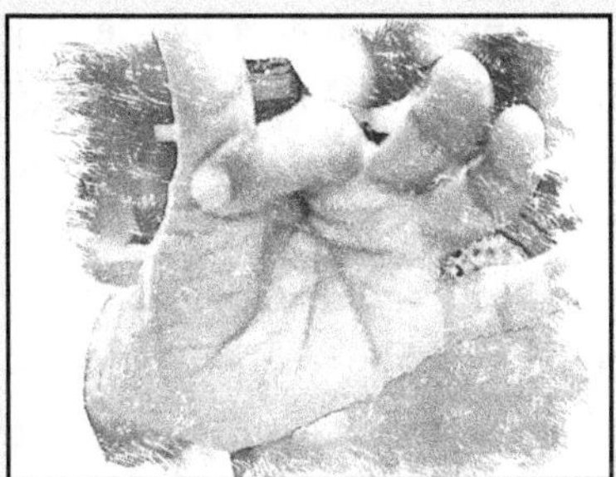

*Bonusmateriaali: Nähdäksesi, miten marmaa tehdään ja oppiaksesi muita muistia parantavia salaisuuksia, vieraile ilmaisella MyAncientSecrets.com-jäsenyyssivustolla.

näyttää ja miten hänen mielensä toimii. On kuin aika ei vierisi hänen kohdallaan lainkaan!"

Steven myönsi minulle, että joskus hän jätti noudattamatta ruokavaliosuosituksia täysin, mutta oli kiitollinen siitä, että kun hän tunsi itsensä sairaaksi, hän tiesi syyn ja tiesi, miten muuttaa tilanne. Hän sanoi, että silloin kun hän ei tiennyt, hänellä ei ollut edes mahdollisuutta valita terveellistä vaihtoehtoa. Nyt hänellä oli valinnanvapaus.

Ruokasalaisuudet, joita useimmat mestarit eivät kerro

Juuri kun luulin alkavani ymmärtää ruokavalion ja terveyden välistä suhdetta, Dr. Naram sekoitti pääni. Tauon aikana hän sanoi joulupukin tapaamista odottavan lapsen innolla: " Clint, tule minun ja Dr. Giovannin kanssa!". Minun täytyy viedä sinut erääseen paikkaan!"

"Minne?" kysyin.

" Italian parhaalle pizzalle!"

Kun haastoin häntä pizzan syömisestä, hän hymyili. "Mestarini sanoi ettei pidä koskaan tulla emotionaalisesti niin jäykäksi, että tunteet kuivuvat. Pizza ei ole hyväksi keholleni, se on totta. Mutta se on erittäin hyväksi tunteilleni. Kysymys kuuluukin, miten voimme silloin tällöin nauttia tästä ruoasta, aiheuttamatta haittaa terveydellemme"

Tuo kuulosti minusta hyvältä kysymykseltä. Kuuntelin tarkkaavaisesti.

"Jos syöt näitä elintarvikkeita/ ruokia päivittäin tai jopa viikoittain, ne tuottavat elimistöösi myrkkyjä eivätkä ole hyväksi ruoansulatukselle. Silloin sinun on oltava pitkään syömättä niitä, jotta kehosi voi puhdistua ja tasapainottua. Noudatan erittäin tiukkaa ruokavaliota koko vuoden, mutta kerran vuodessa Italiassa ollessani haluan nauttia parhaasta pizzasta. Niinpä valmistelen ruoansulatustani päiviä etukäteen ja sen jälkeen syömällä vain mungpapukeittoa ja ottamalla yrttejä, jotka auttavat minua sulattamaan ja välttämään myrkkyjen kertymistä. Näin saan ruokaa tunteilleni, eikä kehoni kärsi."

Hän tiesi tarkalleen, mihin ravintolaan hän halusi mennä. Yli kahdenkymmenen vuoden ajan jatkuneiden Italian vierailujen jälkeen

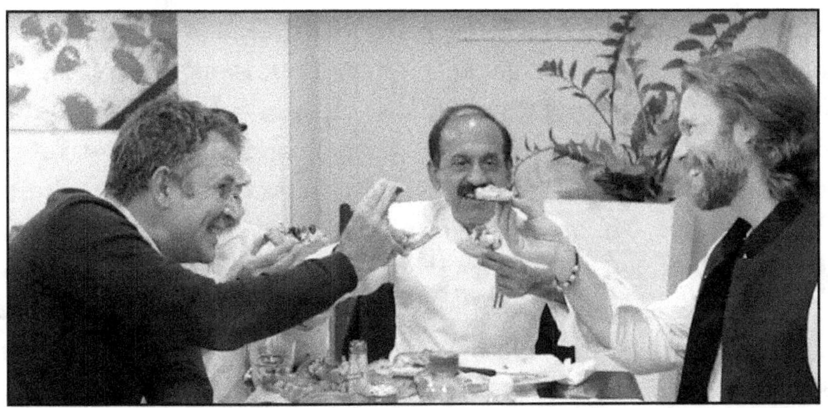

Dr. Naram selitti, miten ja milloin voit jopa nauttia pizzan kaltaisista asioista.

hän oli makunystyröidensä perusteella päättänyt, missä paikassa oli "maailman paras pizza" ja missä herkullisin gelato. Kun nautimme ruokaamme, hän halusi varmistaa minun ymmärtävän, että kun ihmiset, kuten hänen äitinsä tai isäni, selättivät sairautta, he eivät pystyneet sulattamaan tällaisia ruokia. Heidän oli ehdottoman tärkeää syödä kurinalaisesti ruokia, jotka olivat heille terveellisiä .

Hän selitti, miten kehossamme on puskurivyöhyke, joka kuluu ajan myötä. Vaikka roskaruoan syöminen vuosien ajan ei näytä vaikuttavan nuoren ihmisen kehoon, eräänä päivänä, kun olemme kolmekymppisiä, nelikymppisiä tai viisikymppisiä, jokin menee pieleen. Ihmiset luulevat, että kyseessä on yksinkertaisesti peruuttamaton ikääntymisprosessi, jota voidaan hallita vain lääkkeillä. Näiden lääkkeiden sivuvaikutukset voivat johtaa muihin sairauksiin, jotka taas vaativat lisää lääkkeitä. Nämä ongelmat eivät itse asiassa johdu ikääntymisestä, vaan ruoasta ja ympäristöstä peräisin olevan *aman-* eli toksiinien kertymisestä, joka lopulta aiheuttaa tulehduksia, tukoksia ja epätasapainoa.

Dr. Naram laittoi pizzaansa ylimääräisen tilkan tulista kastiketta ja haukkasi pizzaa, kun Dr. Giovanni kertoi minulle oppineensa kantapään kautta, että sama ruoka, joka on yhdelle ihmiselle lääke, voi olla toiselle myrkkyä.

"Kun näin Dr. Naramin käyttävän tulista kastiketta, ajattelin, että se oli varmasti terveellistä, joten minäkin laitoin paljon tulista kastiketta. Pian jo kärsin. En tiennyt, että tulinen kastike oli hyväksi hänelle, koska se toimi lääkkeenä hänen ollessa pääasiassa *kapha* (vesi/maa-dosha), kun taas minulle se oli kuin myrkkyä. Kehossani oli jo ennestään paljon *pittaa* (tuli-dosha), joten tulinen kastike sai sen läikkymään yli." Hän nauroi muistellessaan tuota tuskallisesti opittua läksyä. Minäkin hymyilin, kiitollisena siitä, että hän välitti sen minulle ennen kuin menisin tekemään samaa virhettä uudelleen.

Maistellessani pizzan herkullista juustoa ja rapeaa kuorta, aloin ymmärtää Dr. Naramin filosofiaa: Ihmisten ymmärtäessä periaatteet siitä, mikä luo terveyttä ja mikä sairautta, heidän on myös muistettava, että elämästä on nautittava. Mitä hyötyä on elämästä, jos tulee liian tiukaksi ja joustamattomaksi? Dr. Naramin mestari opetti hänelle, miten selvittää, mitä haluaa, miten saavuttaa haluamansa ja sitten miten nauttia siitä. Tuo viimeinen osa - siitä nauttiminen - oli olennaisen tärkeää. En koskaan unohda, kuinka onnelliselta Dr. Naram näytti syödessään pizzaansa.

> *"Sama ruoka, joka voi olla lääkettä yhdelle ihmiselle, voi olla myrkkyä toiselle."*
> –Dr. Giovanni

Omat muistiinpanosi

Syventääksesi lukemaasi, varaa muutama minuutti vastataksesi itsellesi seuraaviin kysymyksiin:

Millä tavoin ruokavaliosi muuttaminen voisi mielestäsi muuttaa tulevaisuuttasi? Mitä tapahtuisi mielessäsi, kehossasi, tunteissasi ja ihmissuhteissasi, jos muuttaisit ruokavaliotasi positiivisempaan suntaan?

____

____

____

____

____

Mitä muita ajatuksia, kysymyksiä tai oivalluksia tämä luku herätti sinussa?

____

____

____

____

____

*Bonusmateriaali: Yksityiskohtaisemman oppaan Dr. Naramin yleisistä ruokavaliosuosituksista - sekä hänen salaisuutensa siitä, milloin/miten voit hyvin satunnaisesti "huijata" sääntöjä ilman, että se vaikuttaa kovin negatiivisesti terveyteesi, löydät ilmaiselta MyAncientSecrets.com-jäsensivustolta.

LUKU 12

Muinaiset Salaisuudet Myös Eläinten Auttamiseksi?

Ne, jotka opettavat meille eniten rakkaudesta, eivät aina ole ihmisiä.

–Kirjoittaja tuntematon

Dr. Giovanni vietti suuren osan päivästään toimien Dr. Naramin tulkkina, joten tapasimme myöhään eräänä iltana. Kaikkien lähdettyä, kysyin, miten hän oli päätynyt työskentelemään Dr. Naramin kanssa.

Dr. Giovanni on suorittanut lääkärin tutkinnon Bolognan yliopistossa (jolla ei ole mitään tekemistä lapsena syömäni prosessoidun lihan kanssa, vaan se on itse asiassa Euroopan vanhin lääketieteellinen tiedekunta). Halusin tietää, mikä oli saanut hänen kaltaisensa loistavan lääkärin opiskelemaan muinaista intialaista hoitomuotoa yli seitsemäntoista vuoden ajan.

Dr. Giovanni kertoi, että se oli yksinkertaista. Allopaattisen lääketieteen tarjoamat ratkaisut eivät tyydyttäneet häntä. Hän halusi enemmän (ymmärrystä), joten hän alkoi etsiä vaihtoehtoisia hoitomuotoja. Hän kuuli Dr. Naramista Intian-matkallaan vuonna 1984 ja tiesi heti löytäneensä jotain poikkeuksellista.

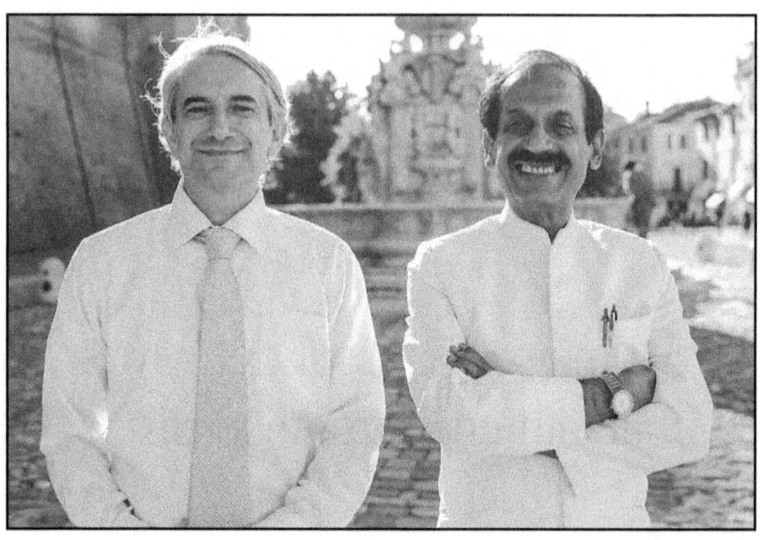

Dr. Naram ja yksi hänen rakkaimmista oppilaistaan, Dr. Giovanni Brincivalli.

"Kun aloin opiskella Dr. Naramin kanssa, käytin sekä länsimaista lääketiedettä että Siddha-Vedaa yhdessä. Tein kouluni professorin tuella oman lääketieteellisen tutkimusprojektin näiden ikivanhojen menetelmien käytöstä äärimmäisen ahdistuksen ja masennuksen hoidossa. Opiskeltuani muutaman vuoden ajan Dr. Naramin kanssa ja nähtyäni hämmästyttäviä tuloksia, aloin käyttää yksinomaan tätä muinaista tiedettä kaikkien potilaideni kanssa."

"Miten se mielestäsi vaikutti lääkärin työhösi?" kysyin.

"Ensinnäkään minun ei enää koskaan tarvitse määrätä antibiootteja tai tulehduskipulääkkeitä. Näen samoja tapauksia kuin kuka tahansa perhelääkäri ja pystyn silti käyttämään vain näitä syvempiä parantamisen salaisuuksia, jotka opin Dr. Naramilta. Saamani tulokset ovat hyvin, hyvin vaikuttavia. Ihmiset tuovat mukanaan myös eläimiään, ja Dr. Naramin minulle opettamat salaisuudet toimivat myös niihin. Olen nykyään yllättynyt, jos parantumista ei tapahdu. Mutta sitten puhun Dr. Naramin kanssa, ja hän löytää muinaisista käsikirjoituksista jotain, joka auttaa harvinaisimmissakin tapauksissa."

Dr. Giovanni työskenteli tuolloin yli kahdessakymmenessä Italian kaupungissa. "Ihmiset tulevat luokseni eri syistä. Minulle tuottaa niin paljon tyydytystä ja rauhaa, kun pystyn tarjoamaan heille ratkaisuja."

Hän kertoi, millaista oli työskennellä psykiatrisessa sairaalassa Italiassa. "Olin järkyttynyt, kun näin masentuneita, itsetuhoisia, skitsofreenisia tai murhanhimoisia potilaita lukittuna huoneisiin. Joskus heidät oli sidottu lepositeisiin, jotta he eivät satuttaisi itseään tai muita. Heitä lääkittiin ongelman tukahduttamiseksi, ja he kulkivat kuin zombit vailla toivoa paranemisesta. Heidän siteet otettiin pois, kun he menivät vessaan, ja kaksi isoa, vahvaa vartijaa valvoi heitä varmistaakseen, etteivät he yrittäisi karata. Sitä oli erittäin vaikeaa katsella."

Dr. Giovanni kertoi kiinnostuksestaan epätoivoiseen perheeseen, joka toi skitsofreenisen tyttärensä Dr. Naramin luo. Nähtyään tyttären kaltaisia tapauksia sairaalassa hän oli utelias, miten Dr. Naram suhtautuisi tyttären hoitoon. "Heidän tullessa ensimmäisen kerran, vanhemmat antoivat tytölle vahvaa lääkitystä, jotta hän pysyisi rauhallisena ja kontrolloituna. Hän oli veltto ja vaisu, ja hänen mielialansa vaihteli äkillisesti. Hän esimerkiksi tarttui yhtäkkiä pöydältä löytämiinsä papereihin ja repi niitä."

Kuuden kuukauden jälkeen Dr. Naramin hoidossa, hänen tilanteensa muuttui dramaattisesti. Hänen lääkityksensä vähennettiin puoleen, ja hän alkoi hymyillä enemmän. Hän oli tietoisempi ja valppaampi, läsnäolevampi ja iloisempi.

"Emme koskaan nähneet tai edes odottaneet tällaista paranemista sairaalaympäristössä. Minuun teki vaikutuksen myös se, miten paljon se muutti koko perheen elämänlaatua. Tämä oli inspiroivaa. Kysyessäni Dr. Naramilta, miten tämä toimii, hän kertoi minulle, että yhdeksänkymmentä prosenttia ongelmistamme johtuu lapsuuden emotionaalisista haavoista tai traumoista. Sitten hän opetti minulle ikivanhat menetelmät, jotka auttavat parantamaan näitä haavoja, ja viimeisten seitsemäntoista vuoden aikana olen nähnyt niiden toimivan kerta toisensa jälkeen, jopa äärimmäisissä tapauksissa."

Jälleen kerran ajatukseni menivät siskooni, joka oli kamppaillut masennuksen kanssa, ja

> *"Yhdeksänkymmentä prosenttia ongelmistamme johtuu lapsuuden emotionaalisista haavoista tai traumoista."*
>
> –Dr. Naram

joka lopulta riisti itseltään hengen. En ollut valmis puhumaan asiasta Dr. Giovannin kanssa, mutta mietin, olisiko Dr. Naram voinut auttaa siskoani. Tuolloin lääkärit eivät voineet tehdä muuta kuin antaa hänelle lääkkeitä, jotka eivät toimineet.

Dr. Giovanni kuvaili erästä toista tapausta, jonka hän näki varhaisessa vaiheessa työskennellessään yhdessä Dr. Naramin kanssa, ja joka teki häneen syvän vaikutuksen. Mies, jonka sydämessä oli kolme suurta valtimotukosta kärsi hengenahdistuksesta eikä hän pystynyt kävelemään kuin muutaman askeleen ilman rintakipua. ”Tutkin tätä aihetta lääketieteellisessä koulussa. Länsimaisen lääketieteen mukaan, ainoa tapa hoitaa valtimotukoksia on asettaa stentti ja laajentaa verisuonta tai tehdä sydämen ohitusleikkaus. Kardiologit kehottivat tätä miestä menemään välittömästi leikkaukseen, koska massiivisen sydänkohtauksen riski oli suuri. Mies kieltäytyi ja tuli Dr. Naramin luo. Noudatettuaan Dr. Naramin neuvoja kolmen ja puolen kuukauden ajan, hänen kuntonsa ja testit osoittivat, että tukokset olivat pienenemässä.” Dr. Giovannin ääni äänestä kuuli, miten vaikuttunut hän oli tästä tuloksesta.

”Olin innostunut”, Dr. Giovanni muisteli, ”sillä en koskaan uskonut, että tämä olisi mahdollista. Tämä mies kävi läpi voimakkaan ja syvän ikivanhan paranemisprosessin. Hän kävi panchakarman, käytti yrttirohtoja ja noudatti määrättyä ruokavaliota. Hän otti vastuun elämästään, muutti tottumuksiaan ja söi paljon mungia ja vihanneksia.”

Dr. Giovanni katsoi minua ja sanoi: ”Olen ylpeä sinusta ja siitä, että olet avoin oppimaan tästä kaikesta.”

Kaikki koirat pääsevät taivaaseen, mutta miksi mennä aikaisemmin kuin on tarpeen?

Tunsin olevani rohkeampi ilmaisemaan alati vaivanneet epäilykseni, joten kysyin Dr. Giovannilta: ”Onko mielestänne mahdollista, että kyseessä on plasebovaikutus? Että koska ihmiset uskovat vahvasti ruokavalion tai rohtojen toimivan, he voivat yhtäkkiä paremmin?”

Dr. Giovanni sanoi: ”Hyvä kysymys, Clint. Katso ensin Rabbatia, joka oli koomassa ja parani. Miten se olisi voinut olla plaseboa? Katso sitten, miten Dr. Naram auttaa myös eläimiä. Olen nähnyt hänen hoitavan monia eläimiä, kuten tiikereitä, norsuja, koiria, hevosia, pöllöjä, kenguruita, krokotiileja ja kissoja. Uskovatko eläimet, että ne paranevat? Silti muinaiset menetelmät parantavat myös niitä. Dr. Naram sponsoroi säätiönsä kautta monia eläinsuojia, joissa myös käytetään luonnollisia yrttirohtoja katukoirien ja muiden haavoittuneiden tai sairaiden eläinten auttamiseksi. Tapasitko Paulan tänään?"

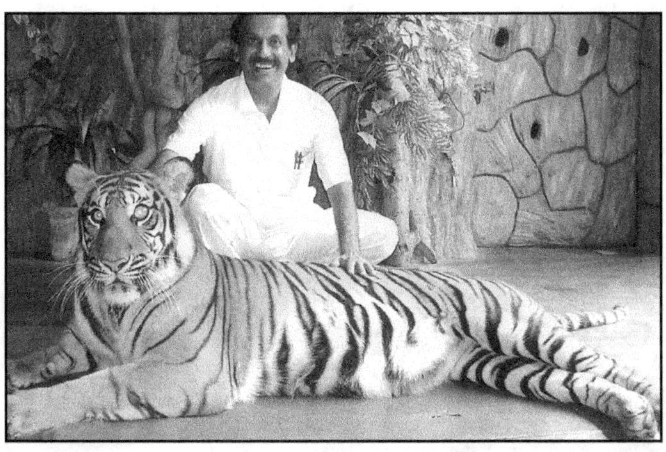

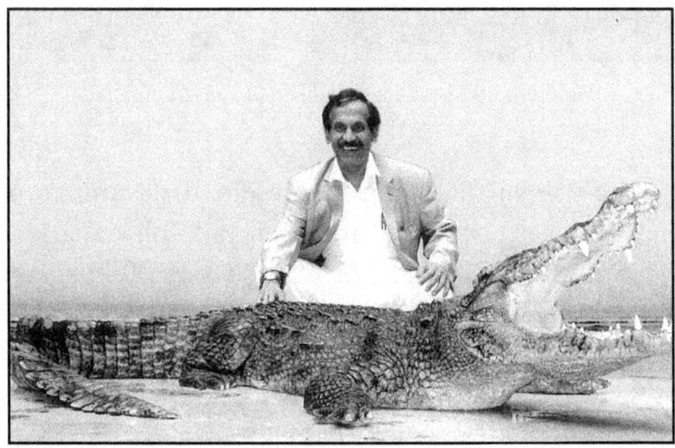

Ylhäällä: Tämä bengalintiikeri ei voinut tulla tiineeksi, kunnes Dr. Naram kuunteli sen pulssin, antoi tiettyjä yrttejä ja ruokavalion, ja pian se sai kolme poikasta.
Alhaalla: Tämä krokotiili oli vihainen, eikä eläintarhassa tiedetty miksi. . . .
Dr. Naram sai pulssin avulla selville, että kyse oli ummetusongelmasta, ja saatuaan oikeat yrtit krokotiili oli jälleen onnellinen!

Aikaisemmin päivällä yllätyin, kun Paula-niminen kuusikymmentäneljävuotias nainen saapui paikalle kahden koiransa kanssa. Hän oli hyvin liikuttunut kertoessaan, että vuosia sitten toinen hänen koiristaan, musta labradorinnoutaja, oli sairas ja niin kipeä, ettei pystynyt kävelemään. Eläinlääkäri ei voinut auttaa ja hän oli aikeissa nukuttaa koiran. Paula ei tiennyt, miten hän pystyisi käsittelemään tuskaansa, jos joutuisi viemään rakkaan koiransa lopetettavaksi. Koira oli kuitenkin niin kovissa tuskissa, ettei hän tiennyt mitä muuta olisi voinut tehdä. Sinä aamuna lenkillä, hän sai kuulla ystävältään, että Dr. Naram oli Italiassa. Hän meni heti kotiin, lastasi koiransa autoon ja ajoi maan halki tapaamaan häntä.

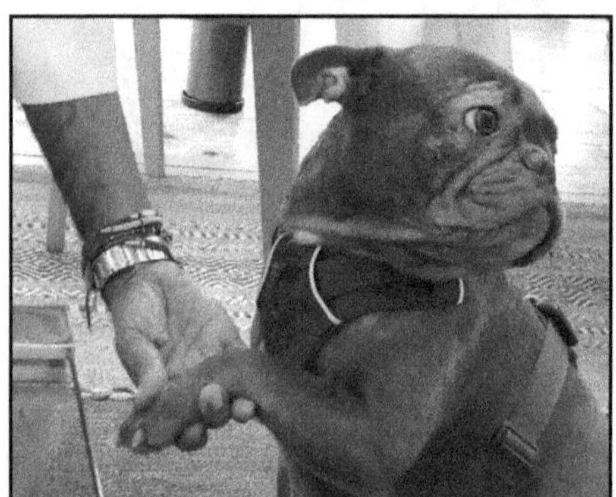 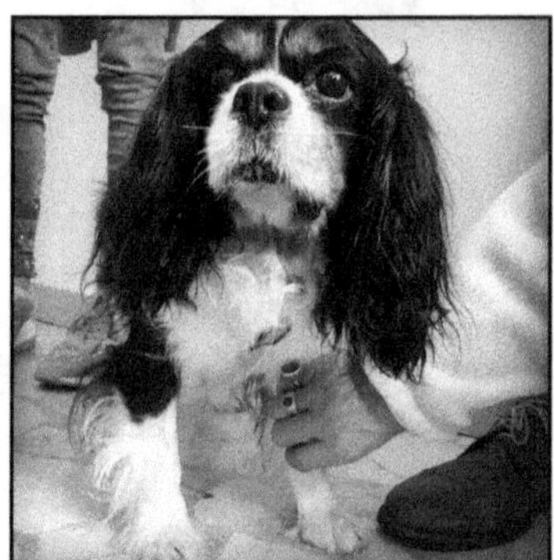

Dr. Naram ja Dr. Giovanni lukevat koirien pulssia.

"Olin epätoivoinen", Paula kertoi minulle. "Dr. Naram tunnusteli koiran pulssia ja kertoi minulle tarkalleen, mikä oli vialla: koirani oli täynnä *amaa* (myrkkyjä) ja sillä oli osteoporoosi. Tein kaiken, mitä hän käski minun tehdä. Annoin sille erityisiä yrttirohtoja ja rajoitin sen ruokavaliota, ja jo viikon kuluttua se hyppäsi taas autoon! Se hyppäsi! Se ei enää ontunut ja eli vielä kolme vuotta onnellisena. Minusta tuntuu että ehkä siksi, että eläimet eivät ajattele samalla tavalla kuin ihmiset, ne ovat paljon puhtaampia. Ehkä rohdot vaikuttavat niihin nopeammin kuin ihmisiin. En tiedä, mutta näin tapahtui. Vielä vanhetessaankin se oli vahva ja terve, kunnes se kuoli rauhallisesti kotona."

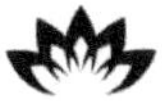

Mehiläisten auttaminen?

Dr. Giovanni jatkoi kertomalla minulle toisen tarinan ystävästään, joka oli mehiläishoitaja. Tuhoisa loinen tartutti hänen mehiläisiinsä viruksen, ja ne lakkasivat tuottamasta hunajaa ja alkoivat kuolla. Tappaakseen loiset muut mehiläishoitajat päättivät altistaa mehiläiset myrkyllisille höyryille, jotka valitettavasti tappoivat myös paljon mehiläisiä. Ne, jotka jäivät henkiin, olivat täynnä kemikaaleja, jotka vaikuttivat hunajan laatuun. Koska perhe söi hunajaa ja aikoi myös myydä sitä, nainen ja hänen perheensä halusivat valita kemikaalittoman ratkaisun. He soittivat Dr. Giovannille.

"Menin katsomaan mehiläisiä, enkä aluksi tiennyt, miten niitä voisi auttaa", hän selitti. "Miten lukea mehiläisten pulssia ilman, että ne pistävät?" Hän hymyili, ja minä nauroin mielikuvalle, jossa hän yrittää löytää mehiläisen pulssin. Dr. Giovanni näytti minulle marma-pisteen, jolla tehostetaan ihmisten immuniteettia, ja kysyi sitten: "Mutta miten teet sen mehiläisille?"

Päiväkirjani merkintöjä

Muinainen immuniteettia vahvistava parantava salaisuus*

Marmaa Shakti - Paina oikean käden keskisormen kärkeä kuusi kertaa, useita kertoja päivässä.

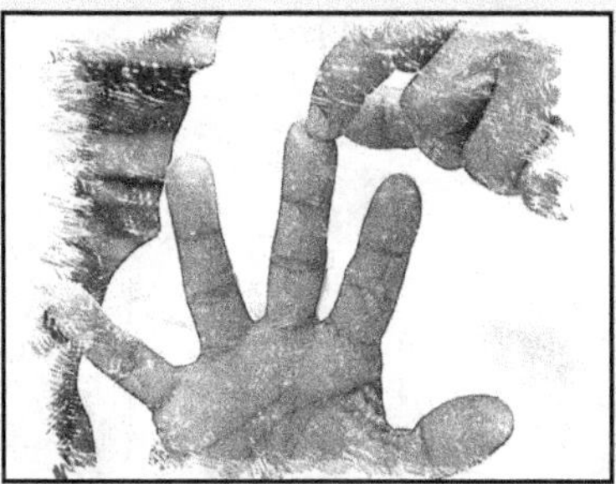

* Bonusmateriaali: Katso kirjan liitteestä ja ilmaiselta jäsenyyssivustolta tehokas kotirohto-ohje viruksen voittamiseen ja immuniteetin vahvistamiseen

"Tutkin asiaa ja sain tietää, että tällainen infektio heikentää mehiläisiä. Ne eivät lennä, ja jotkut menettävät kaikki karvapeitteensä. Terveet mehiläiset hyökkäävät sairaiden mehiläisten kimppuun, koska ne eivät tunnista niitä omikseen. Sain tästä idean."

Vähän myöhemmin Dr. Giovanni sai puhelun mehiläishoitajalta. "Mehiläiset saavat karvapeitteensä takaisin! Ja ne näyttävät vahvemmilta ja terveemmiltä." Pikkuhiljaa mehiläiskanta kasvoi ja mehiläiset tuottivat runsaasti hunajaa. Mehiläisten tuottaman erityisen hunajan kunniaksi he antoivat sille nimen "Ancient Secrets Honey". Mehiläishoitaja uskoi, että hunaja ilman kemikaaleja sisälsi nyt mehiläisille heidän antamiensa yrttirohtojen immuniteettia ja vastustuskykyä parantavia ominaisuuksia.

Kun myöhemmin keskustelin tästä Dr. Naramin kanssa, hän kertoi minulle: "Usko tai älä, mutta nämä muinaiset parantavat

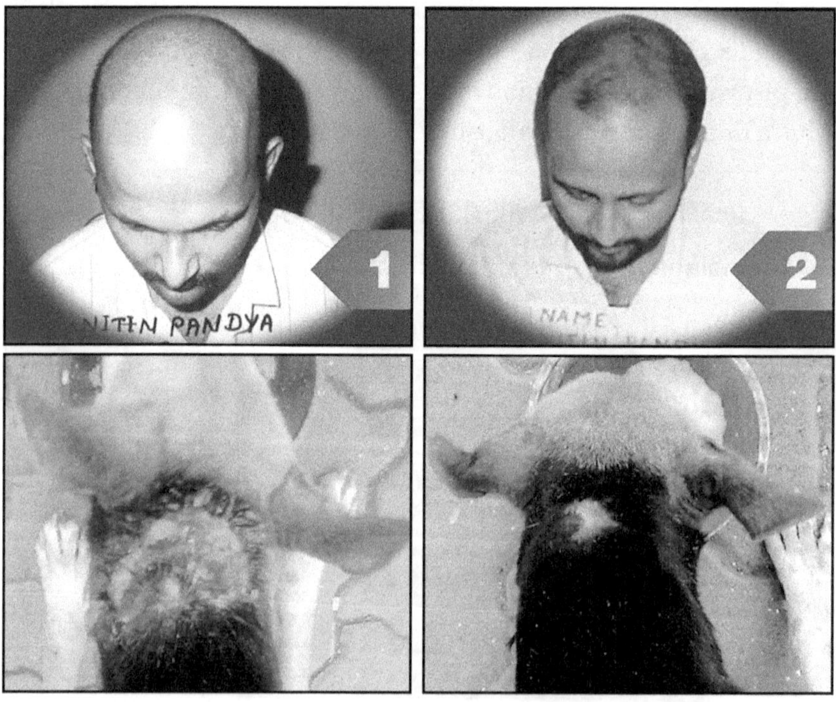

Opittuaan miten Dr. Naram auttoi monia ihmisiä, kuten tätä miestä ja tätä koiraa, saamaan hiuksensa ja karvansa kasvamaan takaisin, Dr.Giovanni käytti samaa keinoa auttaakseen myös mehiläisiä.

salaisuudet toimivat ihmisiin, eläimiin ja myös kasveihin. Koska me kaikki olemme osa luontoa, samat periaatteet pätevät."

Tarina kosketti minua, sillä olin nähnyt uutisissa raportteja mehiläiskantojen vähenemisestä eri puolilla maailmaa ja siitä, millaisia pitkän aikavälin vaikutuksia sillä olisi maailman-

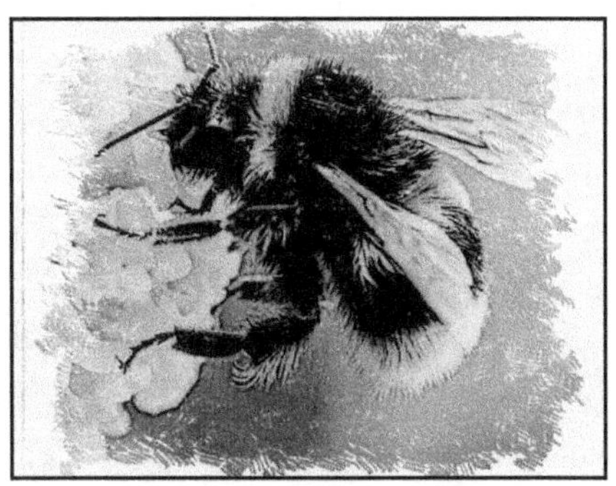

Jopa mehiläisiä on autettu muinaisten parantavien salaisuuksien avulla.

laajuiseen ympäristön kestävyyteen, jos nämä pölyttäjät katoaisivat. Kunpa vain enemmän Dr. Giovannin kaltaisia ihmisiä tutkisi ja soveltaisi näitä käytäntöjä. *

"Mitä neuvoja sinulla on muille, jotka haluavat oppia tämän muinaisen parantamismenetelmän?"

"Se on jatkuva prosessi, Clint." Dr. Giovanni sanoi. "Tarvitset avoimen sydämen ja mielen. Jos vain haluat oppia asioita, jotka voivat auttaa sinua, se on hyvin mahdollista. Kuka tahansa tällä planeetalla voi oppia muinaisia salaisuuksia, jotka muuttavat hänen elämänsä, jos hän sitoutuu noudattamaan niitä huolellisesti. Parantajaksi tuleminen vaatii kuitenkin sisäistä kehitystä, ei vain teknistä osaamista. Dr. Naram sanoo, että todelliseksi parantajaksi tulemisessa ei ole kyse vain tietämisestä, vaan toimimisesta ja ennen kaikkea siitä, kuka syvimmiltäsi olet. Kun työskentelee eläinten kanssa, ne voivat hyvin aistia luonteesi. Tullakseen mestariparantajaksi on omistettava sille koko elämänsä."

> *"Muinaiset parantavat salaisuudet auttavat ihmisiä, eläimiä ja kasvejakin."*
>
> –Dr. Naram

Hän selitti, että hankalinta kenelle tahansa on se, että useimmat ihmiset ovat riippuvaisia tavoistaan. "Esimerkiksi Italiassa kaikki ajattelevat,

---

** Bonusmateriaali: Oppiaksesi lisää muinaisista salaisuuksista eläinten kanssa kommunikoimiseen sekä terveiden ja runsaiden hiusten saamiseksi, tutustu ilmaiseen MyAncientSecrets.com-jäsensivustoon.*

> *"Todelliseksi parantajaksi tuleminen vaatii sisäistä kehitystä, ei vain teknistä osaamista."*
>
> –Dr. Giovanni

että 'hyvä ruokavalio' on pastaa, juustoa ja viiniä. Sitten kun he sairastuvat, he haluavat parantua nopeasti pillereiden avulla. Se on heidän valintansa. Mutta mihin hintaan? Pillereillä on vakavia, pitkäaikaisia sivuvaikutuksia. Vaihtoehtoisesti, kun ihmiset valitsevat syvemmän parantumisen tien, heidän on maksettava hinta, joka koostuu kurinalaisesta tottumusten muuttamisesta, kärsivällisyydestä, sinnikkyydestä ja päättäväisyydestä. Vastineeksi he kokevat pitkäaikaista syvempää paranemista ja mielenrauhaa. Se on vain valinta. Minkä hinnan olet valmis maksamaan?"

Dr. Giovanni piti tauon, jotta pystyisin käsittelemään, hänen kertomaansa. Näkemieni ihmisten myötä, isäni mukaan lukien, ymmärsin, mitä hän tarkoitti.

"Mikä innostaa ihmisiä muuttamaan tapojaan, elämäänsä, jotta he voivat kokea syvempää paranemista? Ensiksi heidän täytyy uskoa ja luottaa parantajaan noudattaakseen hänen neuvojaan tarpeeksi kauan tunteakseen muutoksen. Alkaessaan nähdä tuloksia, he pitäytyvät muutoksiin ja jakavat kokemuksensa muiden kanssa. Tämä syvemmän parantumisen valinta on varaukseton. Useimmille se edellyttää pysyvää näkökulman muutosta, mikä on usein vaikeaa."

Hänen sanansa saivat minut miettimään isääni ja joitakin viimeaikaisia keskustelujamme. Käsityksemme muuttuivat niinkin perustavanlaatuisista asioista kuin siitä, mitkä ruoat ovat meille hyväksi. Isälleni lähteminen laajaan puhdistumishoitoon Intiaan, oli suuri muutos. *Viime kädessä* pohdin silti, *vaikuttaisivatko nämä muutokset tarpeeksi isäni kaltaisessa ääritapauksessa?* Vaakalaudalla oli paljon. Isäni sijoitti paljon rahaa, aikaa, vaivaa ja toivoa elämänsä uudelleenjärjestelyyn, jotta hän voisi noudattaa kaikkia Dr. Naramin antamia suosituksia. Pelkäsin, että jos se ei toimisi, hän saattaisi masentua ja lannistua entisestään ja palata valmistelemaan omaa kuolemaansa.

Keskustelut Dr. Naramin lähestymistavasta hyötyvien kanssa lisäsi uskoani siihen, että kyseessä oli luotettu ikivanha järjestelmä, joka toimi. Mutta toimisiko se isälleni?

Epätavallinen päivitys isältäni

Avattuani sähköpostini näin, että olin saanut päivityksen isältäni.

3. elokuuta 2010 – päivän 3 raportti

Kello on 19.15 Mumbaissa ja 6.45 Utahissa. Olen toisen hoitopäiväni illassa, sopeudun jo paremmin ja tunnen oloni hieman mukavammaksi Mumbain hyvin erilaisissa elinolosuhteissa jos niitä vertaa Salt Lake Cityyn. Ruokavalioni koostui tänään lautasellisesta viipaloitua papaijaa aamiaiseksi ja kulhollisista mung-papukeittoa lounaaksi ja päivälliseksi. Päivän aktiviteetteihin kuului joogaa kello 7.30-8.30, tapaaminen tohtori Swapnan kanssa, joka on yksi Ayushakti-klinikan hienoista lääkäreistä. Sitten toinen kokovartalohieronta lämpimällä, rakeisella aineella, jonka jälkeen tunsin itseni perusteellisen kuuratuksi. Kuvittelen, että tältä autosta tuntuu autopesulasta tultaessa; paitsi että hankauksen jälkeen ihollesi jää ainetta, jota et saa pestä pois kolmeen-neljään tuntiin. En ole vielä ottanut päivän kylmää suihkua. Tämän lisäksi pystyin nielaisemaan ne kaksikymmentä eri yrttilääkettä, joita otan sekä aamulla että illalla. Tämän seurauksena suurin osa vatsa- ja rintakivuistani näyttävät hävinneen - mungpapukeitossa ja viipaloidussa papaijassa ei taida olla paljonkaan sellaista, mikä loukkaa ruoansulatuselimistöä. Oikeastaan ruoka on hyvää, enkä ilmeisesti kaipaa enempää, joten määrä on riittävä. Ravintola tarjoilee minulle niin paljon kuin haluan, mutta muuta en ole tänään halunnutkaan.

Luin hänen sähköpostiviestinsä istuessani suihkulähteen kaaren alla keskellä avointa aukiota. Isäni joogasi? Hymyilin ajatukselle. Hymyilin vielä enemmän kuullessani, että hänen olonsa oli alkanut muuttua.

Hän kertoi myös, että yksi hänen suosikkipuuhistaan klinikalla oli tavata mielenkiintoisia ihmisiä Keniasta, Englannista, Saksasta ja muualta. Eräs tapaus, joka teki häneen suuren vaikutuksen, oli nainen, jolla oli multippeliskleroosi ja joka ei ollut pystynyt kävelemään kahteenkymmeneen vuoteen. Dr. Naramin avulla nainen oli laihtunut yli viisikymmentä kiloa ja pystyi nyt työskentelemään ja pitämään työpaikkansa Punaisen Ristin palveluksessa Saksassa. Hänen unelmansa nyt Intiaan tullessaan oli saada kehonsa niin hyvään kuntoon, että hän voisi taas kävellä. Isäni kuvaili, millainen tunne oli nähdä hänen ottavan ensimmäiset askeleensa.

Myöhemmin samana iltana tavoitin isäni Skypellä kuullakseni lisää. Hän kertoi, että kun hän aloitti hoidot, hänen kehonsa oli niin arka, että hieronnat olivat epämiellyttäviä. Kun kysyin häneltä, nauttiiko hän niistä, hän nauroi ja sanoi: "En ole varma, onko 'nauttiminen' oikea sana, mutta olen kiitollinen niistä".

Hän selitti, että hoidon ensimmäisten vaiheiden tarkoituksena oli poistaa myrkkyjä hänen kehostaan, mikä vaati aikaa ja kärsivällisyyttä. Seuraavien vaiheiden tarkoituksena oli auttaa häntä rakentamaan kehonsa uudelleen.

Vaikka isäni ei vielä voinut hyvin, muiden potilaiden kanssa oleminen ja heidän tarinoidensa kuuleminen lohdutti häntä. Myös hyvä, terveellinen ruoka ja suurin piirtein ennustettava rutiini helpottivat asioita. Kaiken kaikkiaan hän kuulosti toiveikkaalta. Isäni olon rauhoittumisen myötä pystyin karistamaan osan huolistani ja rentoutumaan hieman itsekin.

Isältäni saatujen hyvien uutisten ja Dr. Giovannin ja muiden minulle tuona päivänä kertomien tarinoiden uiskennellessa päässäni, ihmettelin jälleen kerran, miksi eivät useammat ihmiset tienneet Siddha-Vedan tarjoamista syvemmän paranemisen mahdollisuuksista.

Tähän mennessä olin tavannut niin monia ihmisiä (ja eläimiä), joiden elämä oli muuttunut Dr. Naramin ja hänen työnsä ansiosta. Pohdin, miten minäkin olin muuttumassa. Olemiseni oli muuttumassa sisäisesti maadoittuneemmaksi ja rauhallisemmaksi. En tiennyt miten tai miksi, mutta oloni ja elämä yleensä tuntui paremmalta. Kysymykseni "Toimiiko tämä?" muuttui muotoon "Miten tämä toimii?" ja "Miten kukaan voi uskoa tähän juttuun?" muuttui muotoon "Mikseivät useammat ihmiset tiedä, että tämä on olemassa?".

Koska todistusaineistoa oli niin paljon, skeptikko minussa oli vähemmän esillä, ja olin entistä toiveikkaampi, että tämä todella oli vankka ja ennustettavissa oleva lähestymistapa parantumiseen. Jos kerran näin oli, miksi ihmisten oli niin vaikea tehdä se valinta? Miksi on niin haastavaa tehdä muutoksia, jotka parantavat terveyttämme? Miksi useimpien Dr. Naramin luokse tulleiden ihmisten oli ajauduttava epätoivoon ennen kuin he tajusivat, että oli olemassa terveellisempi ja parempi tapa elää? Ja miksi epäterveellisten tapojen katkaiseminen oli niin vaikeata?

Omat muistiinpanosi

Syventääksesi lukemaasi, varaa muutama minuutti vastataksesi itsellesi seuraaviin kysymyksiin:

Mitä vanhoja haavoja sinulla on, jotka todennäköisesti vaikuttavat sinuun vielä nykyäänkin?

____

____

____

____

Mihin sellaisiin vanhoihin tapoihin olet "koukussa", jotka todennäköisesti estävät sinua saavuttamasta mitä eniten haluat?

____

____

____

____

Mitä viisautta voimme mielestäsi oppia eläimiltä, hyönteisiltä ja/tai kasveilta?

____

____

____

____

Mitä muita ajatuksia, kysymyksiä tai oivalluksia tämä luku herätti sinussa?

____

____

____

____

LUKU 13

Historian Opetukset: Suurimmat Esteet Ja Suurimmat Löydöt

*Yksinkertainen paradigman muutos riittää muuttamaan
elämäsi kulun ikuisesti.*
—Jeff Spires

Vastauksia etsiessäni otin jäljellä olevana aikanani Milanossa yhteyttä kahteen henkilöön. Ensimmäinen oli ystäväni Dr. John Rutgers, joka on suorittanut lääkärin tutkinnon, mutta joka on opiskellut myös monia vaihtoehtoisen ja täydentävän lääketieteen muotoja. Olin tavannut hänet vuosia aiemmin ja kuullut hänen kertovan useista merkittävistä parantumiskokemuksista vaihtoehtolääketieteen alalla.

Silloin aikoinaan nautin Johnin seurasta, mutta rehellisesti sanottuna hänen näkökulmansa tuntuivat minusta hieman ... no, omalaatuisilta. Nyt minun oli myönnettävä, että omat näkemykseni terveydestä rajoittivat vaihtoehtojani, sillä vähättelin kaikkia mielipiteitä, jotka eivät sopineet valtavirtaan. Tavattuani Dr. Naramin näkökulmani oli laajentumassa. Eksentriseksi kutsumani ystävä John vaikutti yhtäkkiä joltain, jonka arvokkaita näkemyksiä en yksinkertaisesti ollut ollut valmis kuulemaan. Nyt tunsin, että hän voisi auttaa minua ymmärtämään joitakin asioita, ja kysyin, olisiko hänellä aikaa Skype-puheluun.

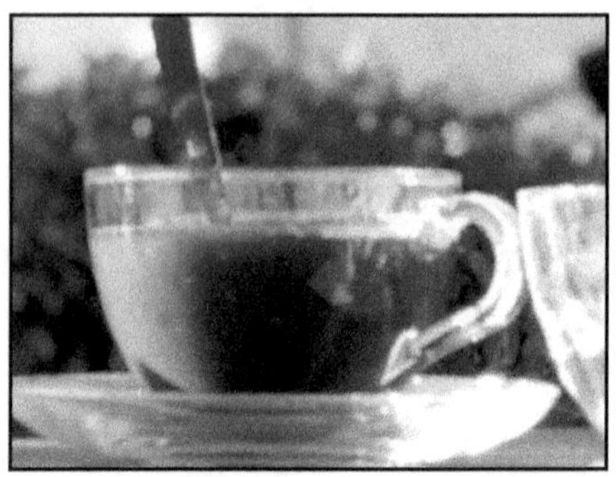

Paksu italialainen kuuma kaakao ... Nam!

Turvatakseni vahvan internetyhteyden löysin viehättävästä kaupunginosasta kahvilan, jossa oli paitsi loistava Wi-Fi myös paksua kuumaa kaakaota, joka oli koostumukseltaan kuin sula suklaapatukka. Rakastin sitä.

Hyvän internet-yhteyden äärellä, italialainen kuuma kaakao edessäni, kerroin Johnille joistakin asioista, joita näin ja kuulin Dr. Naramin vastaanotoilla Intiassa, Kaliforniassa ja Italiassa. Hän oli aidosti kiinnostunut, ja arvostin hänen vilpitöntä paneutumistaan epäilyksiini ja kysymystulvaani.

”Miksi amerikkalaisissa lääketieteellisissä tutkimusyliopistoissa ei ole vielä keksitty, miten tehdä se, mitä Dr. Naram tekee, vaikka niihin on käytetty niin paljon rahaa? Jos tällainen parantuminen on mahdollista ja nämä ihmiset näkevät elämää mullistavia muutoksia, miksi useammat eivät tiedä tällaisesta lääketieteestä? Miksi sitä vastustetaan?”

John oli kauan hiljaa. ”Aloitetaan isosta kuvasta. Ihmiskunnan alusta lähtien ihminen on etsinyt tapoja selittää asioita, joita emme pysty hallitsemaan - myrskyjä, vuodenaikojen vaihtelua, nälänhätää sekä sairauksia ja tauteja. Ihmiselämään ja sadontuotantoon vaikuttaneet tapahtumat synnyttivät suuren tarpeen löytää järjestys. Sen avulla pystyimme paremmin hallitsemaan näiden tapahtumien lopputulosta, mikä puolestaan lisäsi selviytymismahdollisuuksiamme. Kuulostaako järkeenkäyvältä?”

”Niin kai.”

”Esimerkiksi muinaiset sivilisaatiot. He katsoivat ylös ja näkivät yötaivaalla tähdet ja planeetat, jotka liikkuivat tavalla, jota he eivät osanneet selittää. He alkoivat ajatella niitä jumalina, jotka mielialojensa perusteella hallitsivat maan elementtejä, kuten säätä tai jonkun terveyttä. Selittääkseen muuten selittämättömiä tapahtumia, he loivat näiden taivaankappaleiden ympärille tarinoita, mikä taas auttoi antamaan merkityksen ympäröivälle maailmalle.

"Käytännössä se on sama kuin tieteen impulssi", John jatkoi. "Vaikka tiede ja uskonto näyttävät joskus olevan ristiriidassa keskenään, ne ovat itse asiassa saman asian ilmauksia: halu luoda elämäämme järjestys."

Varttuessani uskolla oli suuri merkitys elämässäni, ja sitten yliopistotutkijana siirryin tieteeseen. En ole koskaan henkilökohtaisesti kokenut tieteen ja uskon olevan ristiriidassa keskenään, vaikka olen toki tuntenut sellaisia, jotka ovat kokeneet niin. En kuitenkaan ole koskaan ajatellut, että ne olisivat saman asian ilmauksia.

John lisäsi sitten: "Kun me ihmiset löydämme uskomuksen, joka antaa mielellemme järjestyksen, merkityksen ja ennustettavuuden tunteen, ja löydämme siitä uskomuksesta turvaa, sitä on vaikea muuttaa, olipa meillä mitä todisteita tahansa päinvastaisesta. Keräämme mahdollisimman paljon todisteita vahvistaaksemme uskomustamme, ja samaan aikaan jätämme huomiotta, pelkäämme tai torjumme kaikki käsitystämme kyseenalaistavat todisteet. Kuinka usein ihmiset esimerkiksi vierailevat kirkossa, joka ei ole heidän omansa, tai lukevat sellaisen henkilön kirjan, jonka poliittinen näkemys haastaa heidän omansa?" "Ei usein", myönsin.

"Juuri niin. Ihmisaivot pelkäävät epäjärjestystä ja epävarmuutta, joten ne pyrkivät vastustamaan niitä pitääkseen yllä järjestystä. Me rajoitamme itseämme tällä taipumuksella, ja se estää meitä näkemästä uusia ideoita, joista voisimme hyötyä. Otetaan esimerkiksi Galileon tapaus - hän oli italialainen. Kuinka paljon tiedät hänen tarinastaan?"

Katsoin ulos kahvilan ikkunasta, viehättävän italialaisen kadun toiselle puolelle ja näin vaatteita ripustettuna kuivumaan rakennusten väliin. "Eikö Galilei ollut tunnettu siitä, että hän ymmärsi, että maapallo pyörii auringon ympäri eikä päinvastoin?"

"Itse asiassa Kopernikus käytti matematiikkaa osoittaakseen tämän 1500-luvulla, mutta kukaan ei kiinnittänyt siihen paljoakaan huomiota. Kahdeksansataa vuotta ennen Kopernikusta kreikkalainen filosofi Aristoteles asetti kyseenalaiseksi käsityksen, jonka mukaan planeetat ja tähdet olivat vain ympäriinsä kuljeskelevia jumalia. Sen sijaan hän esitti, että ne olivat esineitä tai palloja, jotka pyörivät kiinteällä radalla Maan ympärillä. Tämän ihmiset hyväksyivät. Vuonna 1609

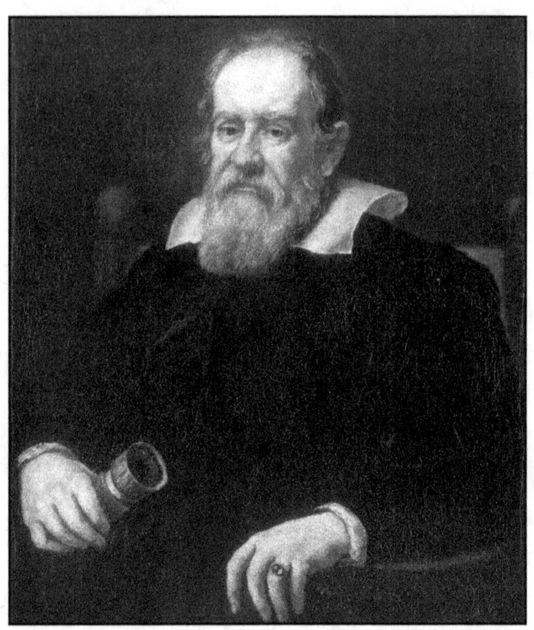

Galileo Galilein muotokuva, Justus Sustermans, 1636. Haettu Wikimediasta.

Galilei katsoi kaukoputkella yötaivasta ja totesi, että Kopernikus oli oikeassa: kaikki ei pyörinyt Maan ympärillä."

Katsellessani katua, mietin, miltä tämä Milanon kaupunginosa oli näyttänyt 1600-luvulla. Mukulakivikadut ja vanhahtavat rakennukset helpottivat kuvitelmaa. John jatkoi: "Galileo julkaisi havaintonsa italiaksi eikä latinaksi, jotta massat voisivat lukea niistä. Latinaa lukivat vain akateemikot. Hän esitti todisteita siitä, että aiempi uskomus maapallosta oli väärä. Paremmin paikkansa pitävällä käsityksellä aurinkokunnasta voisi täsmentää monia asioita, kuten kalenteria, vuodenaikojen ymmärtämistä ja niin edelleen. Miten luulet ihmisten reagoineen?"

"Luulen, että ihmisten oli vaikea hyväksyä sitä", sanoin. "Muistan oppineeni koulussa, että silloinen paavi tuomitsi hänet kotiarestiin, eikö niin?" Muistelin mitä Dr. Giovanni sanoi: että kun esitetään uusi idea, ihmisten on vaikea vaihtaa näkökulmaa.

"Kyllä. Miksi luulet, että akateemikot, kirkko, hänen aikansa tiedelaitos ja jopa paavi olivat niin huolissaan siitä, että Galilei kyseenalaisti ajatuksen maapallon asemasta maailmankaikkeuden keskipisteenä?"

Lopetellessani kaakaotani yritin ymmärtää, miksi he ottivat tällaisen kannan. "En tiedä", sanoin. "Miksi?"

"Osittain siksi, että ihmisen aivot vastustavat epäjärjestystä. Tässä tapauksessa ihmiset pelkäsivät ajatusta, joka oli ristiriidassa varmalta vaikuttavan kanssa. Tutkijat kutsuvat tätä "vahvistusharhaksi", ja se on yksi pahimmista virheistä, jonka voimme koskaan tehdä - hylätä jotain liian nopeasti, koska se on vastoin sitä, mitä ajattelemme jo tietävämme."

"Ymmärrän sen", sanoin ja kerroin vastustuksestani Dr. Naramia ja hänen työtään kohtaan. "Itse asiassa kamppailen yhä, ja siksi soitin sinulle."

"Kuule", John sanoi. "Kyse ei ole siitä, etteivätkö ihmiset koskaan hyväksyisi sitä, mitä Dr. Naram tekee. Itse asiassa yhä useammat lääkärit myöntävät meditaation, joogan ja kasvisruokavalion kaltaisten asioiden hyödyt. Mutta valtavirta ei ole vielä hyväksynyt niitä, koska tutkimusten tekeminen ja tulosten levittäminen vie aikaa ja rahaa. Etenkin siksi, että länsimaisen tieteellisen mallin paradigmat eivät tiedä, miten ymmärtää tai edes miten mitata näiden perinteisten muinaisten parantamistieteiden vaikutusta."

"Mitä tarkoitat paradigmoilla?" Kysyin.

"Sanotaan, että pelaat jalkapalloa, ja joukko baseball-pelaajia tulee paikalle ja sanoo sinulle, että et harrasta oikeaa urheilua, koska et noudata urheilun sääntöjä. He tarkentavat lausuntoaan huomauttamalla, ettet käytä mailaa ja että pallo on liian iso ja väärän muotoinen. Totuus on, että et vain noudata baseballin sääntöjä. Samoin länsimaisella tieteellisellä ja lääketieteellisellä paradigmalla on tiettyjä vakiintuneita olettamuksia, jotka sallivat tietyn näkemyksen. Tämä on johtanut joihinkin suuriin löytöihin, mutta samalla se myös sokaisi näkemästä muita asioita. Tämä ei tarkoita, etteivätkö muut tieteen tai tutkimuksen muodot olisi hyödyllisiä. Dr. Naram ei pelaa samaa peliä kuin länsimaiset lääkärit, mutta se ei tarkoita, etteikö se, mitä hän tekee, ole pätevää."

> *"Et voi sanoa, että jalkapallo ei ole urheilua, koska se ei noudata baseballin sääntöjä. Dr. Naram ei pelaa samaa peliä kuin länsimaiset lääkärit, mutta se ei tarkoita, etteikö se, mitä hän tekee, ole pätevää."*
>
> –Dr. John Rutgers

Hän antoi minulle toisen vertauksen: "Et voi verrata kalaa ja lintua ja sanoa, että toinen on parempi kuin toinen – ne tekevät eri asioita. Kalaa ei voi arvioida sen perusteella, miten hyvin se osaa lentää."

"Ymmärrän tuon vertauksen", sanoin. "Mutta eikö tiede ole kulttuurista riippumatonta?"

"Itse asiassa tieteillä, kuten kulttuureillakin, on omat oletuksensa ja sääntönsä siitä, mitä asiat tarkoittavat ja mitä pidetään tärkeänä. Kuten tarinasi päänsärystäsi ja sipulirenkaista. Länsimainen malli järjestäisi kokeen, jossa selvitettäisiin, auttavatko sipulirenkaat todellakin päänsärkyyn. Kaksoissokkotutkimuksessa lääkärit ja potilaat eivät tietäisi, kumpi saa lumelääkettä (lähinnä sokeripillereitä), toimivaa kipulääkettä vai uutta ainetta - sinun tapauksessasi sipulirenkaita. Sitten he katsoisivat eroaisivatko sipulihoitoa saaneiden potilaiden tulokset muiden tuloksista. Eikö niin?" Nyökkäsin.

"Ja jos he eivät pysty osoittamaan, että sipulirenkaiden ja lumelääkkeen välillä on merkittäviä eroja, perinteinen tieteellinen tutkimus osoittaisi, että tämä perinteinen parantamismuoto ei ole tehokas."

"Tarkoitatko siis, että nykyaikainen tiede ei ole osoittanut, että tämä on parempi kuin lumelääke?" kysyin.

"Tämä on osoitus vain siitä, että heidän metodinsa eivät ole vielä tehokkaita paljastamaan oman paradigmansa ulkopuolisten parannusmenetelmien ja toimintamallien tehokkuutta. Dr. Naram kertoi sinulle, että päänsärkyjä on monenlaisia ja että sipulit ovat erityisen hyödyllisiä yhteen niistä. Hän yksilöllistää hoitoa sellaisten asioiden perusteella, joita hän voi tuntea pulssista ja joita nykyaikaiset länsimaiset lääketieteelliset laitteet eivät läheskään pysty havaitsemaan. Siinä missä länsimainen tiede usein sanoo: 'Sinulla on päänsärky, joten tässä on pilleri', vaikuttaa siltä että Dr. Naram erottaa, mikä päänsärkytyyppi sinulla on ja sitten selvittää mikä henkilökohtainen kehotyyppisi on, jotta hän voi valita sinulle parhaan lääkkeen laajasta rohtovalikoimasta."

"Onko niin", sanoin ja aloin vähitellen ymmärtää, "että Dr. Naram ei hoida sairautta, vaan antaa yksilöllistä hoitoa koko ihmiselle, jotain mitä länsimaisen

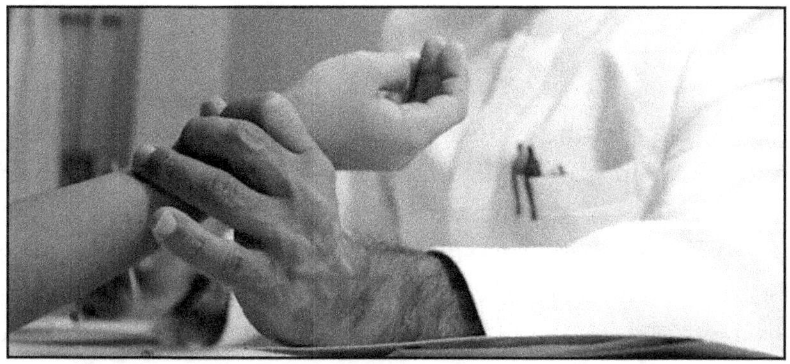

Dr. Naram lukee henkilön pulssia. Sen avulla hän voi havaita hienovaraisia epätasapainotiloja ja tukoksia, jotka vaikuttavat fyysiseen, henkiseen ja emotionaaliseen hyvinvointiin

tieteellisen paradigman yleisimmät lääketieteen validointimenetelmät eivät pysty mittaamaan?"

"Aivan", John sanoi. "Mutta olen huomannut, että viisaimmat lääkärit, joilla on loistava mieli ja avoin sydän, ne, jotka todella haluavat auttaa ihmisiä, ovat avoimempia myös vaihtoehdoille. Hippokrateen vala, olla vahingoittamatta, on vala, jonka kaikki uudet lääkärit vannovat uransa alussa. Tämän valan valossa monet viisaat lääkärit tajuavat, että heidän nykyiset lääkitysmenetelmänsä saattavat aiheuttaa haittaa potilaille. Sitten he vertaavat niitä muinaisten rohtojen luonnonmukaisuuteen ja ovat valmiimpia hyväksymään muita täydentäviä tapoja auttaa ja parantaa. Suurimpia löytöjä tekevät aina ihmiset, jotka ovat valmiita avautumaan jollekin uudelle ja tuntemattomalle. Muutoin, useimmat tavalliset ihmiset vastustavat uusia ajatuksia, kunnes muut vaihtoehdot ovat osoittautuneet riittämättömiksi."

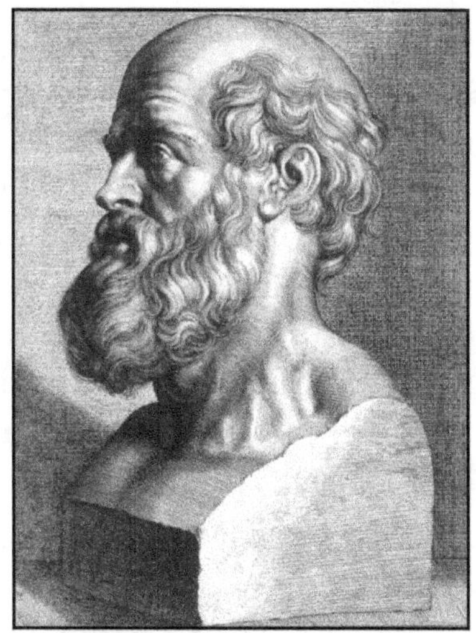

Hippokrates, kreikkalainen lääkäri, jota kutsuttiin "lääketieteen isäksi". Kaiverrus Peter Paul Rubens, 1638. National Library of Medicine.

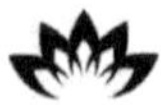

"Se on totta", sanoin. "Monet ihmiset tulevat Dr. Naramin luokse viimeisenä keinona, eivätkä niinkään keinona estää sairastumista siihen sairauteen, josta he kärsivät. Dr. Naram sanoo, että hänen tekniikkansa voi estää sairastumista. Jos tämä pitää paikkansa, ja he tulisivat vastaanotolle ennen kuin ongelmat alkavat säästyisi paljon vaivaa ja tuskaa. Miksei länsimainen lääketiede keskity enemmän ennaltaehkäisyyn?"

"Katsos", John sanoi. "Jokainen kulttuuri on aikojen alusta lähtien etsinyt nuoruuden, hyvinvoinnin ja parantumisen lähdettä. Ihmiset ovat aina kääntyneet shamaanien, noitatohtoreiden ja parantajamiesten ja -naisten puoleen löytääkseen ratkaisuja terveeseen elämään tai sairauden voittamiseen. Toiset ovat olleet tehokkaampia kuin toiset. On tärkeää ymmärtää, miten länsimaisesta lääketieteestä tuli 'länsimainen' lääketiede."

Äänet ikkunan ulkopuolella saivat minut katsomaan ulos. Näin ryhmän koululaisia kävelemässä ohi, eloisasti italiaa puhuen. Keskityin jälleen takaisin Johniin, kun hän lyhyesti ja kiehtovasti ryhtyi jäsentämään länsimaisen lääketieteen historiaa sellaisena kuin me sen tunnemme.

"Pitkän aikaa", hän selitti, "lääkärit Yhdysvalloissa harjoittivat eri parantamismallien yhdistelmää, kuten luontaislääketiedettä, homeopatiaa, hydroterapiaa ja vahvasti alkuperäiskansojen yrttilääkkeisiin ja hikikylpyihin nojautuvaa thomsonilaista lääketiedettä. Sitten vuonna 1910 tehtiin tutkimus, jossa selvitettiin, mikä parannusmenetelmä oli tehokkain. Sen tulokset johtivat lopulta 120 lääketieteellisen koulun sulkemiseen, ja jäljelle jäi vain 32 koulua. Raportissa käytetyn mittaustavan mukaan paras malli löytyi Johns Hopkinsin yliopistosta. Malli tuli tunnetuksi kreikkalaisperäisellä nimellä 'allopatia', joka tarkoittaa 'erilaista kärsimystä'. Pohjimmiltaan sillä viitattiin vastakohtien kautta tapahtuvaan parantamiseen. Jos jollakulla on paha yskä, anna hänelle yskää hillitsevää lääkettä.

"Amerikan lääketieteen standardointiin pyrkivien rahoittajien myöntävät rahavirrat yhdistettynä allopatian suosimiseen johti suureen muutokseen käytännöissä ja säännöksissä. Muutoksella oli joitakin myönteisiä vaikutuksia, kuten polion hävittäminen ja käärmeöljyn myyjien väheneminen. Siitä seurasi myös merkittäviä rajoituksia. Se järjestelmällisesti tukahdutti tehokkaita holistisia parannuskeinoja, jotka eivät sopineet samaan paradigmaan". En ollut koskaan kuullut mitään tästä aiemmin. Käännyin tuolillani ja kyseenalaistin sen, mitä John sanoi. "Kuule, vaikka länsimaisella terveydenhuoltojärjestelmällämme on huonoja puolia, ihmiset kaikkialla maailmassa hakeutuvat sen piiriin. Sen täytyy olla tehokkaampi kuin muut menetelmät."

"Ajattele asiaa näin", John vastasi. "Jos allopatia, tällä hetkellä vallitseva lääketieteen malli, todella on ylivoimainen terveyden, hyvinvoinnin ja pitkäikäisyyden ymmärtämisessä, miksi lääkäreiden elinajanodote on alhaisempi kuin keskivertoihmisen? Ja miksi lääkäreiden itsemurhien määrä on niin korkea? Miksi samaan aikaan niin monet miehet, naiset ja lapset länsimaissa ovat yhä lihavampia ja masentuneempia? Miksi sairauksia esiintyy enemmän eikä vähemmän? Olen samaa mieltä siitä, että edistystä on tapahtunut, mutta minusta vaikuttaa myös siltä, että vallitsevasta paradigmasta puuttuu jotain."

Myöhemmin pohdiskellessani Johnin sanoja tajusin, miten paljon hänen kertomansa pätee siihen, mitä Dr. Naram teki. Ihmisillä oli omat ajatuksensa ja filosofiansa ruokavaliosta: mitä oli hyvä syödä ja mitä ei, mikä sai heidät sairastumaan ja mitä tehdä pysyäkseen terveenä. Nämä uskomukset antoivat heille varmuuden tunteen. Kun joku kyseenalaisti näitä uskomuksia, näkökulmaa oli vaikea muuttaa, ellei ihminen ollut epätoivoinen ja *pakotettu* etsimään jotain muuta.

Minulla oli paljon pohdittavaa. Vuosien ajan uskoin olevani avoin muille uskomusjärjestelmille ja rakastin uppoutua niihin matkoillani. Nyt tajusin, kuinka jähmeää oma ajatteluni oli. Hyväksyin niin monia asioita totena, koska niin minulle oli opetettu. Uskoin vilpittömästi, että Amerikassa ja Euroopassa oli maailman parhaat lääketieteen harjoittajat. En koskaan ajatellut, että lääketieteellisessä järjestelmässämme olisi sokeita pisteitä, jotka aiheuttaisivat perustavanlaatuisia puutteita ymmärtää ja edistää terveyttä, hyvinvointia ja pitkäikäisyyttä. Olin ymmälläni. Keneen voisin luottaa, kun tarvitsisin tehokasta terveydenhoitoa?

Meksikossa matkustaessani olin tavannut Torontossa asuvan saksalaisen yliopistoprofessorin nimeltä Ludwig Max Fischer (alias Max). Hän vietti suuren osan elämästään tutkien muinaisia parantamisen perinteitä ympäri maailmaa. Minua kiehtoi välittömästi hänen näkökulmansa asioihin, joiden ymmärtämisen kanssa kamppailin. Otin yhteyttä myös Maxiin ja kysyin, voisimmeko keskustella puhelimitse, ja hän jatkoi siitä, mihin John jäi.

"Miksi aloitit tämän alueen tutkimisen?" kysyin.

"Nuorena professorina minulla oli puolitoista vuotta jatkunut vatsakipu." Pehmeällä saksalaisella aksentilla puhuvan Maxin äänessä oli lämmin, rauhoittava vire, joka sai minut tuntemaan, kuin puhuisin viisaalle isoisälle. "Kävin lääkäreiden luona ympäri Eurooppaa ja Yhdysvaltoja. He määräsivät minulle hoitokuurin, yhden toisensa jälkeen, mutta mikään ei auttanut - ja jotkut sivuvaikutukset olivat kauheita." Tilanne paheni niin vaikeaksi, että hän oli pitkiä aikoja vuodepotilaana.

"Epätoivon vallassa tapasin itämaista perinnettä edustavan parantajan. Hän kertoi, että elimistössäni oli elementtien epätasapaino: "Kehossasi on liikaa puuta", hän sanoi.

"Muistan ajatelleeni tuolloin: 'Hän ei voi olla tosissaan! En ole syönyt yhtään puuta. Akateemisesti koulutettuihin korviini se kuulosti naurettavalta.

"Noudatin epätoivosta parantajan neuvoja ja yllätyin, miten nopeasti paranin."

" Hämmästyttävää", sanoin.

"Hämmästyttävintä on se", Max vastasi, "että vaikka sain terveyteni takaisin, minulla oli siitä ristiriitaisia tunteita. Toisaalta olin kiitollinen siitä, että neuvot toimivat. Toisaalta olin turhautunut. Olin liian ylpeä myöntääkseni, että länsimainen koulutukseni oli pettänyt minut. Kesti jonkin aikaa käsitellä tunteeni, mutta totuutta etsiessäni aloitin elämänmittaisen tutkimuksen muinaisista parantavista perinteistä ympäri maailmaa."

Maxin puheet kiehtoivat minua. Hän jatkoi: "Vasta myöhemmin

ymmärsin, miten tuo parantaja analysoi ja ratkaisi ongelmani niin nopeasti. Tajusin, että modernissa länsimaisessa lääketieteessä me teemme kaikesta taistelua. Taistelemme sairauksia, bakteereja ja syöpää vastaan. Itäisessä järjestelmässä ja muissa ikivanhoissa perinteissä ei ole kyse taistelemisesta, vaan pikemminkin tasapainon luomisesta puhdistumisen kautta. Näiden muinaisten perinteiden suuret parantajat ovat taitavia tunnistamaan epätasapainon ja määräämään lääkkeitä järjestelmän puhdistamiseksi ja tasapainottamiseksi."

"Jos nämä muinaiset parantamisen muodot ovat niin tehokkaita", kysyin, "niin miksi niin monet arvostetut ihmiset vähättelevät niitä tai hylkäävät ne?". Kun esimerkiksi yritin kertoa yhdelle amerikkalaiselle ystävälleni, joka on lääkäri, mitä näin Intiassa, hän sanoi heti, että näitä yrttejä ja muinaisia menetelmiä ei ole tieteellisesti todistettu."

Max kuunteli keskittyen ja vastasi mietteliäästi: "Minusta on ylimielistä, että me modernissa länsimaisessa järjestelmässä hylkäämme automaattisesti toisen lähestymistavan vain sanomalla 'Ei ole tieteellisesti todistettu'. Se tarkoittaa vain sitä, että se ei sovi meidän rajalliseen ja suhteellisen nuoreen 'modernin' lääketieteen perinteeseemme, joka on ollut olemassa vasta parisataa vuotta. Allopaattisen lääketieteen käsite syntyi vasta vuonna 1810.

"Sitä vastoin monet niin sanotut 'vaihtoehtoiset' tieteet ovat tuhansien vuosien ajan olleet suurten oppineiden ja parantajien jalostettavina ottaen huomioon monia muuttujia, joita meidän tiedemiehemme eivät ole vielä tutkineet, ja joista monia meidän instrumenttimme eivät voi mitata."

Maxin puhuessa ajattelin, miten Dr. Naram aloitti monet keskustelut viittaamalla yli 2 500 vuoden taakse ulottuvaan katkeamattomaan

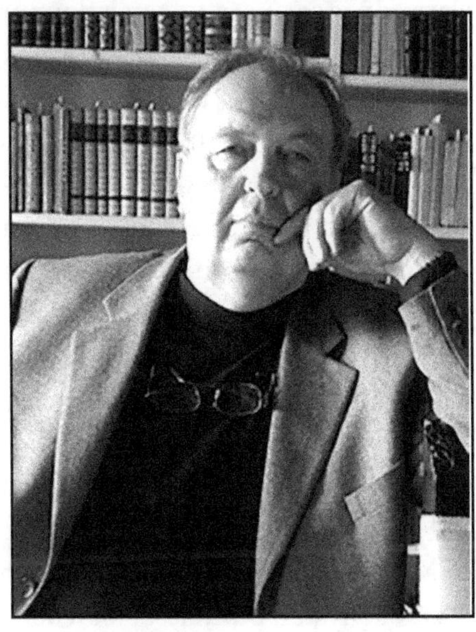

professori Ludwig Max Fischer, PhD.

perinteeseensä. Minun oli pakko myöntää, että elääkseen niin kauan, sen on tehtävä jotain oikein.

"Näkökulmamme on myös hyvin reduktionistinen", Max jatkoi. "Tällä tarkoitan sitä, että erittelemme asiat osiin. Länsimainen lääketiede esimerkiksi pilkkoo ihmisen osiin ja keskittyy sitten vain niihin osiin. Otamme huomioon vain ne asiat, joita voimme mitata. Luotamme ensisijaisesti näitä osia koskevien staattisten tietojen keräämiseen ja niiden sijoittamiseen kaavioihin ja kuvioihin. Ja jos emme löydä etsimäämme, oletamme, että *todisteiden puuttuminen on todiste puuttumisesta* - mutta näin ei ole!

"Sitä vastoin, muinaisissa parannusmenetelmissä otetaan huomioon *koko* järjestelmä. Niissä ymmärretään, miten yksi osa vaikuttaa kaikkiin muihin osiin ja miten ne kaikki saatetaan tasapainoon."

Max sanoi, että joissakin itämaisissa perinteissä tunnustetaan, että tiettyä viisautta ja tietoa ei voi kirjoittaa kirjaan, opettaa kurssilla tai mitata välineillä. Sitä voidaan oppia ja siirtää eteenpäin vain suoraan mestarilta harjoittelijalle. Siinä tunnustetaan, että tuhansien vuosien aikana kehittyneen perinteen kollektiiviseen viisauteen ja mestareiden kokemukseen sisältyy voimaa. Näin näytti todellakin olevan Dr. Naramin ja sen parantajien jatkumon kohdalla, jonka osa hänestä tuli.

Ajattelin sitä, mitä John sanoi siitä, että Dr. Naram ei mahdu mihinkään niistä kategorioista, joihin ihmiset nykymaailmassa osaavat suhtautua. Dr. Naramille kyse ei ole siitä, onko hän muinainen vai moderni, länsimainen vai itämainen, homeopaattinen vai allopaattinen, ayurvedinen vai kiinalainen tai mikään muukaan. Kyse on syvemmästä parantumisesta ja toimivan reitin löytämisestä.

"Kiinnostuit Dr. Naramista, koska näit hänen lähestymistapansa tulokset, eikö niin?" Max kysyi minulta.

Myönsin.

"Useimmat ihmiset eivät tiedä, miten sähkö toimii, mutta kun he näkevät valon keskellä pimeää taloa, he yleensä kävelevät sitä kohti."

Hymyilin vertaukselle.

"Vaikka Dr. Naramin kaltaiset ihmiset toimivat sellaisten sääntöjen ja viitekehysten puitteissa, joita useimmat meistä eivät ymmärrä, me näemme hänen kuitenkin välittävän ja omistautuvan potilailleen.

Hän on valo, johon niin monet ihmiset tuntevat vetoa pimeimpinä hetkinään. He eivät ehkä tiedä, miten se toimii, mutta palava halu parantua ohjasi heidät hänen luokseen. Buddhalainen sanonta kuuluu: "Kun oppilas on valmis, opettaja ilmestyy". Samoin uskon, että kun potilas on avoinna ja valmis, parantaja ilmestyy."

Johnin ja Maxin kanssa käymieni keskustelujen ansiosta tunsin muutoksen sisälläni, kuin mannerlaatat järjestyisivät uudelleen. He auttoivat minua ymmärtämään, että Dr. Naram noudatti todellista tiedettä, jonka sisäisesti johdonmukaiset periaatteet auttoivat häntä näkemään ja ratkaisemaan ongelmia, joita länsimainen lääketiede ei vielä ymmärtänyt. Vaikka tämä oivallus oli hyödyllinen, se myös haastoi minua. Voisiko olla, että se, minkä olin koko elämäni ajan hyväksynyt todeksi - että kohdatessaan sairauden ihmisten paras keino parantaa itsensä oli länsimainen lääketiede - ei ollutkaan absoluuttinen totuus, vaan pelkkä uskomukseni? Onko mahdollista, että lääketieteellisessä järjestelmässämme voisi olla sokeita pisteitä ja että siitä puuttuisi osia, jotka ovat olennaisia terveyden, hyvinvoinnin ja pitkäikäisyyden ymmärtämisessä ja edistämisessä?

> *"Useimmat ihmiset eivät tiedä, miten sähkö toimii, mutta kun he näkevät valon keskellä pimeää taloa, he yleensä kävelevät sitä kohti. Dr. Naram on valo, johon monet ihmiset tuntevat vetoa pimeimpinä hetkinään. He eivät ehkä tiedä, miten se toimii, mutta palava halu parantua ohjasi heidät hänen luokseen."*
>
> –Tohtori Ludwig Max Fischer

Omat muistiinpanosi

Syventääksesi lukemaasi, varaa muutama minuutti vastataksesi itsellesi seuraaviin kysymyksiin:

Mihin asioihin olet elämässäsi uskonut, ja myöhemmin huomannut, etteivät ne ole totta?

____

____

____

____

____

Tuleeko mieleesi hetkiä, jolloin olet ollut valmis johonkin (esim. opetta-jaan, paranemiseen), ja kun olit todella valmis, tämä yhtäkkiä ilmestyi?

____

____

____

____

Mitä muita ajatuksia, kysymyksiä tai oivalluksia tämä luku herätti sinussa?

____

____

____

____

Salaisuudet Elämän Tarkoituksen Löytämiseksi

Elämän merkitys on löytää omat lahjansa.
Elämän tarkoitus on antaa ne pois.
–Pablo Picasso

Milanossa on kuuluisa goottilainen katedraali Duomo. Se on yksi Italian suurimmista katedraaleista, ja Dr. Naram käy siellä mielellään aina ollessaan kaupungissa. Dr. Naramin maakoordinaattorin, Simonen, ajaessa meitä ruuhkaisten katujen läpi kohti Duomoa, ajattelin, miten paljon ja miten nopeasti näkökulmani maailmaan ja itseeni oli muuttumassa. Kävin sisäistä kamppailua, enkä saanut selvää, miksi tunsin sellaista rauhan ja suunnan puutetta.

"Muistatko minun perinteeni mukaiset kolme suurinta saavutusta tässä elämässä?" Dr. Naram tenttasi minua jälleen istuessamme vierekkäin takapenkillä.

Yritin muistaa. "Katsotaanpa. Numero yksi, tietää, mitä haluaa, numero kaksi, saavuttaa, mitä haluaa, ja numero kolme, nauttia siitä, mitä on saavuttanut."

"Oikein. Siddha-Veda on koulukunta, joka auttaa näissä fyysisellä, henkisellä ja emotionaalisella tasolla." Hän hymyili.

"Saanko jakaa kanssasi korvaamattoman salaisuuden, jonka mestarini jakoi kanssani?" Dr. Naram kysyi. "Tämä koskee sen löytämistä ja saavuttamista, mitä haluat elämässäsi. Et ikinä arvaa, miten se tapahtui minulle. Eräänä päivänä mestarini kysyi minulta: 'Mitä sinä haluat?' Ja minä sanoin: 'Mistä minä tiedän?'. Sitten hän antoi minulle suuren lahjan näyttämällä minulle salaisen marmaan. Tämä on sama marmaa-piste, jota käytin äitini kanssa saadakseni selville, mitä hän halusi."

Dr. Naramin mestari käski häntä sulkemaan silmänsä, painamaan oikean etusormen kärjessä olevaa marmaa-pistettä kuusi kertaa ja olemaan sitten hiljaa. Jonkin ajan kuluttua hän antoi Dr. Naramille sarjan kysymyksiä pohdittavaksi. Dr. Naram korosti näiden kysymysten tärkeyttä ja arvoa ja sitä, miten paljon ne voisivat muuttaa elämääni.

"Nämä ovat miljardin dollarin kysymykset, joita voit kysyä itseltäsi löytääksesi elämäsi tarkoituksen":

Jos sinulla olisi vain kuusi kuukautta elinaikaa, mitä haluaisit kaikkein eniten tehdä tai olla?

Jos tietäisit, ettet voisi epäonnistua, mitä haluaisit kaikkein eniten tehdä tai olla?

Jos sinulla olisi kymmenen miljoonaa dollaria pankissa eikä sinun tarvitsisi enää koskaan tehdä töitä, mitä haluaisit kaikkein eniten tehdä tai olla?"

Simonen kurvaillessa Milanon katuja autollamme, kirjoitin kysymykset muistiin ja tunsin tuttua epämukavuutta. Vaikka antaisin itselleni luvan kysyä ne, saisinko vastauksia? Useimpina päivinä minulla ei ollut aavistustakaan mitä halusin tehdä tai olla elämässäni, mikä oli jyrkkä kontrasti tähän mieheen, joka oli koko ajan intensiivisesti keskittynyt ja läsnä.

Dr. Naram jatkoi: "Vastaukseni mestarini kysymykseen oli: 'Haluaisin olla suuri parantaja'. Hän sanoi minulle: 'Mitä selkeämmät tavoitteet, sitä varmemmat tulokset.' Sitten hän auttoi minua saamaan lisää selkeyttä maalaamalla mieleeni tarkan kuvan. Hän painoi eri marmapisteitä sormessani, esittäessään minulle lisäkysymyksiä." "Mitä sinulle tarkoittaa 'suuri parantaja?'" Baba Ramdas kysyi. Dr. Naram vastasi: "Haluan olla paras pulssin lukija tällä planeetalla, näiden muinaisten parantamisen salaisuuksien mestari.".

> *"Mitä selkeämmät tavoitteet, sitä varmemmat tulokset"*
>
> – Baba Ramdas, näiden muinaisten parantavien salaisuuksien mestari.
> (Dr. Naramin mestari)

Mestari rohkaisi häntä sanoen: "Oikein hyvä, Pankaj. Kirjoita se ylös."

Dr. Naram kertoi minulle: "Vaikka osa tästä oli peräisin egosta ja pelosta, koska halusin todistaa isälleni ja kaikille muille, että olin sen arvoinen, mestarini ei haastanut minua eikä lannistanut minua unelmoimasta. Päinvastoin, hän rohkaisi minua! Sitten hän esitti minulle toisen vaikean kysymyksen: 'Mistä tiedät, että olet paras?'".

Tässä kohtaa Dr. Naram keskeytti oman tarinansa, katsoi minua ja sanoi: "En jaa tätä kanssasi egoni vuoksi, joten yritä ymmärtää. Kyse ei ole nyt minusta tai vaikutuksen tekemisestä sinuun, vaan haluan inspiroida sinua miettimään, mikä on mahdollista. Koska kysyt vilpittömiä kysymyksiä ja yrität ymmärtää elämääsi paremmin, haluan, että onnistut siinä. Vuonna 1982 isäni heitti minut ulos kotoa riidan jälkeen. Taskussani oli alle dollari. Olin vihainen, yksinäinen, hämmentynyt, turhautunut, elin epäterveellisesti ja olin masentunut. En tiennyt, minne mennä nukkumaan sinä yönä. Mestarini ansiosta löysin lopulta, kuka olin ja mitä elämälläni oli mahdollista tehdä."

Dr. Naram sanoi, että hänen mestarinsa jatkoi kuulustelua ja kyseli,

"Mistä tiedät, että olet paras pulssiparantaja?"

"Kun olen auttanut sataa tuhatta ihmistä, tiedän sen."

"Mitä muuta?"

"Tiedän, kun ihmiset tulevat kuudesta maasta tapaamaan minua."

"Loistavaa, kirjoita se nyt ylös. Mitä muuta?"

"Olen paras, kun Äiti Teresa tulee luokseni ja sanoo, "Dr. Naram, Teette parasta työtä tällä planeetalla.""

"Oikein hyvä. Mitä muuta?"

"Tiedän myös, kun Hänen Pyhyytensä Dalai Lama tulee ja pyytää minua lukemaan hänen pulssinsa."

Dr. Naram piti tauon ja sanoi: "Kaikki nämä toiveet olivat sydämessäni jo ennen kuin minulla oli yhtään potilasta. Minulla oli vain unelma. Mestarini oli rohkaiseva, mutta kun kerroin tästä ystävilleni ja perheelleni, he nauroivat. He eivät ymmärtäneet, miksi niin monet ihmiset haluaisivat tulla tapaamaan minua tai miksi Dalai Lama tai Äiti Teresa olisivat kiinnostuneita pulssiluennastani."

"Kun jollakulla on unelma, tue häntä. Älä sabotoi unelmia", Dr. Naram sanoi. "Olin melkein luopua unelmastani juuri silloin. Mutta mestarini rohkaisemana aloitin prosessin, jonka myötä minusta tuli

---

Päiväkirjani merkintöjä

Täydentäviä Marmaa Shakti salaisuuksia, joiden avulla saa selvyyttä "Mitä sinä haluat" -kysymykseen*
(jatkuu luvusta 9).

7) Paina oikean käden etusormen alaosassa olevaa pistettä 6 kertaa.

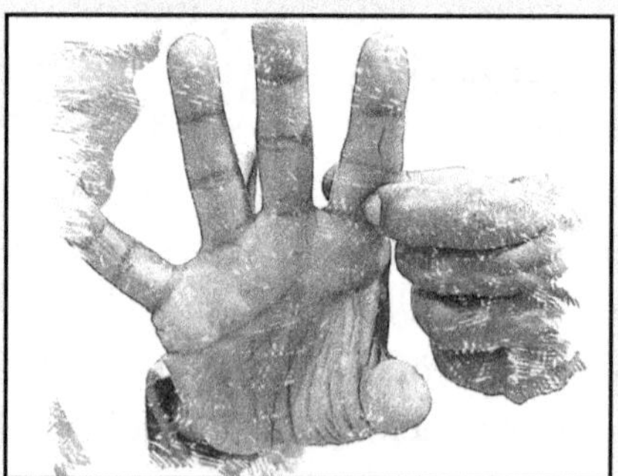

8) Kysy itseltäsi: "Jos minulla olisi mitä haluan tai minusta tulisi se, mitä haluan, miltä se tarkalleen näyttäisi?".

9) Kirjoita muistiin vastaukset, jotka tulevat mieleesi, ja jatka kysymysten kysymistä kunnes saat selkeän kuvan.

* Bonusmateriaali: Halutessasi Dr. Naramin opastavan sinua tämän prosessin läpi, katso video ilmaisella MyAncientSecrets.com-jäsenyyssivustolla.

parantaja. Se alkoi hitaasti, mutta vauhti kiihtyi ja kasvoi kasvamistaan. Tavoitteeni oli saada ihmisiä tulemaan kuudesta maasta, ja nyt ihmisiä on tullut yli sadasta maasta, ja olen pystynyt auttamaan heitä. Hänen Pyhyytensä Dalai Lama kävi luetuttamassa minulla pulssiaan monta kertaa. Myös äiti Teresa tuli vastaanotolleni ja halasi minua.”
”Millaista se oli?” ihmettelin.

”Se tuntui kuin tuhat äitiä olisi halannut minua. Mutta kun hän kietoi kätensä ympärilleni, hän kysyi: 'Dr. Naram, oletteko raskaana?' Olin järkyttynyt. En tiennyt, mitä hän tarkoitti, kunnes hän sanoi minulle, että oli yllättynyt siitä, kuinka lihava olin. Olin tuolloin pahasti ylipainoinen, 100 kiloa. Hänen kysymyksensä auttoi minua näkemään kaksinaismoralismin yrityksessäni parantaa muita, mutta silti samalla laiminlyödä omasta terveydestä huolehtimisen kiireeseen vedoten. Se järkytti minua niin paljon, että aloin tutkia vanhoja käsikirjoituksia löytääkseni muinaisia salaisuuksia painonpudotukseen. Laihduin lähes 45 kiloa. ”*

Dr. Naram kertoi, että ensimmäisen Äiti Teresan tapaamisen jälkeen tämä alkoi soitella kysyäkseen, voisiko Dr. Naram auttaa äiti Teresan hoidossa olevia ihmisiä. ”Äiti Teresa todella rakasti ihmisiä, ja siksi hän halusi nähdä heidän paranevan”, Dr. Naram kertoi minulle. Tämän rakkauden vuoksi Äiti Teresa otti sen henkilökohtaisesti, kun hänen yrittäessään auttaa ihmisiä parhailla nykyaikaisilla menetelmillä, ne eivät sitten toimineetkaan tai niillä oli huonoja sivuvaikutuksia. Sitten kun hän kutsui Dr. Naramia auttamaan ja näki ihmisten parantuvan niin monista ongelmista, hän suuttui piloillaan.

”Miksi et tavannut minua kolmekymmentä vuotta aikaisemmin!” hän sanoi. ”Olisimme voineet auttaa niin monia ihmisiä.”

Hän ymmärsi, että Dr. Naramilla oli työkaluja, joilla auttaa ihmisiä vapautumaan vaivoistaan turvallisesti, myrkyttömästi ja kestävästi. Dr. Naram sanoi, että se oli yksi hänen elämänsä onnellisimmista päivistä, kun äiti Teresa sanoi: ”Dr. Naram, teidän työnne on ihanin ja puhtain parantamisen muoto tällä planeetalla. Minä todella rakastan teitä. Työskennellään yhdessä.”

---

* *Bonusmateriaali: Tutustuaksesi Dr. Naramin käyttämään muinaiseen terveellisen painonhallinnan metodiin, joka on auttanut tuhansia ihmisiä ympäri maailmaa, katso videoita ilmaisella MyAncientSecrets.com-jäsensivustolla.*

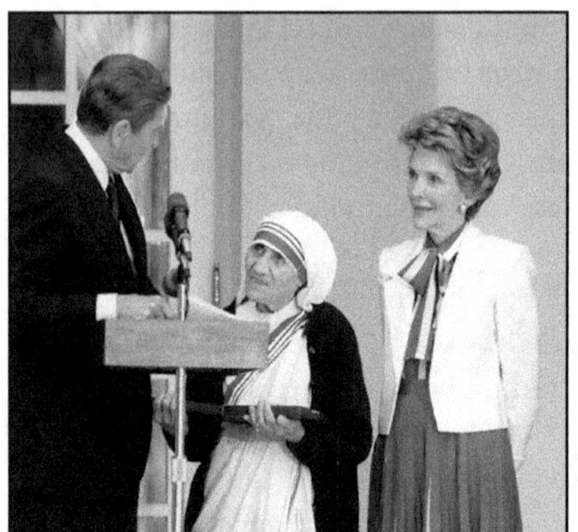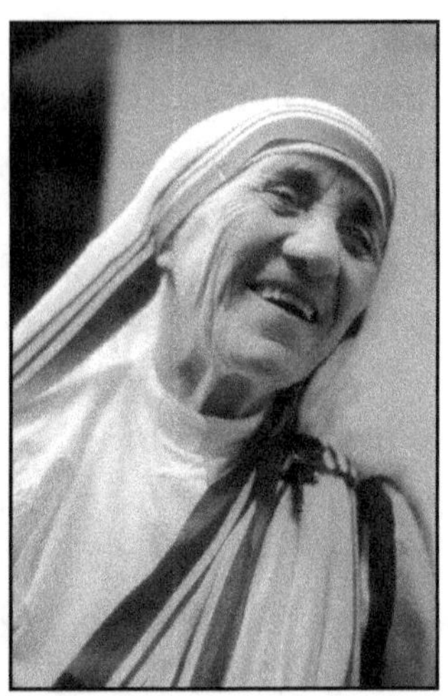

Äiti Teresa vastaanottaa vapaudenmitalin presidentti Ronald Reaganilta vuonna 1985. Kuvat on haettu Wikimedia-sivustolta.

Dr. Naram sanoi: "Voit rakastaa ihmisiä, mutta jos sinulla ei ole oikeita välineitä tai menetelmiä heidän auttamiseen, tunnet turhautumista ja tuskaa. Varsinkin jos yrität auttaa heitä jossakin asiassa, ja se, miten 'autat', aiheuttaa vain lisää ongelmia. Olen niin kiitollinen, että mestarini antoi minulle nämä kuusi ikivanhaa työkalua, jotka tuottavat syvää paranemista. Ja olen kiitollinen Äiti Teresalle, että hän näytti minulle, miten ne ovat todellinen rakkauden jatke."

Dr. Naram veti sitten paitansa alta esiin jotain näyttääkseen minulle. Hänen kaulassaan, valkoisen takin alla ja lähellä sydäntä roikkui useita merkityksellisiä esineitä. Siellä oli hänen mestarinsa hänelle antamia *mala-* ja *rudraksha*-helmiä, muslimien rukoushelminauha, jonka hänelle lahjoitti harras musliminainen, jonka hengen Dr. Naram pelasti, pyhä medaljonki, jonka lahjoitti suuri sikhi-mestari, ja kaulakoru, jossa oli kristillinen risti, jonka paavi Johannes Paavali II oli siunannut. Sen oli pyhä Äiti Teresa antanut hänelle.

"Tässä se on, halusin sinun näkevän hänen kallisarvoisen lahjansa. Tulen aina vaalimaan muistoa ajastani Äiti Teresan kanssa." Hän puristi sormensa riipuksen ympärille, ikään kuin halatakseen sitä ja sanoi: "Mutta palataanpa asiaan. Tässä on kyse sinusta. Jos todella uskot, jos todella selvität, mitä haluat elämältäsi, ne asiat voivat tapahtua. Kun löydät tuon unelman tai palavan toiveen, haluan antaa sinulle ajan myötä sen, minkä mestarini antoi minulle. Annan sinulle työkalut, joilla voit tuoda tuon unelman korkeammasta tietoisuudesta alitajuntaasi ja sitten tietoisuuteesi, jotta tuosta unelmasta tulee todellisuutta tässä elämässä."

Kirjoitin tämän muistiinpanoihini, koska halusin muistaa sen, mutta myös siksi, etten pystynyt katsomaan häntä silmiin, kun hän osoitti niin paljon huomiota ja huolenpitoa minua kohtaan. Olin epävarma ja hapuileva tuohon aikaan elämässäni. Halusin uskoa, että voisin saavuttaa selkeyden, mutta en halunnut pettyä, jos sitä ei koskaan tulisi.

Dr. Naram toisti painokkaasti: "Tärkeintä on tietää, mitä haluaa, saavuttaa se, mitä haluaa, ja sitten nauttia siitä, mitä on saavuttanut."

Kysyin: "Miten teen sen?"

Älä koskaan juokse rahan perässä; tavoittele täydellisyyttä

Dr. Naram sanoi: "Haluaisin sinun osallistuvan *yagnaan*."

Yagna on seremonia tai prosessi, jolla on tietty tavoite. Hän sanoi, että tässä keskitytään itsensä löytämiseen kysymällä: "Kuka minä olen"? Minne olen menossa? Ja miten etenen pidemmälle, nopeammin ja varmemmin, kokeakseni täyttymystä elämässä?" Ei todellakaan ollut mikään mysteeri, miksi hän ehdotti osallistumista minulle.

"Ensimmäisenä askeleena pyydän Dr. Giovannia näyttämään sinulle, mitä ruokia sinun kannattaa syödä ravitaksesi kehosi ja mielesi, ja jotta pysyisit terveenä, valppaana, keskittyneenä ja täynnä energiaa saavuttaaksesi unelmasi."

Tässä vaiheessa Simone löysi parkkipaikan. Ennen kuin nousimme autosta kävelläksemme Duomon katedraaliin, Dr. Naram kääntyi puoleeni. "Clint, mestarini kertoi minulle jotain, jonka haluan kertoa sinulle," hän sanoi

> *"Selvitä itsellesi: Kuka minä olen? Minne olen menossa? Ja miten etenen nopeammin ja varmemmin, kokeakseni täyttymystä elämässä?"*
>
> –Dr. Naram

> *"Älä koskaan juokse rahan perässä. Tavoittele ideoita, suuria ideoita; tavoittele ja saavuta suuria unelmia."*
>
> –Baba Ramdas
> (Dr. Naramin mestari)

intensiteetillä, jota en koskaan unohda: "Älä koskaan juokse rahan perässä. Haluan, että tavoittelet ideoita, suuria ideoita, ja haluan, että tavoittelet ja saavutat suuria unelmia. Älä etsi menestystä; tavoittele ja saavuta sen sijaan erinomaisuutta."

Hän sanoi minulle, että jos löytäisin sen, mitä sydämeni haluaa, intohimo seuraisi perässä. Dr. Naram jatkoi: "Kun olet täynnä intohimoa ja tavoittelet erinomaisuutta, menestys tulee luonnostaan. Tarvitsemasi rahat löytyvät, ja elämässäsi tapahtuu tärkeitä asioita."

"Kuten mitä?" kysyin.

"Tulet olemaan onnellinen, tyytyväinen ja lopulta löydät täyttymyksen."

Kirjoitin tämän nopeasti muistiinpanoihini ennen kuin hyppäsimme ulos autosta. Kävellessämme katedraalin kauniin sisäänkäynnin alta, Dr. Naram sanoi: "Kun toimit näin, ihmiset todella kuulevat, kun puhut. He huomaavat sinut, ja teet merkittävän vaikutuksen. Usko tai älä, mutta joka päivä jokainen meistä vaikuttaa muihin ihmisiin, myönteisellä tai kielteisellä tavalla. Kun selvität sen, mitä haluat, saavutat sen, mitä tavoittelet, ja nautit saavutuksestasi, olet kuin veteen putoava pisara, joka lähettää aaltoja ympärilleen - alat vaikuttaa maailmaan myönteisellä tavalla.

> *Kun selvität sen, mitä haluat, saavutat sen, mitä tavoittelet, ja nautit saavutuksestasi, olet kuin veteen putoava pisara, joka lähettää aaltoja ympärilleen - alat vaikuttaa maailmaan myönteisellä tavalla.*
>
> –Dr. Naram

Näin autat tekemään tästä maailmasta terveemmän ja onnellisemman paikan elää."

Dr. Naram pysähtyi katsomaan suoraan minuun ja sanoi: "Clint, haluatko sinä tietää miksi olen kiinnostunut sinusta?"

Ravistin päätäni kieltävästi ja vaihdoin kiusaantuneena asentoa. Vaikka koin oloni epämukavaksi joutuessani jälleen huomion keskipisteeksi, olin utelias kuulemaan, miksi hän vietti niin paljon aikaa kanssani.

"Se johtuu siitä, että sinun tapasi olla kumpuaa 'sevasta'. Tekosi paljastavat, että sydämesi haluaa palvella; isääsi, kyllä, ja kaikkia tapaamiasi ihmisiä. Vaikuttaa vain siltä, että sinulle on hieman epäselvää, missä voit olla eniten avuksi. Uskon, että sinulla on tehtävä auttaa maailmaa muuttumaan paremmaksi paikaksi. Miksi muuten olisit täällä? Haluan, että näet roolisi, mikä se onkin. Haluan, että tiedät mikä se on."

> *"Hiljaisuuteen vetäytyminen on yksi arvokkaimmista ja vaikuttavimmista asioista, joita elämässä voi tehdä."*
> –Dr. Naram

Sydämeni löi nopeammin jokaisen hänen puhumansa lauseen myötä.

"Ennen kuin löysin tarkoitukseni", Dr. Naram jatkoi, "mestarini opasti minua viettämään kymmenen päivää hiljaisuudessa. Se on yksi arvokkaimmista ja vaikuttavimmista asioista, joita elämässä voi tehdä."

Hän sanoi, että hyvin harva ihminen viettää näin kauan hiljaisuudessa, mutta hän teki sitä säännöllisesti ja piti sitä yhtenä kasvunsa tärkeimmistä ja vaikuttavimmista tekijöistä.

Kun lähdimme taas kävelemään, hän kysyi minulta: "Miksi ihmiset juovat? Miksi ihmiset tupakoivat? Tai tulevat riippuvaisiksi ruoasta tai elokuvista tai mistä tahansa? He haluavat paeta; he eivät halua olla sisäisen minänsä kanssa. He eivät ole tarpeeksi kärsivällisiä epämukavuudessaan löytääkseen minuutensa syvempiä kerroksia."

Minulle kävi selväksi, että olin juuttunut tapaan paeta itseäni. En huumeiden tai alkoholin, vaan työn, matkustamisen ja viihteen avulla. Huomasin, kuinka jopa toiminnastani ihmisten hyväksi oli tullut tervetullut häiriötekijä, johon pakenin itseni seurassa kokemaani epämukavuuden tunnetta. Tajusin, etten tiennyt, kuka olin, enkä osannut olla yksin itseni kanssa tarpeeksi kauan saadakseni sen selville. Minulla oli epämääräinen käsitys siitä, mutta se oli hämärtynyt ja perustui enimmäkseen siihen, miten kuvittelin muiden näkevän minut. Vähentääkseni epämukavuuttani tein kovemmin töitä ja leikin kovempaa - tai karkasin uuteen suhteeseen tai uusimpaan

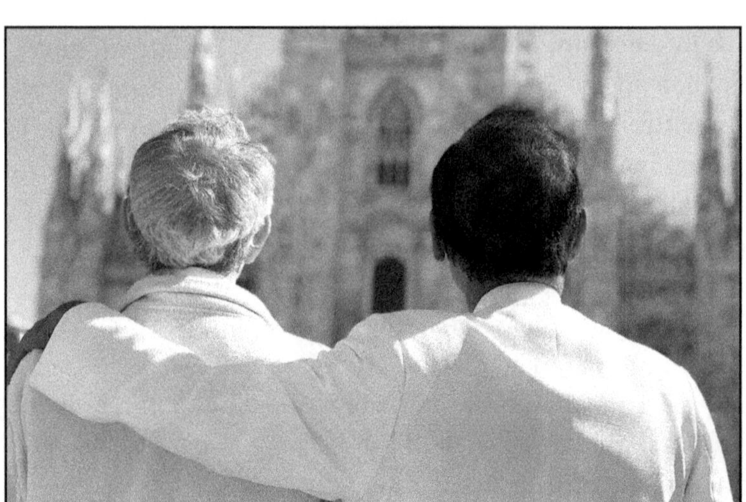

Dr. Naram ja Dr. Giovanni Duomoa katsellen.

elektroniseen leluun. Noiden hetkien jännitys haihtui nopeasti, ja tyhjyys hiipi takaisin ja kertoi minulle, että täytyi olla enemmän ja että minulta puuttui jotain.

Seisoessamme ulkona ja katsellessamme Duomoa, Dr. Naram totesi: "Tällaisia salaisuuksia on monia. Kun tulet takaisin Intiaan, sinun pitäisi hakeutua hiljaisuuteen. Voin antaa sinulle joitakin kysymyksiä, joita voit kysyä itseltäsi, mutta ensin sinun on hakeuduttava puhtaaseen hiljaisuuteen."

Tiesin tämän olevan tärkeätä, mutta minua turhautti, etten osannut tehdä muuta kuin kuunnella. Teoria on yksi asia, ja päivittäinen todellisuuteni oli toinen. Miten voisin viedä Dr. Naramilta kuulemani asiat muistikirjani sivuilta pidemmälle ja muuttaa ne todelliseksi eletyksi kokemukseksi? Miten voisin soveltaa niitä jokapäiväisessä elämässäni?

Omat muistiinpanosi

Syventääksesi lukemaasi, varaa muutama minuutti ja vastaa itsellesi seuraaviin kysymyksiin:

Sulje silmäsi, paina oikean kätesi etusormen yläosassa olevaa marmapistettä ja kysy itseltäsi nämä kysymykset järjestyksessä yksi kerrallaan. Kirjoita jokaisen kysymyksen jälkeen ylös ensimmäiset mieleesi tulevat ajatukset.

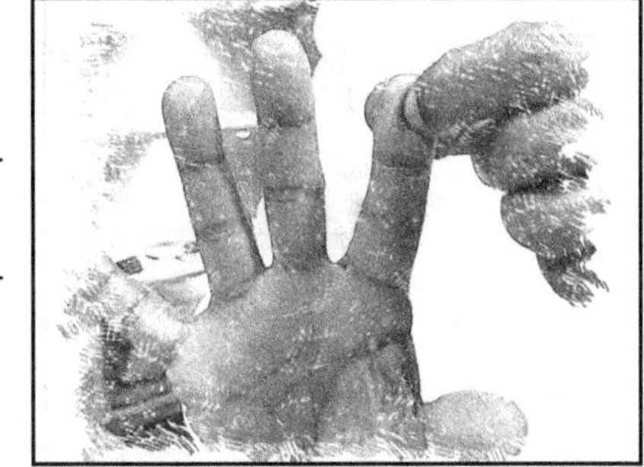

Jos sinulla olisi vain kuusi kuukautta elinaikaa jäljellä, mitä haluaisit tehdä tai olla?

____

____

____

____

____

Jos tietäisit, ettet voisi epäonnistua, mitä haluaisit tehdä tai olla?

____

____

____

____

____

Jos sinulla olisi kymmenen miljoonaa dollaria pankissa eikä sinun tarvitsisi enää koskaan tehdä töitä, mitä haluaisit tehdä tai olla?

Mitä muita ajatuksia, kysymyksiä tai oivalluksia tämä luku herätti sinussa?

LUKU 15

Norsuja, Pythoneita Ja Korvaamattomia Hetkiä

*Tärkeintä ei ole se, kuinka paljon teet, vaan se, kuinka paljon
rakkautta laitat siihen, mitä teet.*

–Äiti Teresa Kalkutan pyhimys

Mumbai, Intia

Italiassa vietetyn ajan jälkeen lensin Intiaan isäni luokse.

Kun saavuin klinikalle, olin iloinen nähdessäni hänen kävelevän.
Sen lisäksi hän hehkui tavalla, jota en ollut nähnyt vähään aikaan.
Muut potilaat kertoivat minulle muutoksesta, jonka he olivat nähneet
hänen saapumisensa jälkeen. Hän hymyili ja sanoi, että vaikka hänen
kehonsa oli edelleen arka, hän huomasi useiden ongelmiensa lievit-
tyvän. Hän odotti innolla, että pääsisi kotiin ja siellä uusiin testeihin.

Muutaman isäni kanssa Intiassa viettämieni päivien aikana Dr.
Naram kutsui meidät kotiinsa. Meitä tervehti hänen vaimonsa Smita,
joka johti kaikkia klinikoita Intiassa, myös panchakarma-yksikköä,
jossa isääni autettiin. Hän toivotti meidät lämpimästi tervetulleiksi
kotiinsa. Astuessamme sisään näimme Dr. Naramin kymmenvuotiaan
pojan, Krushnan, pitelevän jättimäistä pytonia.

Jo lyhyen kanssakäymiseni aikana Krushnan kanssa huomasin, että hän oli erityinen. Sen sijaan, että hän olisi ollut riippuvainen puhelimestaan tai videopeleistään, kuten monet muut hänen ikäisensä lapset, Krushna oli täysin läsnä meille. Vaikka hän oli kuuluisan henkilön poika, hän oli erittäin maanläheisen nöyrä ja rakastava. Huomasin, että kaikki halusivat olla hänen kanssaan, koska hänen läsnäolonsa tuntui niin hyvältä.

"Haluaisitteko pidellä sitä?" hän kysyi meiltä. Vaikka aluksi tuntui pelottavalta, oli kiehtovaa tuntea käärmeen rakenne, paino ja voima, kun se liikkui käsissäni ja käsivarttani pitkin ylös kaulaani. Yritin pysyä rauhallisena. Kun sanoin olevani valmis, Krushna auttoi minua irrottamaan käärmeen ympäriltäni.

Syötyämme herkullisen aterian, joka koostui mung-keitosta ja vihanneksista, joku varoitti meitä, että talon edessä oli norsu. Syötimme sille kurpitsoita puutarhasta, ja kun se nappasi ruokaa kädestämme kärsällään, olin ihmeissäni tämän hämmästyttävän eläimen koosta. Jossain vaiheessa Dr. Naram antoi norsulle käskyn. Kärsällään norsu poimi kukkaseppeleen Dr. Naramin kädestä ja ripusti sen isäni kaulaan. Hymy isäni kasvoilla oli unohtumaton.

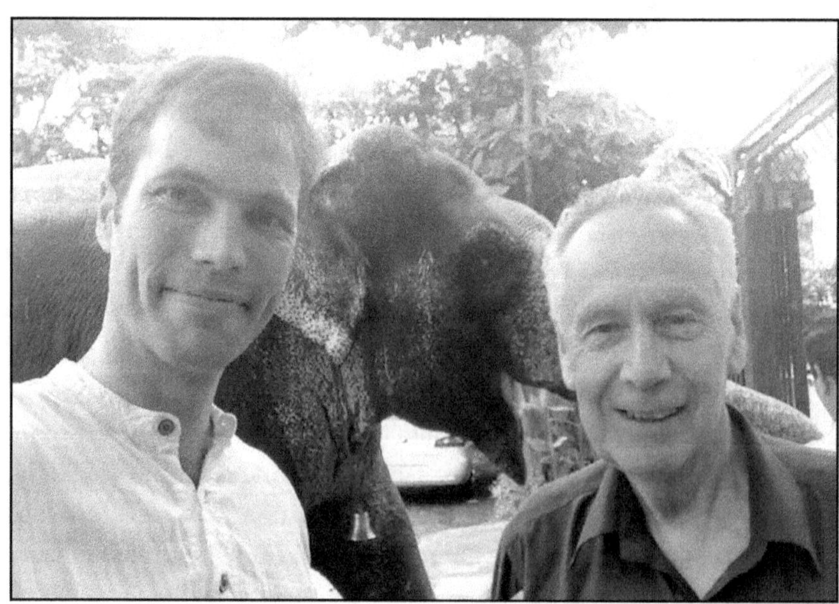

Isäni ja minä Intiassa yhdessä Laxmi-norsun kanssa.

Norsun lähdettyä, kysyin Dr. Naramilta prosessista, jota isäni oli käymässä läpi, ja asioista, joista olin edelleen huolissani. Saatoin vaikuttaa ylisuojelevalta, mutta se ei estänyt minua kyselemästä isäni saamien hoitojen ja lääkkeiden turvallisuudesta ja tehokkuudesta. Kun olin kärsimätön joidenkin isäni ongelmien suhteen, Dr. Naram sanoi: "Tämä ei ole mikään pikaohjelma Clint. Joissakin tilanteissa paraneminen voi tapahtua hetkessä. Mutta useimmissa tapauksissa muinainen parantaminen toimii hitaammin ja parantaa ihmisiä yhä syvemmältä. Et voi olla raskaana ja sanoa lääkärillesi, että haluat saada lapsen kahdessa kuukaudessa, kun se kestää yhdeksän kuukautta. Jotkut asiat vain vaativat sen ajan, vaivannäön ja energian, jotka ne vaativat, halusimme sitä tai emme. Mestarini opetti minulle hyvin tärkeän asian: "Itsensä ja muiden parantaminen vaatii aikaa.""

Vaikka toki ymmärsin, olin silti kärsimätön näkemään täydelliset tulokset isäni kohdalla. Olin huolissani siitä, että hän oli niin tuntemattomalla tiellä. Kysyin Dr. Naramilta niiden kasviperäisten lisäravinteiden turvallisuudesta, joiden käyttöä isäni oli määrä jatkaa Intiasta lähdettyään. Dr. Naram sanoi: "Sen sijaan, että minä vastaisin kaikkiin tärkeisiin kysymyksiisi, mitä jos menisit tehtaaseen, jossa niitä valmistetaan?"

> *"Tämä ei ole pikaohjelma. Muinainen parantaminen toimii hitaammin ja parantaa ihmisiä yhä syvemmältä. Mestarini opetti minulle hyvin tärkeän asian:'Itsensä ja muiden parantaminen vie aikaa.'*
>
> –Dr. Naram

Valetieteilijä?

Saatettuani isäni lennolleen kotiin, vietin pari viimeistä päivää Intiassa vierailemalla tehtaissa ja laboratorioissa, joissa Dr. Naramin rohtoja valmistettiin ja testattiin. Yritin ilmestyä paikalle odottamatta.

Olin heti vaikuttunut siitä, miten puhdasta ja siistiä kaikki oli. Joku suostui viemään minut kierrokselle. Minun oli laitettava kenkäsuojat jalkaan, desinfioitava käteni ja käytettävä hiusverkkoa. Kaikki oli nykyaikaista; pelkästään standardointi- ja testauslaitteiden on täytynyt maksaa satoja tuhansia dollareita. Koko laitoksen perustaminen maksoi varmasti miljoonia, ja siinä noudatettiin täysin jotain, mitä teollisuudessa kutsutaan CGMP -käytännöksi (current good manufacturing practice). Kierrokseni puolivälissä eräs hallintohenkilökunnasta yhdisti minut puheluun Dr. Naramin kanssa. Arvostin vilpittömästi näkemääni ja sanoin hänelle, että hänen työnsä vaikutti olevan maailmanluokkaa.

Dr. Naram sanoi nopeasti: "Voi ei, se ei kelpaa. Mestarini sanoi, että meidän on luotava maailman parasta. 'Maailmanluokkaa' ei riitä. Jos näet jotain, mitä voimme parantaa, kerro minulle."

Hän jatkoi:"Voitko kuvitella, että kun aloitin, valmistin rohdossekoitukset omassa keittiössäni? Niistä ajoista on tultu pitkä matka. Ja vielä tänäänkin varmistan, aivan kuten silloin ennen, että jokainen sekoitus valmistetaan sellaisella rakkaudella kuin äiti syöttää lastaan."

> *"Mestarini sanoi*
> *'maailmanluokkaa' ei*
> *riitä. Meidän on luotava*
> *maailman parasta."*
> –Dr. Naram

Kierrokseni jälkeen istahdin keskustelemaan kahden Dr. Naramin laboratoriossa vuosikymmeniä työskennelleen tutkijan, Dr. Pujarin ja Guy Kavarin, kanssa. Dr. Pujari esitteli minulle ylpeänä laboratorion testauslaitosta. "Varmistamme, että jokainen tabletti tai voide on turvallinen ja vapaa esimerkiksi bakteereista tai raskasmetalleista.

Hän kuvaili, miten yksityiskohtaisesti ja tarkkaan he varmistivat, että jokainen yrttipullo oli laadultaan standardoitu ja saastumaton. Muinaiset mestarit korostivat kaiken luonnonmukaisena pitämisen tärkeyttä, jopa koko kasvin käyttämistä aktiivisten ainesosien uuttamisen sijaan. Hän sanoi, että joskus ihmiset ovat huolissaan, koska kaksi pulloa samaa yrttivalmistetta voi olla erivärisiä. Hän selitti, että koska keinotekoisia kemikaaleja tai väriaineita ei käytetä, samojen kasvien luonnollinen värivaihtelu voi aiheuttaa sen, että saman rohdon eri erät ovat väriltään hieman eri sävyisiä. Aivan kuten kaksi parsakaalia päivittäistavarakaupassa voi olla eri vihreän sävyisiä, vaikka molemmat ovat tuoretta parsakaalia. "Tämä värivaihtelu", hän kertoi minulle, "on yksi merkki siitä, että kaikki on täysin luonnonmukaista."

Dr. Pujari sanoi, että koska hän oli kouluttautunut lääketutki-mukseen, hän ei ollut uskonut muinaiseen parantavaan tieteeseen lainkaan. Mutta sitten hän teki omat kokeensa ja tulokset todistivat näiden yrttien ja menetelmien tehokkuuden.

Guy Kavari selitti, että pian sen jälkeen, kun hän oli aloitta-nut työskentelyn Dr. Naramin kanssa, kävi selväksi, että Intiassa, ayurveda-alalla tai missään päin länttä ei ollut olemassa mitään säädöskokoelmaa tai tietokantaa niistä yrteistä ja menetelmistä, joiden käytöstä Dr. Naram oli kiinnostunut. He rakensivat uuden laboratorion, testasivat huolella satoja yrttejä, dokumentoivat niiden ominaisuudet ja loivat niistä oman kirjaston.

Kun kysyin Guylta, miten hän kuvailisi Dr. Naramia ihmisenä, hän sanoi epäröimättä: "Kaksi sanaa: humanitaarinen ja nero." Yllä-tyin siitä, että hän sanoi tämän niin nopeasti ja varmasti. "Miksi?" kysyin.

Hän sanoi, että suurin osa alan ihmisistä halusi vain leikata kus-tannuksia, joten he hankkivat halvimmat raaka-aineet ja käyttivät nopeimpia jalostusmenetelmiä. Dr. Naram taas halusi korkeinta laatua hinnasta tai käytetystä ajasta riippumatta.

"Siksikö hänen yrttinsä ovat kalliimpia kuin useimmat muut kas-viperäiset lisäravinteet?" kysyin.

Guy sanoi tietävänsä, kuinka paljon yrttituotteiden tuottaminen tällä tavoin maksaa ja millä hinnalla Dr. Naram niitä myy. "Hänelle ei jää juuri lainkaan voittoa. Tuon intohimon vuoksi kutsun häntä humanitaariseksi."

"Ja miksi nero?" kysyin.

"Vuosia sitten, ennen kuin Intian tai Amerikan hallitukset olivat edes huolissaan raskasmetalleista, Dr. Naram vaati, että kaikkien hänen luomiensa tuotteiden on oltava vapaita raskasmetalleista. Niinpä he löysivät alusta alkaen parhaat raaka-aineet ja käyttivät innovatiivisia prosesseja varmistaakseen, että jokainen tuote oli vapaa raskasmetalleista, hinnasta tai vaivasta riippumatta."

Myöhemmin kerroin Dr. Naramille kokemuksistani tehtaalla. Hän kertoi minulle, kuinka kiitollinen hän oli tapaamistani ihmisistä. He pitivät huolen siitä, että muinaisia prosesseja noudatettiin. He myös

takasivat, että jokainen rohto läpäisi nykyaikaisen ravitsemuslääke-
tieteellisen testauksen korkeimmat standardit.

Dr. Naram kertoi minulle ongelmista, erimielisyyksistä ja vaikeuk-
sista, joita hänellä usein oli työskennellessään uuden tutkijan kanssa.
Prosessit, joihin hänen mestarinsa ja muinaiset tekstit kannustivat,
poikkesivat suuresti siitä, mitä nykyisissä yliopistoissa opetettiin tai
ymmärrettiin. Tutkijat eivät ymmärtäneet Dr. Naramin vaatimusta
varmistaa, että tietyt mantrat lausuttiin ennen yrttien valmistusta ja
sen aikana, tai sitä, miksi asioita tuli yhdistää vain tietyillä tavoilla ja
tiettyinä aikoina. Varsinkin silloin, kun se kesti kauemmin ja maksoi
enemmän kuin yksinkertaisemmalla tavalla.

Guy Kavarin tapauksessa ristiriita syntyi, kun Dr. Naram sanoi,
että erästä yrttiä, joka helpottaa naisten kuukautisten aikaista voima-
kasta verenvuotoa, on kerättävä vain täydenkuun aikaan keskiyöllä.
Guy piti tätä hölynpölynä ja sanoi sen Dr. Naramille. Hän sanoi, että
tiedemiehenä hän ei uskoisi satuihin ja kieltäytyi keräämästä kyseistä
yrttiä keskiyöllä.

"Et itse asiassa ole lainkaan tiedemies", Dr. Naram vastasi. "Sinä
olet valetieilijä."

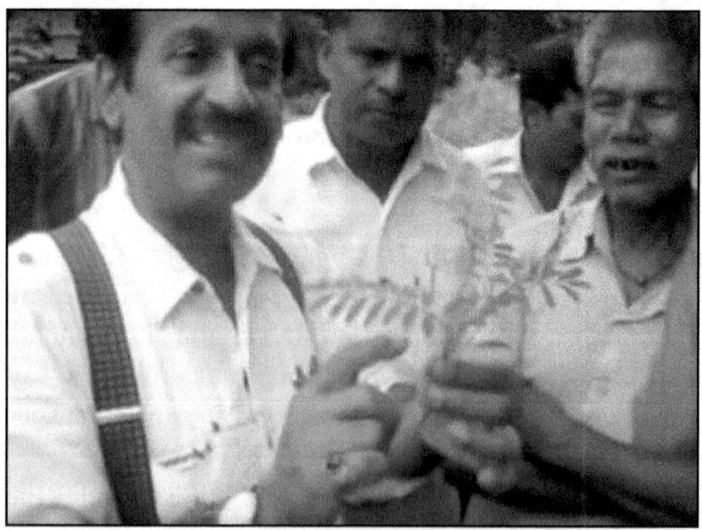

*Dr. Naram maaseutualueella, jossa yrttejä kerätään, pitelee kädessään kasvia,
jonka kasvineste auttaa lievittämään kipua ja vahvistamaan vastustuskykyä.*

Guy yllättyi ja puolustautui. "Olen tiedemies, siksi en usko tähän hölynpölyyn."

"Olet valetieteilijä, joka uskoo jotain sellaista todeksi, mitä ei tiedä", Dr. Naram sanoi. "Jos olisit oikea tiedemies, tietäisit, että sinulla on hypoteesi, mutta ei vastausta. Testaisit sitä, jotta näkisit, mikä on totta."

Guy tunsi, että hänelle heitettiin haaste, josta hän ei voinut kieltäytyä, joten hän suunnitteli laajan tutkimuksen osoittaakseen, että Dr. Naram oli väärässä. Hän keräsi kyseistä yrttiä eri vuorokaudenaikoina, myös keskiyöllä täydenkuun aikaan. Sitten hän testasi aktiivisen ainesosan tehoa heidän laitteillaan. Hän otti eri näytteet, sekoitti ne rohtosekoitukseen ja antoi sitä naisille, joilla oli verenvuoto-ongelma.

Tulokset järkyttivät Guyta. Täydenkuun aikaan keskiyöllä kerättyjen yrttien teho oli lähes kaksikymmentä kertaa suurempi kuin päivällä kerättyjen yrttien teho. Tulokset olivat selvästi parempia, kun ne sekoitettiin ravintolisään ja annettiin sitä tarvitseville naisille. Siitä lähtien Guy suostui noudattamaan tarkalleen muinaisten käsikirjoitusten kuvaamaa tapaa kerätä ja sekoittaa yrtit. Hän löysi heidän laboratoriossaan muitakin kiehtovia tuloksia, jotka olivat ristiriidassa hänen koulutuksessa oppimansa kanssa. Hänen yllätyksekseen vanhoissa teksteissä annettuja ohjeita noudatettaessa rohtojen härskiintyminen hidastui ja säilyvyys piteni.

Sain vastauksen kysymyksiin yrttien turvallisuudesta. Samalla inspiroiduin nähdessäni ihmisten työskentelevän niin intohimoisesti ja ensiluokkaisesti.

Häiritsevä sähköposti isältäni

Intiasta lensin Thaimaan kautta Kiinaan pitämään esitelmän akateemisessa konferenssissa. Professorien ja opiskelijoiden ympäröimänä keskustelin teknologian eri kehityssuunnista ja niiden vaikutuksesta koulutukseen. Dr. Naramin kanssa vietetyn ajan jälkeen paluu "normaaliin" elämääni oli vähintäänkin hämmentävää.

Tapa, jolla näin itseni ja maailman, oli muuttumassa. Kun yritin kertoa toisille joistakin näkemistäni asioista, he usein katsoivat minua epäuskoisesti, jolloin keskustelu loppui. Päätin, ettei minun tehtäväni ollut vakuuttaa ketään mistään. Isäni voi paremmin, ja vain sillä oli minulle merkitystä.

Kun saavuin Kiinaan, lähetin äidilleni ja isälleni sähköpostin kertoakseni heille, että olin turvassa, ja kysyin heidän kuulumisiaan. Päivän kuluttua sain isältäni huolestuttavia uutisia.

10. syyskuuta 2010

Hei, poika,

Sinä hämmästytät minua jatkuvasti. Kerrot, että yövyt Bangkokissa ja menet Kiinaan ennen kuin matkustat seuraavaan maahan. Aivan kuin yöpyisit Provossa matkalla kotiimme Salt Lake Cityyn.

Yritän yhä toipua Intian matkastani. Kotiin tultuani koin energian romahduksen. En pysty tekemään juuri mitään. Kiitos, että annoit meille aikataulusi. Milloin olet seuraavan kerran yhteydessä Dr. Naramiin? Jos pian, minulla on pari kysymystä, joihin voisit ehkä saada vastauksia, sillä en ymmärrä, mitä kehossani tapahtuu.

Tiedä, että rukoilen puolestasi, että matkasi sujuu turvallisesti ja on hedelmällinen kaikille osapuolille.

Rakastan sinua paljon,
Isä

Kirjoitin hänelle nopeasti takaisin ja annoin hänelle yhteystiedot Dr. Naramin puhelinkeskukseen, joka yhdistäisi hänet. Tunsin, kuinka levoton, hiljainen suru valtasi minut jälleen. Oliko muinainen parantaminen ja Dr. Naram pettänyt isäni kaiken tämän ajan, kustannusten ja vaivannäön jälkeen?

Omat muistiinpanosi

Syventääksesi lukemaasi, varaa muutama minuutti vastataksesi itsellesi seuraaviin kysymyksiin:

Nimeä yksi tai kaksi asiaa, jotka muuttaisivat kaiken, jos tekisit ne elämässäsi vielä paremmin:

____

____

____

____

____

Mitä hyviä asioita olet saanut elämääsi kärsivällisyydellä ja kurinalaisuudella?

____

____

____

____

____

Mitä muita ajatuksia, kysymyksiä tai oivalluksia tämä luku herätti sinussa?

____

____

____

____

LUKU 16

Odottamaton Uusi Ongelma

*Älä sano 'On aamu' ja hylkää sitä eilisen nimellä. Näe se
vastasyntyneenä lapsena ilman nimeä.*

–Rabindranath Tagore

Palasin Kiinasta Suomeen töihin Joensuun yliopistoon (josta myö-
hemmin tuli Itä-Suomen yliopisto). Asuin lumen peittämässä
pikkukaupungissa lähellä Venäjän rajaa. Vaikka rakastan Suomea,
ihmisiä ja työtäni siellä syvästi, tunsin pakottavaa tarvetta nähdä
isäni hänen järkyttävän sähköpostin jälkeen. Tämä tunne kasvoi
isäni soitettua kysyäkseen, milloin olisin taas kotona keskustellakseni
hänen terveydentilastaan henkilökohtaisesti. Hän mainitsi "uuden
ongelman". Olin ahdistunut ja hämmentynyt ja lensin kotiin niin
pian kuin pystyin.

Seisoin vanhempieni kodin oven ulkopuolella ja mietin, mistä
isäni halusi keskustella. Siitä oli kulunut yli puoli vuotta, kun esittelin
hänet Dr. Naramille Los Angelesissa. Olisiko hän yhtään paremmassa
kunnossa? Huomaisinko hänessä muutosta? Vai lähetinkö hänet vain
turhaan toiselle puolelle maapalloa? Kärsikö hän yhä? Oliko hänen
tilansa pahenemassa? Vain puoli vuotta aiemmin hän kertoi minulle,
ettei ehkä eläisi seuraavaan aamuun. Muisto oli yhä tuore ja arka.

Isäni tervehti minua ovella ilmeellä, jota en osannut lukea. Kävelimme hänen toimistoonsa ja istuimme samoihin tuoleihin, joissa istuimme viimeksi, kun olin käynyt siellä. Tällä kertaa hän ei katsonut maahan. Hän ei katkaissut katsekontaktia minuun.

Hän asettui paikalleen ja hengitti syvään. "Poika, meillä on uusi ongelma."

Sydämeni vajosi. Ryhdistäydyin ja kysyin: "Mitä tarkoitat?"

Hän veti pöytänsä takaa esiin kenkälaatikon ja avasi sen. Se oli täynnä pilleripurkkeja. "Ongelmani on, etten tiedä, mitä tehdä näillä pillereillä. En tarvitse niitä enää!" Valtava hymy levisi hänen kasvoilleen. Niistä kahdestatoista lääkkeestä, joita hän oli tarvinnut ennen Intiaa, hän tarvitsi nyt vain yhtä. Lakkasin pidättelemästä hengitystäni ja huokaisin helpotuksesta! Hänen hymynsä oli tarttuva, ja nauroin yllättyneenä.

Kävi ilmi, että Intian jälkeen koettu energian romahdus oli hetkellinen ja johtui siitä, että hän alkoi syödä kaikkea vanhastaan tuttua ruokaa, jota hänen ei pitänyt syödä. Niinpä hän kärsi seurauksista. Kotirohtoihin ja ruokavalioon palaaminen paransi hänen oloaan välittömästi.

En voinut uskoa sitä todeksi. Vain puoli vuotta aiemmin hän kärsi sietämättömistä kivuista eikä tiennyt, kuinka kauan hän eläisi. Hänen kehonsa oli niin heikko, että jopa yksinkertaiset toiminnot, kuten tuolista nouseminen tai käytävällä käveleminen, olivat valtavia haasteita. Hänet valtasi uupumus, joka pelotti minua. Hänen mielensä liukui kohti Alzheimerin tautia, ja hän kadotti lauseita ja unohteli helposti asioita. Oli sydäntäsärkevää seurata, kuinka hän vaipui vakavaan masennukseen.

Nyt, vain muutama kuukausi sen jälkeen, kun hän oli tavannut Dr. Naramin ja kurinalaisesti noudattanut hänen neuvojaan, isäni oli muuttunut mies. Hänellä ei ollut enää kolesteroliongelmaa, hänen verenpaineensa oli normaali, eikä hän enää kamppaillut verensokeriongelmien kanssa. Prosessin aikana hän tapasi säännöllisesti vakituisia lääkäreitään, jotka seurasivat hänen edistymistään ja yllätykseksi pian suosittelivat, ettei hän enää tarvinnut tiettyjä lääkkeitä. Tavatessani hänet, hän ei juurikaan enää tarvinnut lääkkeitä!

Isäni kannalta ehkä merkittävintä oli se, että kaikki kipu hänen jaloissaan ja rinnassaan oli poissa, joten hän ei enää käyttänyt kipulääkkeitä. "Itse asiassa", hän sanoi, "koko kehossani ei ole enää kipua!"

Hän kuvaili, kuinka hänellä oli kaksikymmentä kertaa enemmän energiaa, fyysisiä voimia ja henkistä valppautta. Hän pystyi taas työskentelemään ja tunsi, että hän pystyi vaikuttamaan maailmaan. Nähdessäni kuinka isäni tunsi itsensä hyödylliseksi ja tuottavaksi missiossaan edistää yleistä hyvää, olin tyytyväisempi kuin koskaan ennen.

Mieleni laukkasi. Tapahtuiko tämä oikeasti?

Mikä pyhä hetki! Mikä kaunis lahja!

Jopa tätä kirjoittaessani, tuota hetkeä muistellessani, kiitollisuuden kyyneleet valuvat poskilleni.

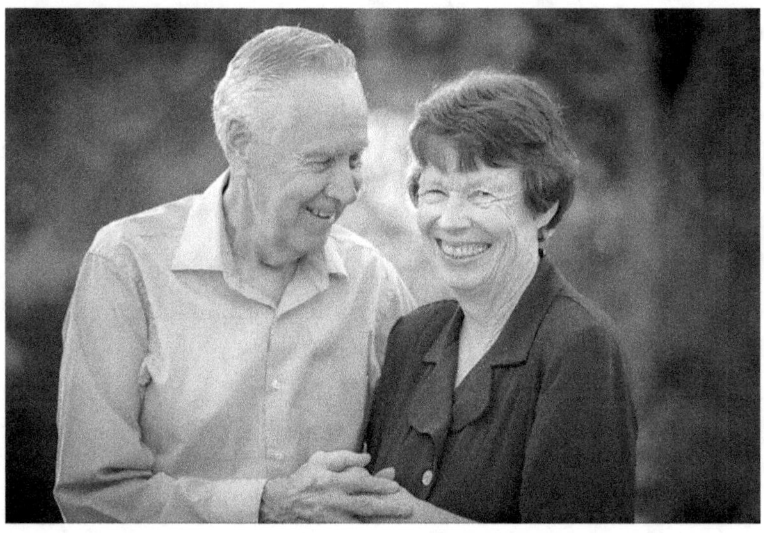

Isä ja äiti nauravat taas.

Merkittävin hetki oli, kun isäni katsoi minua suoraan silmiin ja sanoi: "Nyt, poikani, minulla on sinulle toinen tärkeä pyyntö."

Paikallaan isäni työpöydällä, eikä laatikkoon siivottuna, oli pino kansioita ja papereita. Koko hänen elämänsä aikana keräämä aineisto. Muistatko sen kirjan, jonka hän halusi kirjoittaa kooten yhteen elämäntyönsä lasten parissa opettamalla heitä tunnistamaan hyvät ideat ja tekemään hyviä valintoja. Sairauden ja masennuksen uuvuttaessa isän, hän kadotti tavoitteensa ja menetti toivonsa.

Käsi paperipinon päällä hän sanoi: "Haluan kirjoittaa *The Missing Piece in Education* -kirjan loppuun, ja haluan sinun apuasi. Poika, haluatko kirjoittaa sen kanssani?"

Olin todella otettu, ja vaikka en voinut lakata hymyilemästä, kyyneleet valuivat pitkin kasvojani.

"Ehdottomasti", sanoin hänelle.

Pyyntö oli niin täysin erilainen kuin hänen kuusi kuukautta aikaisemmin esittämänsä! Toivoin, että kirjan kirjoittaminen olisi isälleni eheyttävää, jotain palkitsevaa josta tulisi osa hänen perintöään. En osannut arvata, että se parantaisi myös minua. Mutta se on aivan toinen tarina.

Isäni hämmästyttävän toipumisen jälkeen aloin kutsua sitä, mitä tohtori Naram teki ihmisille, kehon öljynvaihdoksi. Kun vaihdat autosi suodattimet, näet, kuinka paljon sakkaa on kertynyt. Me emme näe sitä kehossamme, mutta sitä on siellä. Jos emme puhdista kehoamme ja huolehdi siitä asianmukaisesti, se ilmenee toimintahäiriönä. Kun isäni kehon suodattimet puhdistettiin, hänen terveysongelmansa hävisivät.

Olin kiitollinen Dr. Naramille ja tälle muinaiselle parannusjärjestelmälle ja nähtyäni omin silmin isäni kokeman hämmästyttävän muutoksen, soitin Dr. Naramille kiittääkseni, mutta hän ei vastannut. En tiennyt, että samaan aikaan, kun isäni terveydentila parani tasaisesti, Dr. Naramin isä vaipui koomaan ja julistettiin kuolleeksi.

Omat muistiinpanosi

Syventääksesi lukemaasi, varaa muutama minuutti vastataksesi itsellesi seuraaviin kysymyksiin:

Ketä tai keitä sinä rakastat? Tiedätkö hänen/heidän suurimmat unelmansa?

____

____

____

____

____

Miten voit tukea heitä sen saavuttamisessa? Miten voit auttaa heitä löytämään unelmansa, jos he eivät vielä varmuudella tiedä mitä he haluavat?

____

____

____

____

____

Mitä muita ajatuksia, kysymyksiä tai oivalluksia tämä luku herätti sinussa?

____

____

____

____

____

❧

LUKU 17

Jäähyväiset

*Mikä on ihmeellisintä maailmassa? Se, että kaikki kuolevat, mutta
kukaan ei koskaan ajattele sen tapahtuvan itselleen.*

–Lainaus Bhagavad Gitasta, 5000 vuotta vanhasta tekstistä

Dr. Naram tiesi, ettei hänen isänsä voinut hyvin. Hän vieraili viime
vuosina useita kertoja isänsä luona ja pystyi aina auttamaan
häntä. Tällä kertaa hänen isänsä ennuste oli synkkä. Ennen kuin hän
lähti vanhempiensa kotiin, Dr. Naram kutsui Dr. Giovannin, Lucianon
ja Vinayn mukaansa, koska hän ei ollut varma mitä kohtaisi.

Kun he saapuivat paikalle, Dr. Naramin veli Vidyutt, hänen äitinsä,
muu perhe ja lääkäri, joka oli juuri täyttämässä kuolintodistusta,
tervehtivät heitä kyynelehtien sisäänkäynnillä. Oli liian myöhäistä.

”Haluan nähdä hänet.” Dr. Naram sanoi veljelleen.

Dr. Naram käveli sängyn viereen, jossa hänen isänsä ruumis lepäsi.
Hän ojensi kätensä pitääkseen isänsä ranteesta kiinni ja huomasi
hätkähdyksekseen jotain. Hänen sormensa havaitsivat hyvin heikon
pulssin. Hän pyysi heti Dr. Giovannia hakemaan verenpainemittarin
ja tarkistamaan isänsä verenpaineen ja pulssin. Dr. Giovanni teki niin,
ja mittari näytti, ettei pulssia ollut. Dr. Naram pyysi häntä testaamaan
uudelleen, ja tulos oli sama, ei pulssia, ei verenpainetta.

Dr. Naram pyysi Dr. Giovannia hakemaan nopeasti keittiöstä inkivääriä ja ajwain-jauhetta. Kaikki talossa kysyivät Dr. Giovannilta, mihin hän niitä tarvitsi. Myös hoitava lääkäri nosti kummastuneena katseensa, ja perhe selitti hänelle, että Dr. Naram oli pulssiparantaja. Lääkäri pudisti päätään ja palasi takaisin paperitöihinsä.

Dr. Naram neuvoi Dr. Giovannia hieromaan kuivaa ajwain- ja inkiväärijauheiden seosta isänsä jalkoihin. Samanaikaisesti Dr. Naram laittoi gheetä hänen käsiinsä, jalkoihinsa, vatsaansa ja päähänsä ja painoi niissä tiettyjä marmapisteitä. Useiden minuuttien kuluttua hän kumartui lähelle isänsä korvaa ja sanoi: "Isä, jos olet tajuissasi, jos kuulet minut ja haluat elää, niin nosta kätesi, jalkasi tai vain sormesi. Jos et, he ottavat nyt ruumiisi ja polttavat sinut." Hänen isänsä nosti koko kätensä!

Dr. Naram ei voinut hillitä innostustaan kertoessaan veljelleen, että heidän isänsä oli yhä elossa. Hoitava lääkäri oli epäileväinen ja syytti Dr. Naramia siitä, että tämä itse oli liikuttanut isänsä kättä. Kaikki tulivat huoneeseen ja katsoivat, kun Dr. Naram toisti toimenpiteen. Tällä kertaa isä nosti koko jalkansa ylös, ja hoitava lääkäri hätkähti järkyttyneenä ja otti askeleen taaksepäin.

Kuullessani tämän kohdan tarinasta minua nauratti, kun kuvittelin mielessäni kohtauksen. Lääkäri arveli kyseessä olevan kuolonkankeus, kunnes Dr. Naram jatkoi prosessia. Dr. Naramin isä rakasti guru Sai Babaa. Tietäen tämän Dr. Naram pyysi Dr. Giovannia auttamaan marmapisteiden painamisessa ja samalla lausumaan Sai Baban kannattajien yhteisen tervehdyksen "Sai Ram". Sängystä kuului heikko mutta selkeä vastaus: "Sai Ram".

Kaikki olivat ällistyneitä. Dr. Giovanni hymyili hämmästyksestä ja sanoi jälleen: "Sai Ram" Nyt Dr. Naramin isä vastasi kuuluvammin "Sai Ram!".

Tämän kuultuaan kaikki huoneessa nauroivat ilosta, useat heistä kyynelten läpi.

Ainoastaan lääkäri ei hymyillyt. Kuolintodistuksen allekirjoitus ei ollut vielä kuivunut. Tämä kaikki oli hänelle

> *"On tärkeää, että saatamme tietyt asiat elämässä päätökseen, jotta sielumme voivat levätä rauhassa."*
> —Dr. Naram

käsittämätöntä. Hän oli julista-
nut tämän miehen kuolleeksi, ja
nyt mies puhuu? Sen sijaan, että
perhe olisi hyvästellyt isänsä sinä
iltana, he sanoivat hyvää yötä lää-
kärille, joka käveli sanattomana
ovesta ulos.

Dr. Naramin isä, hereillä ja
tietoisena, toipui seuraavan vii-
kon aikana niin paljon, että hän
pystyi istumaan, kävelemään ja
puhumaan perheensä kanssa.
Kuolintodistuksen allekirjoit-
tanut hoitava lääkäri soitti Dr.
Naramin veljelle muutaman

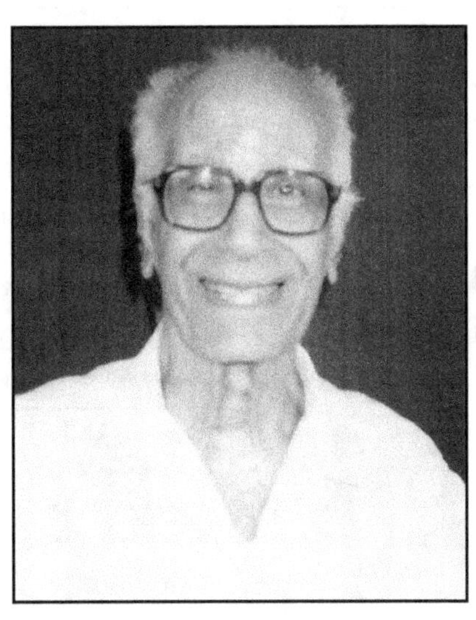

Dr. Naramin isä, Pankaj Kimji Naram.

päivän välein saadakseen tietoja "tuosta oudosta tapauksesta". Joka
kerta hän oli yhtä yllättynyt kuullessaan, että potilas oli yhä elossa
ja hyvinvoiva.

Dr. Naramin isä tunsi pian voivansa tarpeeksi hyvin saattaakseen
päätökseen joitakin keskeneräisiä asioita. Hän allekirjoitti tärkeitä
asiakirjoja ja kävi arvokkaita keskusteluja vaimonsa, lastensa ja
lastenlastensa kanssa.

"On tärkeätä, että saamme tiettyjä asioita elämässä päätökseen,
jotta sielumme voi levätä rauhassa", Dr. Naram sanoi.

Kun ihmettelin miten uskomatonta kaikki tämä oli, Dr. Naram
toisti mestarinsa sanat: "Älä koskaan luovu toivosta!"

Päiväkirjani merkintöjä

Muita muinaisia parantamisen salaisuuksia koomassa olevan auttamiseksi*
(Jatkuu luvusta 1)

4) Kotihoito - Sekoita kuiva inkiväärijauhe ja ajwain-jauhe yhteen ja hiero koomassa olevan henkilön jalkapohjiin.

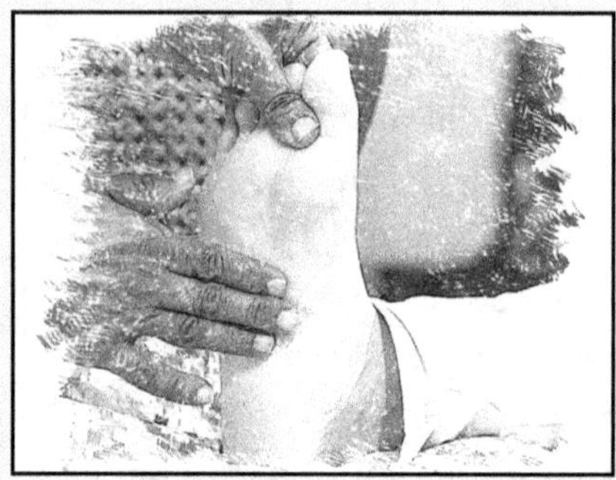

5) Marmaa Shakti – Paina luvussa 1 esitettyjä kohtia, kutsu henkilöä mahdollisimman tutulla nimellä

* Bonusmateriaali: Kuullaksesi Dr. Giovannin ja Dr. Naramin puhuvan tästä hetkestä, ja ymmärtääksesi tätä menetelmää syvällisemmin, vieraile ilmaisella MyAncientSecrets.com-jäsensivustolla.

Omat muistiinpanosi

Syventääksesi lukemaasi, varaa muutama minuutti vastataksesi itsellesi seuraaviin kysymyksiin:

Mitä asioita elämässäsi haluaisit saada päätökseen ennen kuolemaasi (esim. kohdata tietyn pelon, antaa anteeksi jollekin, saavuttaa jotain, pyytää anteeksi joltakulta, voittaa jonkin haasteen jne.)?

____

____

____

____

____

Mitä muita ajatuksia, kysymyksiä tai oivalluksia tämä luku herätti sinussa?

____

____

____

____

____

LUKU 18

Ikiaikainen Viisaus, Moderni Maailma

Kaikilla matkoilla on salaisia määränpäitä,
joista matkustaja itse on tietämätön.
—Martin Buber

Pian näiden ihmeellisiltä tuntuvien tapahtumien jälkeen Dr. Naram kutsui minut New Jerseyssä järjestettävään palkintoseremoniaan, jossa hänet palkittiin 9/11-palomiesten ja ensivastetoimijoiden auttamisesta. Seisoessani tuhansien ihmisten joukossa keskustelemassa ja odottamassa seremonian alkua tiesin sydämessäni, että minun oli kysyttävä Dr. Naramilta kysymys, joka oli vaivannut minua jo jonkin aikaa.

Hymyilin nähdessäni aiemmin New Yorkissa tapaamani Marshallin ja Josén, Serving Those Who Serve -järjestön perustajat. He auttoivat nyt muista katastrofeista selvinneitä ihmisiä, ja toivoivat, että Dr. Naram jatkaisi heidän tukemistaan.

Dr. Naram hymyili nähdessään minut. "Hyvä, että pääsit tulemaan, Clint."

Oli kunnia olla siellä. "Oletko innoissasi?" kysyin. "Kuulin, että New Jerseyn kuvernööri on täällä luovuttamassa sinulle palkintoa."

"Enemmänkin nöyränä", hän vastasi.

"Miksi?"

"Tiedän, että voima on perinteessä, muinaisiin teksteihin kirjatuissa salaisuuksissa ja mestarini opetuksissa. Minä vain tulkitsen tämän muinaisen viisauden nykymaailman käyttöön. Ja mestaristani puheen ollen, oletko kuullut tarinan siitä, mistä tiesin miten auttaa näitä 9/11:n palomiehiä?"

"Miten?"

"Mumbain katulapset!" hän sanoi.

"Katulapset?"

"Kyllä, tuhannen päivän harjoittelun jälkeen mestarini antoi minulle palvelu- eli seva-tehtävän. Hän kertoi, että ensimmäiset ihmiset, joita minun piti auttaa, olivat Dharavissa, maailman toiseksi suurimmassa slummissa."

Dr. Naram kertoi, miten hän tapasi siellä asuvat katulapset, ja miten heillä oli likaiset kasvot ja revityt vaatteet. Hän luki heidän pulssinsa ja antoi heille yrttejä, joiden hän uskoi auttavan heitä. Mutta kun hän palasi myöhemmin takaisin, hän totesi, ettei mikään niistä tehonnut, ja lapset olivat edelleen sairaita. Heillä oli keuhko-ongelmia, unihäiriöitä, masennusta, ahdistusta ja yskää, ja heidän pulssinsa osoitti edelleen myrkkykertymistä heidän kehoissaan. Hämmentyneenä Dr. Naram kysyi neuvoa mestariltaan, joka kehotti häntä menemään syvemmälle ja oppimaan lisää näistä lapsista.

Dr. Naram meni takaisin ja kysyi lapsilta, missä he asuivat ja työskentelivät. Hän sai selville, että he työskentelivät kemikaalitehtaassa. Tehdas ei halunnut investoida koneisiin, jotka sekoittaisivat kemikaalisammioita, joten se palkkasi katulapset uimaan niissä. Hän järkyttyi, ilmoitti asiasta viranomaisille ja palasi mestarinsa luo selvittääkseen, mitä muuta hän voisi tehdä auttaakseen näitä lapsia.

Yhdessä he tutkivat tekstikääröjä nähdäkseen, käytettiinkö muinaisina aikoina jotain, joka auttoi poistamaan vaikeita myrkkyjä, kuten raskasmetalleja. He innostuivat löytäessään mahdollisen ratkaisun. Varhaisissa sodissa sotilaat kastoivat nuoltensa ja keihäidensä kärjet myrkkyihin. Siddha-Veda -perinteen parantajien oli löydettävä keinoja, joilla he voisivat auttaa ihmisiä poistamaan myrkyt kehosta. He tunnistivat kaksikymmentäseitsemän yrttiä (mm. kurkuma ja neem), jotka voisivat auttaa poistamaan nämä myrkylliset raskasmetallit.

Löydösten perusteella Dr. Naram ja hänen mestarinsa loivat uuden rohdon kokeiltavaksi katulapsilla.

"Se toimi, ja lapset paranivat! Myrkyt hävisivät heidän kehoistaan. Uskoni mestarini ja näiden muinaisten tekstien periaatteisiin kasvoi, kun näin niiden auttavan niin dramaattisessa tapauksessa.

Sitten tapahtui 9/11. Maailma ja Amerikka eivät olleet koskaan nähneet mitään vastaavaa."

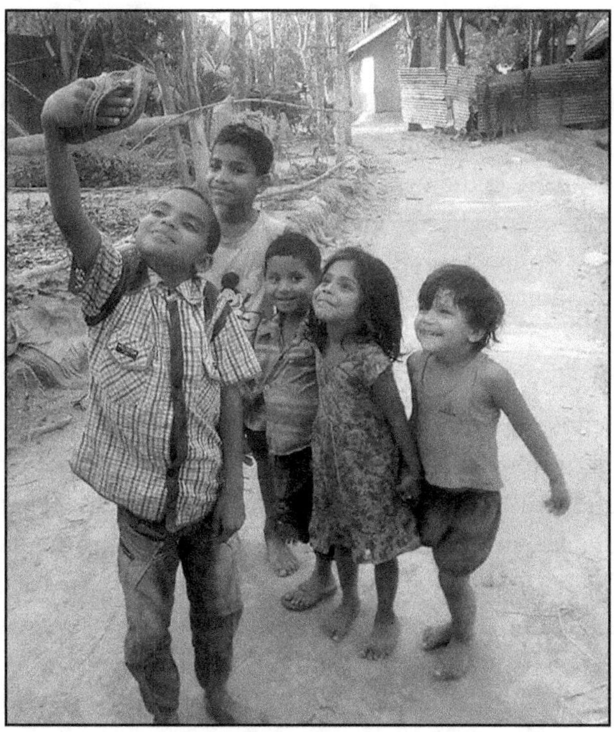

Viraali kuva katulapsista ottamassa sandaalilla "selfietä".
Haettu Google Imagesista

Kun Dr. Naram kutsuttiin auttamaan palomiehiä, jotka työskentelivät yötä päivää Ground Zeron raunioilla, hän tiesi, että myös heidän elimistössään oli samanlaisia myrkkyjä, joita he olivat saaneet hengitettyään savua ja oltuaan kosketuksissa myrkyllisten jäänteiden kanssa. Hän tiesi myös, että länsimaisella lääketieteellä ei vielä ollut keinoa poistaa näitä myrkkyjä. "Oli ilo ja kunnia palvella. Kiitän mestariani siitä, että hän opetti minulle, miten voin olla hyödyksi apua tarvitseville ihmisille. Jokainen meistä altistuu jokapäiväisessä elämässä jossain määrin saasteille. Kaikki hengittävät autojen ja kuorma-autojen pakokaasuja, syövät prosessoituja tai muunneltuja happosateiden kastelemia elintarvikkeita, altistuvat kännykkäsäteilylle, syövät saastunutta lihaa tai kasveja ja altistuvat auringonvalolle, jonka laatua ilmakehän otsonikerros on muuttanut. Joten vaikka emme olisikaan olleet New Yorkissa 9/11 aikaan, me kaikki tarvitsemme näitä muinaisia salaisuuksia poistaaksemme ympäristömyrkkyjä kehostamme."

Vaikka kaikki oli hyvin kiehtovaa, en voinut unohtaa polttavaa kysymystä, joka minun oli esitettävä Dr. Naramille. Juuri kun olin avaamassa suuni, joku keskeytti meidät ja vei Dr. Naramin lavalle.

Istuin tuolissani yleisön joukossa ja luin käsiohjelmaa, jossa oli Dr. Naramin apua saaneiden palomiesten ja ensivastetoimijoiden kertomuksia. Yksi heistä oli Darren Taylor, FDNY:n palomies. Hän kirjoitti: "Minut lähetettiin Ground Zerolle kaksi päivää World Trade Centerin iskujen jälkeen. Työskentelin etsien ja kaivaen ruumiita sekä yleisessä tiedustelussa ja palontorjunnassa. Aloin huomata muutoksia terveydessäni noin kuukausi sen jälkeen, kun palasin normaaliin kierrostyöhön kaupungilla. Sairastuin useammin flunssaan. Joskus heräsin yöllä kuiviin yskänkohtauksiin. Olin masentunut, ja immuunijärjestelmäni oli heikentynyt. Olin yleisesti ottaen sairaampi - en niin terve kuin normaalisti. Kun kuulin ensimmäistä kertaa tästä ohjelmasta ja näistä yrteistä, en ollut kiinnostunut. Mutta kuukausia Ground Zerolla työskentelyni jälkeen oireeni pahenivat. Olin huolissani ja ajattelin kokeilla jotain luonnonmukaista hoitoa. Olen iloinen, että tein niin. Käytettyäni yrttejä jonkin aikaa flunssat ja yskänkohtaukset hävisivät. Minulla oli enemmän kestävyyttä.

Voin kerta kaikkiaan paremmin. Olin vähemmän masentunut. Pystyin paremmin jatkamaan elämääni ja jättämään terveyteen liittyvät huolenaiheet taakseni. Nukuin enemmän ja paremmin. Nyt voin yleisesti ottaen todella hyvin. Kiitos teille kaikille tarjoamastanne palvelusta. Onnea myös jatkoon sen jakamisessa useammille ihmisille."

Eräs toinen ensivastetoimija kertoi, että käytettyään yrttejä noin vuoden ajan tapahtui jotain hämmästyttävää: hänen keuhkotutkimusten tulokset olivat normaalit, ja ensimmäistä kertaa vuosiin hän vapautui inhalaattoristaan.

Hän kirjoitti: "Oli myös yksi lisähyöty: pystyin yrttien avulla lopettamaan tupakoinnin kokonaan. Saatoin haistaa tupakan tulevan kehostani. Vaikka olin lopettanut tupakoinnin vuodeksi, minulle oli jäänyt himo. Mitä nikotiinivarastoja kehoni onkaloissa sitten olikaan, luulen, että yrtit poistivat ne. Joskus virtsani haisi tuhkakupille.

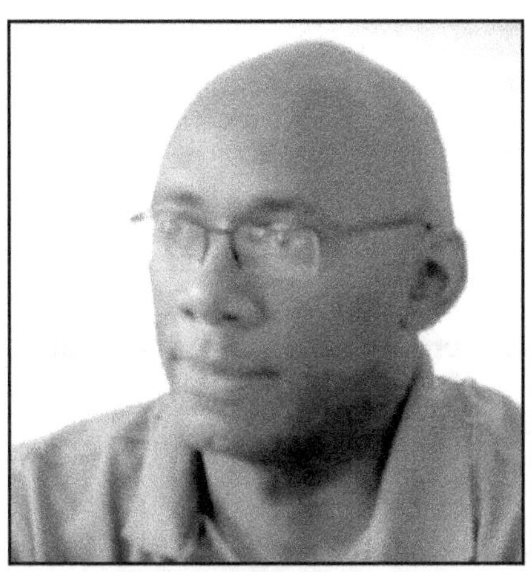

9/11 Palomies Darren Taylor, FDNY käytti Dr. Naramin yrttejä myrkkyjen poistamiseksi kehostaan, vastuskyvyn ja unen parantamiseksi sekä elääkseen paljon terveellisempää ja onnellisempaa elämää!

Hämmästelin, että mistä tuo nyt tuli? Luulen, että yrtit vapauttivat nikotiinin elimistöstäni. Kaikki on parantunut niin paljon viimeisen vuoden aikana, ja katson sen johtuvan Dr. Naramin yrteistä. Arvelen että ne poistavat myrkkyä kehon jokaisesta osasta."

Luin tällaisia kertomuksia tarinan toisensa jälkeen. Ajattelin, miten mahtavaa oli, että José ohjattiin tapaamaan Dr. Naram ja perustamaan järjestö auttamaan 9/11-onnettomuuden ensivastetoimijoita. Veikkaan, että Dr. Naramin tavatessaan hänellä ei ollut aavistustakaan, että hänen elämänsä lähtisi tähän suuntaan.

Sitten muistelin Reshmaa ja Rabbatia. Rabbat ei varmaankaan vielä nähdessään Dr. Naramin televisiosta aavistanut, että pelastaakseen tyttärensä hengen hänet ohjattaisiin tämän luokse. Tavatessaan Dr. Naramin ensimmäistä kertaa Dr. Giovannilla ei ollut aavistustakaan siitä, että hän omistaisi koko elämänsä muinaisten parantavien salaisuuksien oppimiseen ja niiden käyttämiseen potilaidensa hyväksi. Ajattelin kaikkea odottamatonta johdatusta ja ihmettä ylipäänsä.

Juuri silloin muistin lapsuuteni rukouksen, ajalta, jolloin sisareni Denisen kuolema täytti ajatukseni.

Rukoilin, että Jumala ohjaisi minut sinne, missä voisin olla eniten avuksi niille, jotka kärsivät.

Suljin silmäni ja mieleni avautui sille mysteerille, mitä sen jälkeen oli tapahtunut. Siskoni kuolema johdatti minut Gary Malkinin ja Wisdom of the World -projektin pariin. Auttaessani projektissa tapasin Gail Kingsburyn, ja hän esitteli minut Dr. Naramille. Ihastukseni Aliciaan vei minut Intiaan. Isäni heikkenevä terveys sai minut tutkimaan syvällisemmin muinaisia parantavia salaisuuksia ja niin edelleen. Huomasin hämmästyksekseni, että parhaat asiat elämässäni tapahtuivat silloin, kun yritin palvella muita. Oli selvää, että noina aikoina, erityisesti sydämeni ollessa keskittynyt toisten auttamiseen, korkeampi jumalallinen voima johdatti minut sinne, missä tarjottiin parantumista meille kaikille. Hieman häkeltyneenä oivallusten tulvasta ihmettelin, mihin elämä nyt johtaisi minut.

Kuullessani kuuluttajan puhuvan mikrofoniin, avasin silmäni ja keskitin huomioni lavalle. Yleisten esittelyjen ja muodollisuuksien jälkeen New Jerseyn - nyt jo entinen - kuvernööri Christine Todd Whitman astui mikrofonin ääreen. Hän kiitti Dr. Naramia tuhansien 9/11-palomiesten, poliisien ja muiden ensivastetoimijoiden auttamisesta. Hän piti kädessään New Jerseyn osavaltion lainsäädäntöelimen Dr. Naramille myöntämää palkintoa ja luki: "New Jerseyn osavaltion Senaatti ja Yleiskokous tervehtii ilolla ja ylpeänä kunnioittaa Dr. Pankaj Naramia, muinaisen parantamisen ja pulssidiagnoostiikan erittäin arvostettua asiantuntijaa, joka tunnetaan pyyteettömästä toiminnasta sekä välittämisen ja myötätunnon hengen esimerkillisestä luomisesta 9/11-terrori-iskun ensivastehenkilöstön parissa, ansiokkaasta palvelusta yhteisömme terveyden eteen sekä työstä muinaisen parantavan tieteen tunnettuuden lisäämiseksi kaikkialla maailmassa."

Kuvernööri Whitman luki kunniakirjan loppuun ja pyysi sitten Dr. Naramia lavalle. Hän kätteli ylpeänä Dr. Naramia ja ojensi hänelle palkinnon. Hän ohjasi Dr. Naramin mikrofonin ääreen, jolloin tämän valkoinen puku erottui takanaan olevista tummista väreistä. Dr. Naram piti puheensa omalla persoonallisella tavallaan.

"Namaste. Minulle myönnetään tämä palkinto, josta jaan kunnian Serving Those Who Serve -järjestön perustajien Marshallin,

Josén, Nechemiahin ja Rosemaryn kanssa. Mutta päivän todellisia sankareita ovat palomiehet, poliisit ja muut, jotka menivät vaaran ytimeen ja vaaransivat henkensä. Vähintä, mitä voimme tehdä, on auttaa heitä saamaan terveytensä ja elämänsä takaisin.

"Minun perinteeni parantajat eivät pidä itseään sankareina. Koemme, että ne, jotka tulevat luoksemme tekevät meille palveluksen, kun antavat meille mahdollisuuden käyttää muinaisia menetelmiämme heidän auttamisekseen. Mestarini sanoi, että tämä on yksi tie valaistumiseen. Mitä ihmiset tekevät saavuttaakseen onnellisuuden tai sen, mitä me kutsumme mokshaksi, joka on valaistuminen tai täyttymys? Jotkut kulkevat meditaation polkua, jotkut rukouksen, jotkut menestyvät liike-elämässä tai taistelussa. Intiassa kutsumme näitä polkuja *karmayogiksi*, *bhaktiyogiksi* tai *gyanyogiksi*.

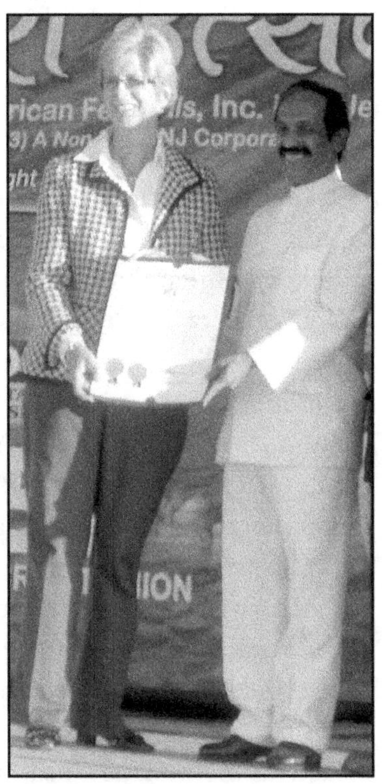

Dr. Naram ottaa vastaan New Jerseyn osavaltion myöntämän, entisen kuvernöörin Christine Todd Whitman ojentaman palkinnon tuhansien 9/11 palomiesten ja ensivastetoimijoiden auttamisesta.

Mestarini mukaan parantajan polulla voi valaistua tai saada täyttymyksen vain, jos potilaasi ovat onnellisia. Ihmisten auttaminen on valaistumisen ja onnellisuuden lähteemme. Kohtelemme jokaista ihmistä temppelinä. Voi sanoa, että potilas on temppeli tai kirkko, moskeija tai gurudwara. Nämä kaikki ovat jumalanpalveluspaikkojen nimiä. Mestarini opetti minulle, että Jumala asuu jokaisessa meissä, joten sinä olet temppeli. Jos tämä on totta, milloin Jumala on onnellinen? Kun puhdistat temppelin! Jokaisella ihmisellä on mieli, tunteet ja sielu. Kun nämä puhdistetaan, koemme muutoksen fyysisesti, henkisesti ja emotionaalisesti. Sen seurauksena voimme saavuttaa elämässä mitä tahansa haluamme. Olen niin kiitollinen mestarilleni siitä, että hän opetti minulle tämän muinaisen tieteen periaatteet. Ne tuovat tämän syvemmän muutoksen mahdollisuuden jokaiselle, joka niitä käyttää."

Hänen puhuessaan, ajattelin hymyä isäni kasvoilla, kun hän näytti minulle laatikollisen lääkkeitä, joita hän ei enää tarvinnut. Olin todella kiitollinen siitä, että Dr. Naram auttoi puhdistamaan myrkyt hänen kehostaan ja tasapainottamaan hänen doshansa. Hymyilin sille, että nyt jopa tiesin, mitä tuo sana dosha tarkoitti! Mietin, mitä muita muinaisia periaatteita voisin oppia, jotka auttaisivat minua ja muita. Ajattelin yksitoistavuotiasta Rabbat-tyttöä, joka koomasta herätessään sanoi "äiti", ja kyyneleitä äidin silmissä. Muistin sairaanhoitajan riemua siitä, että sama menetelmä auttoi myös hänen omaa sisartaan. Ajattelin Kalifornialaista rabbia Stephen Robbinsia, joka kuolinvuoteeltaan noustuaan ja pyörätuolista luovuttuaan palasi kuntosalille ja näyttää ja tuntee itsensä nyt kymmenen vuotta nuoremmaksi. Muistin miehen, jolla oli jäätynyt olkapää ja joka sai takaisin täyden liikuntakyvyn, Dr. Giovannin ja mehiläishoitajat, jotka pelastivat mehiläispesänsä, naisen, joka sai lapsen vaihdevuosien jälkeen, ja niin monet ihmiset, jotka kertoivat minulle: "Dr. Naram pelasti henkeni". Ajattelin niitä ihmisiä Dr. Naramin tehtaalla, jotka valmistavat yrttejä ikivanhojen ohjeiden mukaan, tarkasti ja rakkaudella, ja kaikkia rohdoista hyötyneitä palomiehiä.

"Tämä tunnetaan nimellä seva eli parantajan palvelu. Mestarini opetti minulle, että se ei ole seva potilaalle vaan parantajalle", Dr. Naram jatkoi. "Mestarini opetti minulle myös, että parantajan on ensin poistettava kaksi estettä, jotta hän voi auttaa ihmisiä. Mitkä ovat nämä kaksi estettä? Ego ja pelko."

"Kuvaamattoman vaaran keskellä nämä mahtavat palomiehet, poliisit ja muut, jotka auttoivat 9/11 jälkeen, jättivät egon ja pelon taakseen. He ovat loistavia esimerkkejä siitä, millainen todellinen seva eli palvelu tuo täyttymyksen. Mestarini opetti minulle, että Jumala on täällä jokaisessa teissä. Minulle on kunnia palvella jokaisessa teissä olevaa jumalallista sankaria, kaikin mahdollisin tavoin."

Yleisö nousi osoittamaan suosiotaan seisaaltaan. Kun Dr. Naram laskeutui lavalta, ihmisjoukko ympäröi hänet. Kun katselin häntä, tunsin sydämeni paisuvan täydestä arvostuksesta sitä kohtaan, kuka hän on, mille hän omistaa elämänsä ja miten se on siunannut niin monia ihmisiä.

Kun mieleni palasi Dr. Naramin seuraamisesta omiin ajatuksiini, huomasin, että se skeptikko, joka alun perin olin, oli sulanut pois lähes kokonaan. Tunsin kokonaisvaltaista merkityksellisyyttä ja syvempää rauhaa kuin koskaan aiemmin elämässäni. En ollut suunnitellut tätä matkaa, mutta siitä huolimatta elämä oli saattanut minut tälle polulle, ja tunsin, että siihen oli oltava jokin syy. Toki oli vielä paljon harmaita alueita - niin monia asioita, joita en vielä ymmärtänyt. Mutta sen sijaan, että olisin automaattisesti hylännyt nuo asiat, mieleni avautui tinkimättömälle uteliaisuudelle haluten testata niitä itse ja selvittää, miten ne toimivat.

Vasta myöhemmin samana iltana Dr. Naram ja minä saimme taas hetken aikaa yhdessä, jolloin pystyin vihdoin esittämään polttavan kysymykseni.

Polttava kysymys

Väkijoukon vihdoin poistuttua, oli hetken hiljaista, kun vain minä ja Dr. Naram odotimme autoa hakemaan häntä. Hän puhui mestaristaan ja kertoi minulle, kuinka ylpeä hän kuvitteli rakkaan Baba Ramdasin olevan nähdessään, miten muinaiset salaisuudet auttavat ihmisiä mitä syvimmillä tavoilla kaikkialla maailmassa. "Tiedätkö yhden suurimmista onnen ja menestyksen salaisuuksista, Clint? Kiitollisuus.

Anna aina tunnustusta niille, jotka ovat opettaneet sinua."

Dr. Naram kertoi herkistyneenä: "Ennen kuin mestarini jätti ruumiinsa, hän auttoi minua löytämään elämäntyöni ja missioni. Hän opetti minulle, että tämä tehtävä on kansakunnan, uskonnon, politiikan, kastin, vakaumuksen ja rodun tuolla puolen. Se on koko ihmiskunnalle.

Hän sanoi, että muinaiset parantamisen salaisuudet ovat kuin lootuksen kukka. Tiedätkö lootuskukan?"

"Yksi suurimmista onnen ja menestyksen salaisuuksista on – kiitollisuus. Anna aina tunnustusta niille, jotka ovat opettaneet sinua."

–Dr. Naram

Dr. Naramin sisko Varsha kertoi minulle kerran, että Dr. Naramin etunimi, Pankaj, käännettynä tarkoittaa "lootusta"

"Mestarini sanoi, että aivan kuten puhtaan valkoinen lootuskukka nousee pimeästä mudasta jakamaan kirkkautensa ja tuoksunsa meidän kaikkien kanssa, niin myös näiden muinaisten parantavien salaisuuksien on avauduttava paljastaakseen syvemmän parantavan kauneutensa ja voimansa koko ihmiskunnalle. Se ei ole uskonto, kultti tai mitään sellaista. Se on yksinkertaisesti koulukunta, johon kuka tahansa voi liittyä ja hyötyä siitä - oppimalla auttamaan itseään ja muita paranemaan yhä syvemmin. Mestarini auttoi minua myös löytämään tehtäväni - suojella ja säilyttää nämä salaisuudet ja tuoda ne jokaiseen sydämeen ja jokaiseen kotiin maan päällä."

Kuuntelin vaikuttuneena siitä kiitollisuudesta, josta käsin Dr. Naram puhui. En jaksanut enää odottaa, vaan sanoin: "Dr. Naram, voinko kysyä tärkeän kysymyksen?". Hän nyökkäsi.

"Olen vakuuttunut siitä, että yhä useampien ihmisten on saatava tietää, että nämä ikivanhat parantamisen tekniikat ovat olemassa oleva vaihtoehto. Se, mitä sinä tiedät ja teet, voi auttaa niin monia ihmisiä tällä planeetalla. He ehkä eivät valitse tätä vaihtoehtoa, mutta ainakin heidän pitäisi tietää, että se on olemassa." Lopulta polttava kysymykseni karkasi suustani: "Miten voin auttaa sinua?"

Vakavan hetken tunnelma muuttui, Dr. Naramin hymyillessä ja nauraessa hiljaa mutta kuuluvasti vastauksena kysymykseeni. Olin niin hämmentynyt, että sen täytyi näkyä kasvoiltani. Hän sanoi: "Kiitos, Clint. Haluan apua ja tarvitsen apua. Mutta en sinulta."

Olin järkyttynyt. Otsani

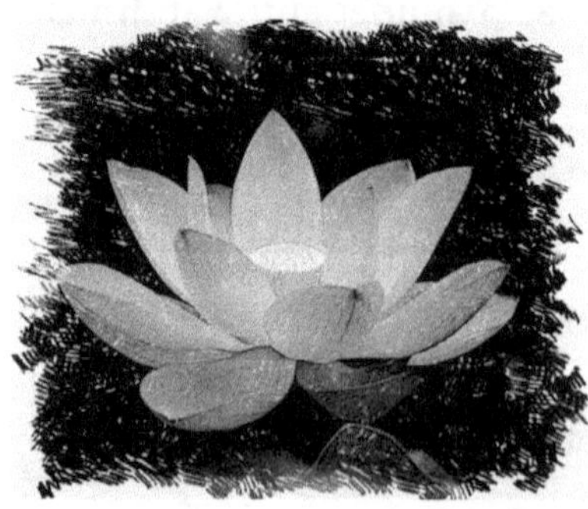

Dr. Naramin mestari sanoi, että hänen pitäisi olla kuin lootuskukka.

rypistyi, kun yritin ymmärtää olinko kuullut oikein?

Hän sanoi: "Tunnen sinut nyt, ja mielesi on aivan liian täynnä." Hän nauroi taas.

"Minä . . . en ymmärrä."

Dr. Naram katsoi minua ystävällisesti ja sanoi: "Tiedät nyt Siddha-Vedan kuusi avainta syvempään parantumiseen. Toivottavasti opit tuntemaan jokaisen niistä paremmin kun sovellat niitä omaksi ja muiden hyväksi.

> *"Tämä muinainen parantamisen missio on kansakunnan, uskonnon, politiikan, kastin, uskontokunnan ja rodun tuolla puolen. Se on tarkoitettu koko ihmiskunnalle. Se on koulukunta, josta kuka tahansa voi hyötyä - oppimalla auttamaan itseä sekä muita paranemaan yhä syvemmin."*
>
> –Dr. Naram

Mutta juuri nyt, Clint, vaikka kertoisin sinulle joitakin muita perustavanlaatuisimpia salaisuuksia, joita mestarini opetti minulle, et ymmärtäisi niitä kunnolla. Yrittäisit selvittää niitä älylläsi, etkä ymmärtäisi niitä sydämelläsi tai integroisi niitä omaan olemiseesi. Kuten sanoin, mielesi on aivan liian täynnä."

Neuvottomana kysyin: "Mitä minä sitten voin tehdä?"

" Haluan jakaa kanssasi niin monia asioita, jopa syvempiä salaisuuksia, kunhan olet valmis." Hän piti tauon ja jatkoi sitten: "Mutta ennen kuin todella voit auttaa minua, sinun on ensin tehtävä jotain itsellesi", hän jatkoi.

"Haluan oppia. Teen mitä tahansa! Mitä haluat minun tekevän?"

Dr. Naram hymyili ja sanoi: "Tule huomenna."

Omat muistiinpanosi

Syventääksesi lukemaasi, varaa muutama minuutti vastataksesi itsellesi seuraaviin kysymyksiin:

Mistä olet kiitollisin elämässäsi?

____

____

____

____

Kenen luokse tunnet elämän johdattaneen sinut, johon voisit ottaa yhteyttä tänään ja ilmaista kiitollisuuttasi?

____

____

____

____

Mitä muita ajatuksia, kysymyksiä tai oivalluksia sinulle tuli, kun luit tämän luvun ja tämän kirjan loppuun?

____

____

____

____

Omistus

Omistan tämän kirjan siskoni Denisen muistolle. Rakastan sinua ikuisesti.

Minulla ei ehkä ollut välineitä eikä osaamista sinun auttamiseksi eläessäsi ... mutta omistan tämän kirjan sinulle, toivoen sen johdattavan monia ihmisiä toivon ja syvemmän parantumisen polulle.

Erityisesti omistan tämän kirjan legendaariselle parantajamestarille Dr. Naramille

Kiitos, että omistit elämänvoimasi näiden muinaisten parantavien salaisuuksien hallitsemiselle ja niiden jakamiselle maailman jokaiseen kotiin ja sydämeen.

Rakas lukija,

Kiitos, että luit tämän kirjan, ja lähdit seurakseni elämäni muuttaneelle ensimmäisen vuoden matkalleni Dr. Naramin kanssa!

Seuraaville sivuille olen lisännyt Jälkisanat (jossa kerron mitä sen jälkeen on tapahtunut ja miten tämä liittyy sinuun), Kirjoittajan huomautuksen (jossa kerron korvaamattoman arvokkaasta lahjastani sinulle) ja liitteen (jossa uusien sanojen asiasanasto, lisäetuna luettelo joitakin muinaisten salaisuuksien rohtoja, ja muuta käytännöllistä tietoa).

Ensin kuitenkin, haluaisin jakaa kanssasi lyhyen epilogin, josta uskon sinun nauttivan.

Jumalallinen Ohjaus, Itsen Parantamisen Salaisuudet Ja Unelmiesi Toteuttamisen Periaatteet

Älä kirjoita nimeäsi hiekkaan, aallot huuhtovat sen pois.
Älä kirjoita nimeäsi taivaalle, tuuli voi puhaltaa sen pois.
Kirjoita nimesi kohtaamiesi ihmisten sydämiin.
Siellä se pysyy.
–Kirjoittaja tuntematon

Dhaka, Bangladesh (Kolme vuotta myöhemmin)

Lentokone laskeutui. Dr. Giovanni ja minä astuimme sisään lento-asemalle, emmekä tienneet, mitä odottaa. Vaikka olimme usein matkustaneet yhdessä neljän vuoden aikana ensitapaamisemme jälkeen, kumpikaan meistä ei ollut käynyt Bangladeshissa. Huolemme hälvenivät nopeasti. Maahanmuuttoviranomaiset ja rajavartijat olivat ystävällisiä, avuliaita ja hauskoja. Sain tietää, että Bangladesh erosi Intiasta vuonna 1947 osana Pakistania ennen itsenäistymistään vuonna 1971. Sen jälkeen maassa on ollut kaksi naispääministeriä. Jouduin kohtaamaan omat ennakkoluuloni siitä, millainen muslimimaa olisi.

Amerikkalaisten tiedotusvälineiden korostaessa miten jotkut islamilaiset valtiot eivät salli naisten ajaa autoa, yllätyin, että tällä islamilaisella valtiolla oli jo toinen naispääministeri. Yhdysvalloissa meillä ei ole ollut vielä ainuttakaan naispresidenttiä.

Haettuamme laukkumme tapasimme Kalim Hussainin aulassa.

"As-salaam walaykum", hän sanoi meille. Tämä Bangladeshin perinteinen tervehdys tarkoittaa "Rauha olkoon kanssanne".

Ennen saapumistani olin oppinut oikean vastauksen: *"Walaykum-as salaam"*, mikä tarkoittaa: "Kuten myös teidän kanssanne".

"Tyttäreni odottaa kovasti teidän tapaamistanne ", hän sanoi.

Kävelimme ulos ja vastassamme oli useita ihmisiä, muun muassa kaunis nuori nainen. Kun lähestyimme, tunnistin hänen silmänsä - ja hymynsä. Tuijotin häntä ihmeissäni.

"As-salaam Walaykum, Dr. Clint, Dr. Giovanni", hän sanoi.

Rabbat oli nyt neljätoista. Ihmettelin, *kuka oli tämä ihminen, niin kaunis, niin älykäs, niin elossa.* Hän ei ollut kukaan muu kuin se pieni tyttö, joka heräsi koomasta Mumbain sairaalassa. Vaikka hänen ulkonäkönsä oli muuttunut täysin kolmen vuoden aikana viime näkemästämme, hänen äänensä oli aivan sama. Sen lempeä ja rytmikäs intonaatio hiveli korviani ja sieluani.

"Walaykum-as salaam", sanoin tuskin pystyen puhumaan.

En saanut silmiäni irti hänestä. Hänen englantinsa oli vielä parempi kuin tavatessamme, ja hänestä huokui uskomaton ystävällisyys ja luottamus. En malttanut odottaa pidempään, vaan kysyin, saanko ottaa kuvan. Hänen seistessä Dr. Giovannin vieressä, huomasin, että he olivat nyt lähes samanpituisia.

Vuotta aiemmin sain Facebook-kaveripyynnön, mutta en aluksi tunnistanut, keneltä se tuli. Olin iloinen huomatessani, että se oli Rabbat! Se palautti mieleeni kaikki tunteet hänen hämmästyttävästä toipumisestaan. *Miten mielenkiintoinen tämä maailma onkaan*, ajattelin. *Kuinka läheisesti me kaikki olemme yhteydessä toisiimme.*

Kun olimme nousseet autoon, kysyin häneltä jotain, mitä olin miettinyt: "Miksi Facebook-nimesi *on Swan Bella*?" "Tiedätkö kirjan *Twilight*?" hän kysyi.

"Kyllä."

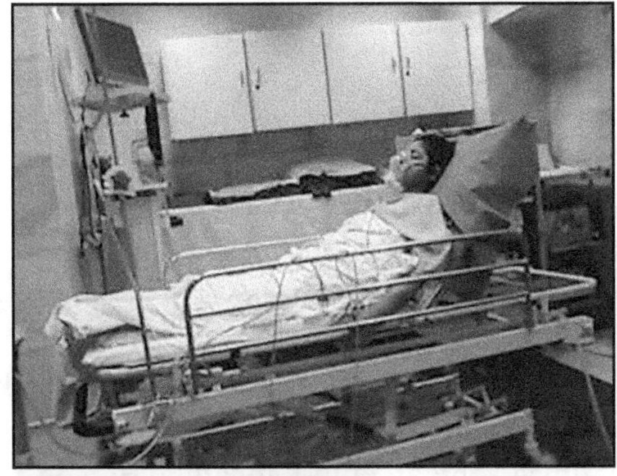

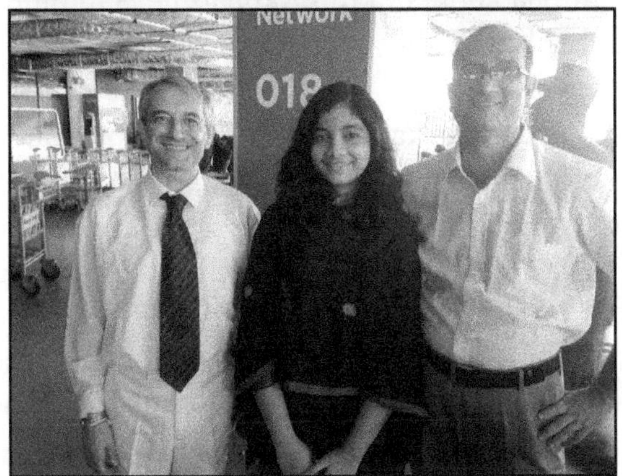

Yllä: Rabbat, kun tapasimme hänet ensimmäisen kerran Mumbain sairaalassa.
Alla: Rabbat Dr. Giovannin ja isänsä kanssa Dhakan lentokentällä.

"Se on päähenkilön nimi."

"Oletko lukenut kirjan?" kysyin.

"En, pidin vain nimestä." Nauroimme molemmat.

"Miten voit nyt?" kysyin häneltä.

"Vahvasti kuin hevonen."

Kun saavuimme hänen kotiinsa, Rabbatin äiti Reshma, hänen veljensä ja useat sukulaiset tervehtivät meitä. Reshma oli riemuissaan toivottaessaan meidät tervetulleeksi.

"Bangladeshissa meillä on tapana tarjota vieraillemme jotain makeaa", hän sanoi ja toi esiin lautasen täynnä erilaisia makeisia, jollaisia en ollut koskaan ennen nähnyt.

"Meillä on myös lahja sinulle, Dr. Giovanni sanoi.

"Ei, lahja olette te itse, se, että tulitte. Olemme niin onnellisia", Reshma sanoi.

Dr. Giovanni toi Rabbatille ja hänen perheelleen useita rannekoruja ja medaljonkeja Dr. Naramilta.

He tarjosivat meille fantastisen aterian riisiä sekä vihanneksia, ja sen jälkeen lisää makeisia. Juttelimme, joskus kamppaillen ymmärtääksemme toisiamme, mutta nauroimme ja hymyilimme paljon.

Aterian jälkeen Rabbat ja Daanish, toinen hänen kahdesta nuoremmasta veljestään, kävelivät kanssamme katsomaan heidän kouluaan.

Daanishilla oli samanlaiset tummat hiukset, säihkyvät silmät ja uteliaisuus maailmaa kohtaan kuin Rabbatilla. Hän oli rento, ystävällinen ja selvästi hyvin älykäs, ja hänen innostuksensa elämää kohtaan oli tarttuva.

Kun me neljä kävelimme kapeaa katua pitkin koululle, ohitimme ruokakauppiaita ja kauppoja, joiden oviaukoissa ihmiset oleskelivat. Kaduilla liikkui lehmiä ja kanoja, joita pysähdyimme ruokkimaan. Rabbat ja Daanish ostivat kärryistä kookospähkinöitä, yhden kummallekin meistä, ja myyjä avasi ne terävällä veitsellään. Joimme makeaa kookosvettä suoraan kuoresta, ja Daanish näytti minulle, miten sen sisällä olevaa valkoista hedelmälihaa voi syödä.

Pari pientä tyttöä seurasi meitä, ja ajattelin, että heillä saattoi olla nälkä, joten tarjosin heille kookospähkinöitäni. He kääntyivät ja juoksivat pois niin nopeasti kuin pystyivät ja katosivat nurkan taakse. Hetkeä myöhemmin näimme heidän kurkistelevan nurkan takaa, katsovan meitä, puhuvan ja kikattavan keskenään. Huomasin pian, että kaikki, joiden ohi kuljimme kadulla, katsoivat meitä.

"He ovat uteliaita, Daanish sanoi nauraen. "He eivät usein näe kaltaisiasi ulkomaalaisia."

"Mistä he tietävät, että olemme ulkomaalaisia?" Kysyin.

"Olet niin pitkä, ja ihosi on niin kalpea. Tiedätkö, miksi kutsumme sinunlaisiasi ihmisiä?"

"Kerro."

"Kuollut ihminen", hän sanoi. "Koska ihosi on niin kalpea, että se näyttää siltä kuin olisit jo kuollut". Näytät vampyyriltä."

Nauroimme sille, miten hassulta se kuulosti.

Saapuessamme koululle, meitä seurasi suuri joukko lapsia. Saadakseni heihin yhteyden pyysin Daanishia kehottamaan heitä esittämään laulun. He alkoivat laulaa Bangladeshin kansallislaulua ja heidän nuoret äänensä soivat harmonisesti yhteen.

Lisää lapsia ja muutama aikuinen kerääntyi katsomaan, mitä oli tekeillä. Heti kun he olivat lopettaneet laulunsa, Dr. Giovanni nousi kaikkien eteen ja lauloi Italian kansallislaulun. Kaikki rakastivat sitä.

En malttanut odottaa, että voisin soittaa kotiin ja kertoa äidilleni ja isälleni hämmästyttävästä ja syvällisestä kokemuksestani Bangladeshissa ja nähdä Rabbat. Tiesin, että isäni rakasti kuulla jokaisen hauskan ja kiehtovan yksityiskohdan matkoistani.

Rabbat selitti esitellessään meille koulua, että se oli englanninkielinen koulu ja että yksi hänen parhaista oppiaineistaan oli matematiikka. Hän antoi meille esimerkin: "Kun olin koomassa, sairaalan ylilääkäri suositteli, että minut irrotettaisiin elintoimintoja ylläpitävistä laitteista ja annettaisiin kuolla. Toinen lääkäri antoi minulle 10 prosentin mahdollisuuden selviytyä.

Mutta Dr. Naram otti tuon 10 prosenttia ja laski sen potenssiin."

"Mitä tarkoitat?" Dr. Giovanni kysyi.

"Hän laski sen potenssiin." Hän selitti: "Kymmenen potenssiin kaksi on kymmenen kertaa kymmenen. Dr. Naram antoi minulle 100 prosentin selviytymismahdollisuuden." Me kaikki hymyilimme ja nauroimme.

"Miltä nyt tuntuu?" kysyin.

"Nyt tunnen oloni 110-prosenttiseksi."

Sitten Rabbat vakavoitui. "Äiti kertoi minulle, että hän luopui kaikesta", Rabbat sanoi. "Kaikki rahamme menivät, kun hän vei minut Intiaan sairaalahoitoihin. Hän joutui eroon isästäni, muista lapsistaan, perheestämme, kodistamme - kaikesta. Menetimme paljon, ja silti hän sanoi löytäneensä ja voittaneensa tärkeimmän asian - minun elämäni."

Rabbat ja Daanish veivät meidät tapaamaan muita lähellä asuvia perheenjäseniä. Kaikki antoivat meille makeisia, ja Dr. Giovanni ja minä, jotka olimme jo täynnä, otimme kohteliaasti pienimmät. Tapasimme erään nuoremman serkun vanhemmat. He kertoivat, että serkku oli sairas ja oksenteli.

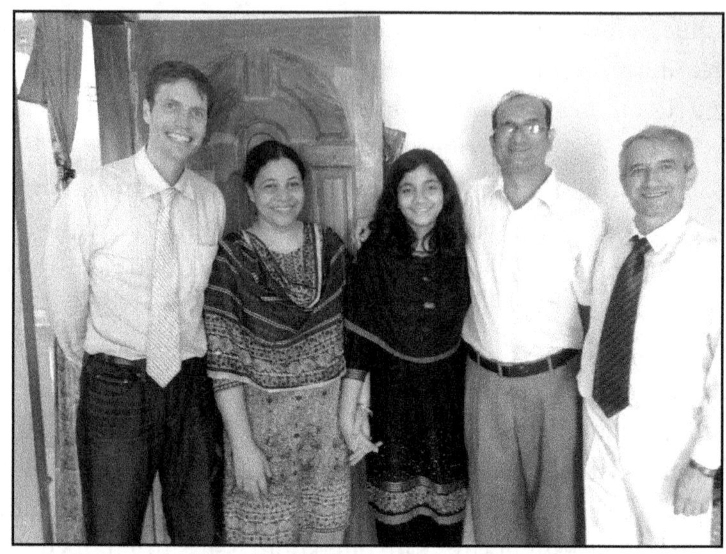

*Minä, Reshma, Rabbat, hänen isänsä ja Dr. Giovanni heidän
kotonaan Bangladeshissa*

Dr. Giovanni antoi heille yrttejä ja kotirohtoja.

Saavuttuamme takaisin Rabbatin kotiin, luin tämän kirjan ensimmäiset luvut Reshmalle, Rabbatille ja hänen perheelleen.

He kuuntelivat tarkkaavaisesti, elivät jokaisen yksityiskohdan uudelleen ja kertoivat lisää asiayhteyksiä.

"Kerrotko tarinamme?" Reshma kysyi.

"Kyllä, uskon, että se tuo monille ihmisille toivoa", sanoin. "Kuvittelen, että he innostuvat kuullessaan, että tällainen syvempi parantuminen on mahdollista, kun seuraa sydäntään ja kuuntelee sisäistä ääntään. Se tulee Jumalalta, kutsuittepa sitä hengeksi tai Allahiksi. Tarinasi on muuttanut elämäni, ja toivon, että se auttaa myös monia muita."

"Olimme epätoivon partaalla", Reshma sanoi. "Mutta oli olemassa ratkaisu, oli toivoa. Kerro tarinamme, jotta useammat saisivat tietää. Se on ihme; Rabbat on kanssamme."

Dr. Giovannin puhelin soi. Se oli Dr. Naram, joka halusi puhua ensin Rabbatin kanssa ja sitten Reshman, joka kyynelehti puhuessaan hänelle. Muistin, kun näin Reshman ensimmäistä kertaa, kuinka erilaisia nämä kyyneleet olivat kuin ne, jotka näin hänen poskillaan silloin. Lopulta hän ojensi puhelimen minulle.

"Nyt sinä tiedät," Dr. Naram sanoi hitaasti, "miten voin nukkua yöt niin hyvin. Olet nähnyt joitakin tapauksia, mutta ajattele, kuinka monta niitä on ollut viimeisten kolmenkymmenenkuuden vuoden aikana, jolloin olen tehnyt työtäni, ja perinteeni tuhansien vuosien olemassaolon aikana. Tiedän, etten se ole minä, mutta olen kiitollinen siitä, että saan olla osa sitä. Kiitän mestariani joka päivä siitä, että hän on opettanut minulle nämä salaisuudet, jotta voin palvella muita."

"Autat ihmisiä syvästi", sanoin ja muistelin, mitä olin nähnyt ja kokenut tavattuani Dr. Naramin, ja kuinka paljon olin oppinut ihmissydämestä, toivosta, parantumisesta ja resilienssistä. "Kunpa useammat ihmiset voisivat tavata teidät, Dr. Naram."

"Muista, että minä en auttanut Rabbatia, vaan Dr. Giovanni. Muinaisten parannusperiaatteiden ja -menetelmien ollessa paikalla, minua ei edes tarvittu siellä. Oli äidin, Reshman usko, joka sai aikaan muutoksen. Kuka tahansa, jolla on sellainen palava halu ja usko, voi oppia käyttämään näitä muinaisia salaisuuksia ja muuttaa elämäänsä. Tavallaan niitä voisi kai kutsua itseparantamisen salaisuuksiksi."

Ennen hyvästejä Dr. Naram sanoi: "Terveyden ja elämän palauttaminen on yksi asia. Nyt todellinen kysymys Rabbatille, sinulle Clint, minulle ja kaikille on tämä: Mitä me teemme elämällämme, kun meillä on vielä elämää? Se, mitä eniten toivon sinulle, on että löydät, mitä haluat ja keinon muuttaa unelmasi todeksi." Ennen puhelun päättymistä Dr. Naram sanoi varmana: "Kun todella ymmärrät tämän muinaisen tieteen periaatteet, Clint, se muuttaa kaiken."

Vasta nyt, kun on kulunut yli kymmenen vuotta siitä, kun tapasin Dr. Naramin ensimmäisen kerran, näen, miten todeksi tuo lausunto osoittautui.

Omat muistiinpanosi

Mitkä ovat arvokkaimmat ajatukset, kysymykset tai oivallukset, jotka sait tätä kirjaa lukiessasi?

____

____

____

____

____

Mitä elämässäsi haluaisit sitoutua tekemään toisin tästä eteenpäin, jos mitään?

____

____

____

____

____

Rakkauden Mystiset Ihmeet

"Kun oppilas on valmis, opettaja ilmestyy.
Kun oppilas on todella valmis, opettaja katoaa."
–Lao Tzu

Olet nyt lukenut tämän kirjan, jossa kerrotaan ensimmäisestä vuodestani Dr. Naramin kanssa. Matkani hänen kanssaan jatkui yli kymmenen vuotta, ja sinä olet nyt osa sitä.

Aloitin tämän kirjan sanomalla: "Et lue näitä sanoja vahingossa... Uskon, että sinut on johdatettu tämän kirjan pariin juuri nyt tietystä syystä."

Tiedätkö jo syyn? Miten kirjan lukeminen on vaikuttanut sinuun? Haluaisin mielelläni tukea sinua matkallasi, minne polkusi sinut nyt viekin. Seuraavassa luvussa, kirjoittajan huomautuksessa, annan sinulle lahjan, johon olen koonnut sinulle korvaamatonta materiaalia.

Sitä ennen haluan kuitenkin jakaa kanssasi sydämestäni, juuri ennen tämän kirjan julkaisemista kokemani tapahtuman. Se kertoo paljon siitä, miten arvokas jokainen elämämme päivä on.

Helmikuun 19. päivänä 2020 sain sydämeni särkeneen tiedon, jonka mukaan minun olisi kiirehdittävä takaisin Mumbaihin välittömästi, koska Dr. Naram oli yllättäen kuollut. En voinut aluksi uskoa sitä. Vaikka lääkärit olivat todenneet hänet kuolleeksi, uskoin, että hän selviäisi jotenkin.

Dr. Naram oli matkustanut yksin sekä Nepaliin että Dubaihin. Yleensä lähdin hänen mukaansa jokaiselle matkalle, mutta tällä kertaa hän oli pyytänyt minua jäämään Intiaan osallistuakseni konferenssiin Delhissä. Sain häneltä matkan aikana joka päivä viestejä ja puheluita, joissa hän kertoi uusista löydöistään ja oivalluksistaan. Hän esimerkiksi kertoi minulle innostuneena, että hän näki kaksikymmentäseitsemän suurta kehityssuuntaa ja haastetta, joita kohti maailma oli menossa, mukaan lukien viruspandemia, ja sen, miten muinaiset parantavat salaisuudet voisivat vastata jokaiseen niistä. Keskustellessamme tulevista haasteista olin kiitollinen siitä, että mitä ikinä kohtaammekaan, meillä oli Dr. Naram ja nämä muinaiset salaisuudet apunamme.

Yksi viimeisistä Dr. Naramin Dubaissa tapaamista potilaista, kertoi minulle: "Hän oli täynnä sykkivää elinvoimaa, joka kosketti sydämiämme, hän toi meille toivoa ja sai meidät kaikki nauramaan. Emme voineet kuvitella, että se saattaisi olla viimeinen tapaaminen hänen kanssaan."

Kun Dr. Naram oli koneessa ennen paluulentoaan Intiaan, hän soitti kotiinsa ja puhui poikansa Krushnan, vaimonsa Smitan ja kodissaan vierailevien Inga ja Jack Canfieldin (Jack on *Chicken Soup for the Soul* -sarjan toinen kirjoittaja) kanssa. He olivat tulleet Intiaan, kuten isäni

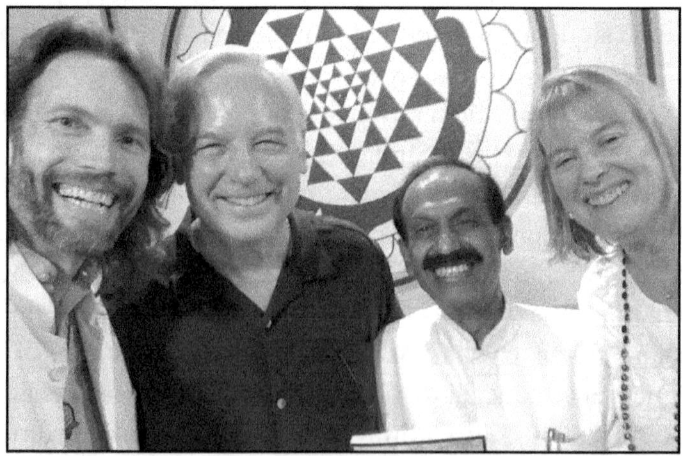

Dr. Clint G. Rogers, Jack ja Inga Canfield sekä Dr. Naram.
Kuva otettu päivää ennen Dr. Naramin lähtöä Intiasta Nepaliin.

aiemmin, kokeakseen kuukauden panchakarma-hyvinvointi retriitin. Keskustelu, jonka Dr. Naram kävi jokaisen kanssa, oli valoisa ja iloinen ja täynnä rakkautta.

Hänen lentonsa laskeuduttua Mumbaihin, Dr. Naram soitti Vinaylle kertoakseen, että hän oli turvallisesti perillä, ja kysyi, oliko auto tullut hakemaan häntä. Dr. Naram oli yhtäkkiä lyyhistynyt jossain koneesta poistumisen ja tulliselvityksen välissä, lentoaseman virkailijat ilmoittivat. Hänet kiidätettiin välittömästi ambulanssilla sairaalaan, jossa hänet perille saavuttuaan todettiin kuolleeksi. Ruumiinavausta tekemättä kuolinsyyksi ilmoitettiin sydämen vajaatoiminta ja ruumis poltettiin alle 12 tuntia myöhemmin. Intiassa on tapana polttaa ruumis hyvin nopeasti kuoleman jälkeen, koska uskotaan, että silloin henki voi siirtyä vapaammin eteenpäin.

En saanut mitään tolkkua tapahtumista. Olin ollut Dr. Naramin kanssa Berliinissä vain pari kuukautta aiemmin saksalaisen lääkärin tehdessä useita sydänkokeita ja todetessa hänen sydämensä toimivan hänen ikäiselle miehelle normaalisti. Siksikin minun oli vaikea uskoa uutista.

Koska olin yhä Delhissä, kiirehdin heti takaisin Mumbaihin. Kehoni oli turta ja järkyttynyt, ja otin taksin suoraan lentokentältä krematorioon. Kun ajoimme ruuhkaisen liikenteen läpi, tuskalliset ajatukset pyörivät päässäni. "Tämä ei voi olla totta. Hän vaikutti niin voittamattomalta! Miten tämä saattoi tapahtua mentorilleni, opettajalleni, ystävälleni?! Me tarvitsemme häntä!" Taksini pysähtyi, kun Dr. Naramin perhe oli juuri saapunut hänen ruumiinsa kanssa sen polttamista varten.

Kävellessäni ihmisjoukon läpi kohti hänen ruumistaan, kohtasin jokaisen hautajaisvieraan silmästä silmään, ja muistojen tulva virtasi mieleeni. Tunsin heidän tarinansa ja tiesin, kuinka syvästi Dr. Naram oli rakastanut ja auttanut heistä jokaista. En voinut pidätellä kyyneleitä. Kun ymmärrykseni hänen poismenosta painui yhä syvemmälle, tunsin menetyksen musertavan taakan – kaikkien niiden, jotka tunsivat hänet, ja niiden, jotka eivät nyt voisi tavata häntä.

Dr. Naramin viimeisinä elinvuosina olin ollut kuin varjo hänelle. Nyt hänen veljensä, oppilaansa ja lähimmät ystävänsä halasivat minua, ja monet heistä ilmaisivat, miten kiitollisia he olivat siitä, mitä olin tehnyt kerätessäni Dr. Naramin elämän tarinoita ja parantavia salaisuuksia.

Minulle oli jo ollut tarpeeksi vaikeata hillitä tunteitani, joten kuvittele, miltä tuntui, kun kävelin Dr. Naramin pojan viereen. Tavatessamme ensimmäisen kerran, Krushna oli kymmenvuotias. Nyt hän oli kaksikymppinen, ja hän oli ollut parhaimpia ystäviäni jo vuosia. Vain kuukautta aiemmin olin nähnyt Krushnan puhuvan 300 000 ihmisen yleisön edessä ja koskettavan kaikkien sydämiä. Olimme matkustaneet yhdessä Yhdysvaltoihin, Nepaliin ja Eurooppaan, kokeneet niin paljon, mutta tätä hetkeä emme koskaan osanneet odottaa. Laitoin käteni hänen hartioilleen tukeakseni häntä ja uusi kyynelten virta valui pitkin poskeani.

Sitten se olikin Krushna, joka lohdutti minua. Hän puhui minulle ja muille lähellä oleville rauhallisella ja selkeällä äänellä. "Tiedämme, ettei hän ole ruumiinsa. Hänen ruumiinsa on kuin paita, ja nyt hän on mennyt hakemaan uutta paitaa. Hänen kuolemaansa ei pidä surra, vaan hänen elämäänsä pitää juhlia."

Olin ihmeissäni. Miten Krushna oli niin rauhallinen, viisas ja rakastava, jopa näin vaikeassa tilanteessa?

Hän kulki ihmiseltä ihmiselle pitäen heitä kädestä, laittoi joskus kätensä heidän sydämelleen tai hartioille, lohduttaen jokaista koskettamaansa ihmistä.

Tätä todistaessani minusta tuntui kuin olisin kuullut Dr. Naramin äänen päässäni, ja katkeransuloiset sanat tulivat mieleeni. Kymmeniä kertoja yhdessä viettämiemme vuosien aikana, aina hänen innostuessa siitä, että olin juuri

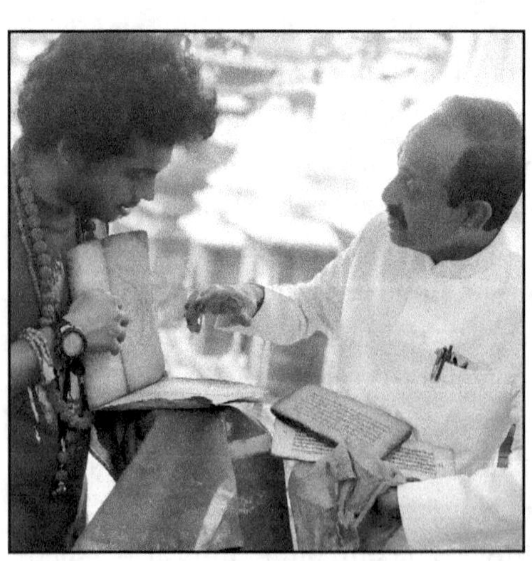

Dr. Naram opettaa pojalleen Krushnalle muinaisten Siddha-Veda rohtojen toimivuuden taustalla olevia salaisia periaatteita.

oppinut jonkun hänen perinteensä keskeisistä salaisuuksista, Dr. Naram sanoi minulle iloisesti: "Olen niin iloinen, että opit vihdoin tämän asian! Nyt voit tulevaisuudessa jakaa sen Krushnan ja muiden kanssa." Katsellessani Krushnaa nyt, minusta tuntui kuitenkin, että minulla oli vielä paljon opittavaa häneltä.

Viimeisten kymmenen vuoden aikana olin ottanut monta kuvaa ja videota Dr. Naramista dokumentoiden hänen parantamistyötään ja missiotaan ympäri maailmaa. Vanhasta tottumuksesta otin puhelimeni esiin tallentaakseni joitakin hetkiä myös krematoriossa, kunnes se oli liikaa. Tuntui epätodelliselta kuvata hänen ruumistaan, joka makasi kukkaseppeleiden peittämänä rauhallisesti liikkumatta puulankulla. Työnsin puhelimeni takaisin taskuuni ja päätin vain olla läsnä. Katsoessani häntä siinä makaamassa, toivoin kiihkeästi, että hän nousisi ylös, kertoisi meille tarinan, joka inspiroisi meitä, saisi meidät nauramaan ja auttaisi meitä tuntemaan, että kaikki tulee menemään hyvin. Mutta hän vain makasi siinä, silmät kiinni ja liikkumatta.

Joidenkin rituaalien jälkeen Dr. Naramin perheen miehet ympäröivät hänen ruumiinsa ja nostivat sen ylös. Dr. Naramin vanhempi veli Vidyutt pyysi minua liittymään yhtenä perheenjäsenistä ruumiin kantamiseen. Kuljetimme ruumista puupinon ympäri useita kertoja kunnes lopulta asetimme sen pinon päälle.

Pian sen jälkeen Krushna piteli liekehtivää puunpalaa edessään ja sytytti Dr. Naramin viimeisen leposijan tuleen. Katsellessani, miten liekit alkoivat nousta ja roihuta hänen ruumiinsa ympärillä, mietin kaikkia niitä vuosia, jolloin olin nähnyt hänet täynnä elämää ja parantavaa energiaa. Olimme vastaanotolla joskus kolmeen tai neljään aamulla, ja hänellä oli jopa enemmän energiaa kuin päivän alussa.

Kun Krushna seisoi palavan ruumiin vieressä, muistin korvaamattoman tärkeän hetken vain muutamaa viikkoa aiemmin heidän kanssaan. Viimeinen pitkä päivä Intian vastaanotolla päättyi puolenyön jälkeen, ja me kaikki ajattelimme lähtevämme kotiin. Dr. Naram kuitenkin yllätti oppilaansa ja Krushnan viemällä meidät kaikki Mumbain teille. Hänen autonsa takakontti oli täynnä peittoja, ja vietimme seuraavat pari tuntia etsien kodittomia miehiä, naisia ja lapsia kaduilta ja peittelimme heidät heidän nukkuessaan.

Vaikka tämä ei ollut ensimmäinen kerta, kun olimme toimineet näin, ihmettelin, miksi Dr. Naram halusi viedä meidät kaikki tekemään sen vielä pitkän vastaanoton päätteeksi. Hän sanoi minulle: "Clint, vaikka päivämme vastaanotolla on ohi, nämä ihmiset kärsivät yhä kylmässä. Meidän on autettava heitä. Kun nuorena ollessani sain potkut kotoa, jouduin nukkumaan ensimmäisen yöni kadulla, ja muistan, miten kylmissäni ja yksinäinen olin. Yöllä eräs tuntematon ihminen laittoi minulle peiton. Huomasin sen vasta, kun heräsin. En saa koskaan tietää, kuka se oli, mutta siunasin häntä ja sitouduin tulevaisuudessa auttamaan muita, jotka saattavat olla hädässä kuten minä." Kuvittelin, miten kiitollinen hänen on täytynyt olla tultuaan rakkauden koskettamaksi hänen sitä eniten tarvitessa kriittisellä hetkellä, kodistaan potkittuna, kadulla nukkumassa. "Kun teet tällaista nimettömänä, vailla tarvetta saada mitään vastineeksi, Jumala siunaa sinua lopulta tunteella, jota ei millään rahalla voi ostaa", hän sanoi.

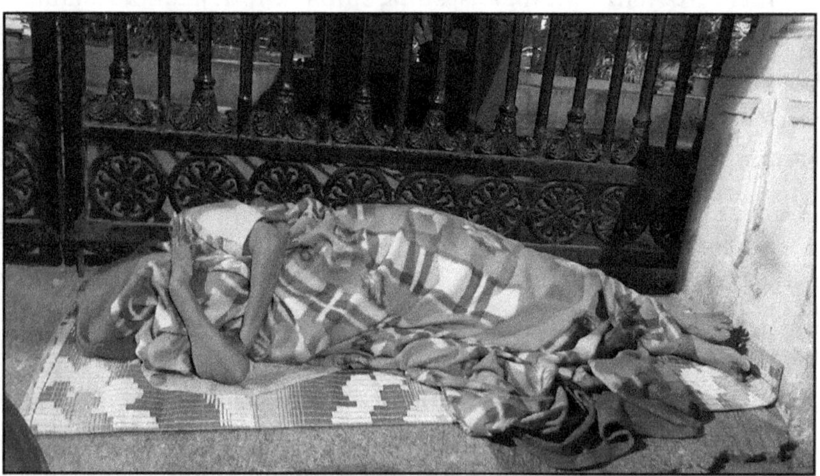

Koditon halasi peittoa, jonka Krushna oli juuri laittanut hänen päälleen.

Tulipeitteen nyt lämmittäessä Dr. Naramin ruumista, muistin ne sadat peitot, jotka olimme hänen kanssaan asettaneet kadunkulmilla ja siltojen alla nukkuville ihmisille, ja niiden ihmisten ilmeet, jotka heräsivät tuntemattomien ihmisten ystävällisyyteen. Minne ikinä meninkin Dr. Naramin kanssa, hänellä oli aina autossaan tai taskussaan ruokaa tai rahaa annettavaksi hädässä hänen luokseen tuleville - ihmisille, eläimille, kenelle tahansa. Hän sanoi: "Mestarini opetti minulle, että *Aditi Devo Bhawa* (vieraat ovat Jumalan kaltaisia) ei ole pelkkä käsite vaan elämäntapa". Näin sen olevan totta hänen kohdallaan. Dr. Naramilla oli aina jotain annettavaa kodittomille lapsille, jotka tulivat koputtamaan hänen autonsa ikkunaan, tai keksejä annettavaksi vastaan tuleville nälkäisille katukoirille. Hänelle ei ollut väliä, kuinka myöhäistä oli tai kuinka paljon hän oli jo tehnyt.

Sinä yönä, kun ajelimme ympäriinsä ja laitoimme peittoja ihmisten päälle, näin Dr. Naramin tulevan yhä onnellisemmaksi. Katsellessamme, kun Krushna käveli kadun yli ja laittoi huopia nukkuvalle kodittomalle naiselle ja hänen lapsilleen, hän huokaisi ja sanoi minulle: "Haluan Krushnan tietävän, että mitä suurempi ihminen on, sitä nöyremmäksi hänen pitäisi tulla. Ihmiset kaikkialta maailmasta eivät tule luokseni, koska olen 'suuri lääkäri'. He tulevat, koska rakastan heitä, koska ymmärrän heitä ja koska löydän ratkaisuja heidän polttaviin ongelmiinsa. Tunnen suurta ylpeyttä, kun näen Krushnan tekevän tätä niin suurella rakkaudella. Ymmärrän, ettei minun tarvitse enää huolehtia hänestä, sillä hän tietää, ettei ole parempaa siunausta kuin se, kun voi todella rakastaa ja palvella hädässä olevia ihmisiä."

Mestarin kuolema, liikkeen synty

Ensimmäisessä radiohaastattelussani Dr. Naramin poismenon jälkeen juontaja kysyi minulta kysymyksen, jota monet ihmiset ympäri maailmaa luultavasti kysyivät itseltään. "Dr. Naramin mestari eli kauan, mutta Dr. Naram oli kuollessaan nuori, vain 65-vuotias. Miten tämä voi olla mahdollista?"

Aloitin vastaamalla radiojuontajalle: "Joihinkin asioihin emme ehkä koskaan saa tietää syytä...". Luultavasti me kaikki olimme pitäneet sitä itsestäänselvyytenä ja olettaneet, että Dr. Naram eläisi pidempään. Mutta loppujen lopuksi, vaikka muinaiset salaisuudet ovatkin olemassa, me kaikki olemme kuolevaisia. Emme tiedä, milloin vedämme viimeisen hengenvetomme. Muistelin kokemustani Rabbatin ollessa

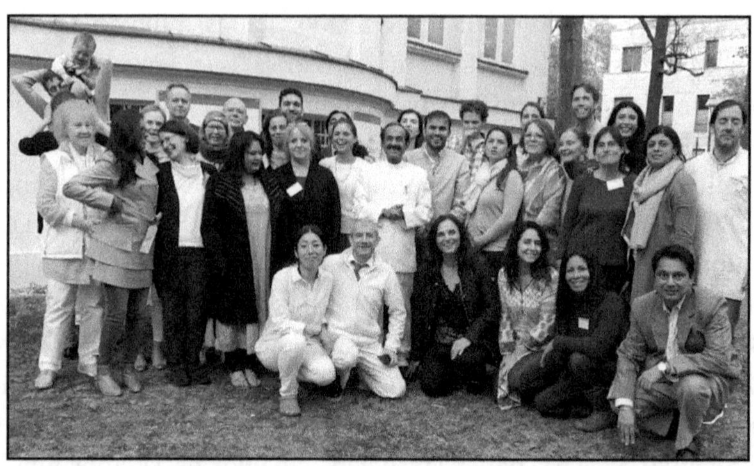

Dr. Naram opiskelijoidensa kanssa Ancient Traditions of Healing
kurssilla Berliinin yliopistossa.

teho-osastolla. Tiedostin keuhkoistani tulevan ja sieltä lähtevän ilman ja tajusin, että jokainen hengitys on lahja.

Pysähtyessäni hengittämään muistin siskoni kauniit sanat: "Totuus kuolemasta on, ettei kukaan voi pidätellä sitä ikuisesti. Ja tärkeämpää kuin se, miten joku kuoli, on se, miten hän eli ja miten hän rakasti."

Mieleeni nousivat hetkessä kaikki ne, joita Dr. Naram oli rakastanut: hänen potilaansa, ystävänsä ja perheensä. Ajattelin hänen monia oppilaitaan, joita hän rakasti, mutta joita ei vielä ole mainittu tässä kirjassa, kuten Sandhya Japanista; tohtorit Mehta, Sahaj, Pranita ja muut Intiasta; Alvaro ja Videh Italiasta; Sarita, Sascha ja Rebecca Englannista; Jutta Itävallasta; Radu Romaniasta; tohtori Siddiqui Bangladeshista; Richard Norjasta; Dipika Australiasta; Suyogi, Elinor, Dubravka, Jonas, Mira, Anne, Pooja, Moksha ja Shital Saksasta; ja niin monet muut. Olin kiitollinen kaikille muille lääkäreille ja hoitajille, joita hän oli opettanut Italiassa, ja niille monille muille ympäri maailmaa, jotka olivat osallistuneet Dr. Naramin diplomityökurssille Berliinin yliopistossa. Yli kolmenkymmenenkuuden vuoden aikana hän oli opettanut monia oppilaita, ja minulla oli kunnia olla yksi heistä.

Sitten ajattelin Dr. Naramin vaimoa, Dr. Smitaa, joka oli ollut hänen kanssaan niin monta vuotta ja johtanut koko Panchakarma-klinikkaa Mumbaissa sekä kouluttanut muita lääkäreitä. Ajattelin hänen

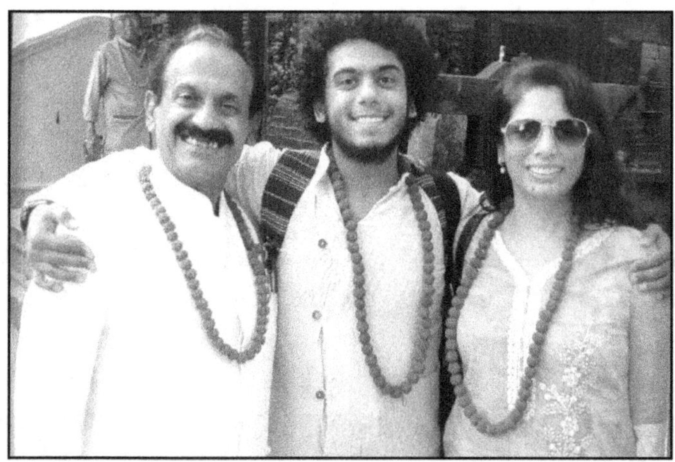

Dr. Naram, Krushna ja Smita Nepalissa.

poikaansa Krushnaa ja sitä, miten ylpeä Dr. Naram oli siitä miehestä, joka hänestä oli tulossa. Krushnaa oli koulutettu pulssinluentaan ja parantamiseen siitä lähtien, kun hän oli tarpeeksi vanha istuakseen isänsä sylissä, ja jo nyt hänen kykynsä auttaa ihmisiä oli inspiroiva.

Ajattelin myös tätä kirjaa, jota nyt luet, ja kaikkia niitä, jotka oppisivat sen kautta muinaisesta parantavasta tieteestä. Näin kaikessa, miten tämän mestarin kuolema ei ollut loppu, sillä hän oli jo laittanut alulle kokonaisen liikkeen.

Rauhallinen tunne sydämessäni innoitti lopun vastaukseeni. Vastasin radiojuontajalle ystäväni Amruthan juuri minulle lähettämällä Lao Tzun sitaatilla. Se tuntui olevan totta sillä hetkellä:

"Kun oppilas on valmis, opettaja ilmestyy.

Kun oppilas on TODELLA valmis, opettaja katoaa."

Rakkauden mystisten ihmeiden ilmentymät

Vasta jonkin aikaa myöhemmin tajusin, että sanan "katoaa" ongelma on sen antama vaikutelma kaiken lopusta, kun henkilö jättää ruumiinsa. Mutta entä jos totuus onkin jotain muuta? Entä jos Dr. Naram ei koskaan kadonnutkaan, vaan on enemmän kanssamme nyt kuin ennen?

Useat henkiset johtajat kertoivat minulle lähes täsmälleen samoin sanoin: "Maailmankaikkeudella/Jumalalla on täytynyt olla suuri tarve viedä Dr. Naram niin nopeasti. Hänen kaltaisensa mestarillisen sielun ruumiista lähtöön tuolla tavalla täytyy olla tärkeä syy. Nyt kun keho ei enää rajoita Dr. Naramia, hän voi nauttia parantamistyöstään suuremmin kuin koskaan ennen."

Olen huomannut, että vaikka emme ole täysin tietoisia Dr. Naramin hengen läsnäolosta, hänen poismenonsa jälkeen tapahtuu koko ajan mystisiä, maagisia asioita. Monet niistä näyttävät tekotapansa perusteella selvästi olevan hänen käsialaansa. Voitko kuvitella hänen hymynsä toiselta puolelta, kun hän edelleen auttaa ihmeiden järjestämisessä?

Yhtenä esimerkkinä tästä on se, että jo kymmenet ihmiset, mukaan lukien Krushna, Smita ja ystäväni Mina (joka oli tuolloin Intiassa vierailulla), ovat kertoneet minulle Dr. Naramin merkittävistä ilmestymisistä heille hänen kuolemansa jälkeen. Yleensä tämä tapahtui unessa, mutta joskus se tapahtui henkilön ollessa hereillä. Jokainen ilmestyminen välitti tärkeän parantavan viestin tai kokemuksen kyseiselle henkilölle.

Jokin syy houkutteli sinuakin lukemaan tämän kirjan ja hänen tarinansa. Siinä valossa kuvittelen, että Dr. Naram tuntee olevansa yhteydessä sinuun, ja ehkä sinäkin tunnet hänen läsnäolonsa. Vaikka en henkilökohtaisesti ole nähnyt häntä kuolemansa jälkeen, minulla oli yksi selittämätön kokemus, jonka haluan jakaa kanssasi.

Dr. Naramille pidetyn rukouspalveluksen jälkeisenä aamuna noin kello 5.30 heräsin erityisen eksyneen ja yksinäisen oloisena. Hiipivän masennuksen synkkä pilvi alkoi varjostaa mieltäni. Ulkona oli vielä pimeää, mutta en saanut unta. Niinpä nousin sängystä, laitoin kengät jalkaan ja lähdin kävelylle. Vaellettuani päämäärättömästi parikymmentä minuuttia huomasin yhtäkkiä, että joku seurasi minua. Ensin säikähdin, mutta sitten huomasin, että se oli koira. Sillä oli ruskeat jalat, pää ja häntä, ja mustaa karvaa selässä, melkein kuin takki. Sen vatsa ja suuri osa nenästä olivat valkoiset. Kun pysähdyin katsomaan sitä, se pysähtyi katsomaan minua. Kun jatkoin kävelyä, se seurasi tiiviisti perässä. Olin ymmälläni. Miksi tämä koira seurasi minua?

Minulla ei ollut ruokaa mukanani, ja käteni olivat tyhjät. Kävelymatka oli pitkä, ja mihin suuntaan käännyinkin tai mitä polkua kuljinkin, tämä koira pysyi mukanani. Se oli sekä huvittavaa että hämmentävää.

Suruni läpi muistin, että Dr. Naramilla aina oli jotakin annettavaa koirille tai kenelle tahansa, joka tuli hänen luokseen. Kuulin hänen äänensä mielessäni: "Athiti Devo Bhawa." (Kohtele odottamatonta vierasta kuin jumala/jumalatar itse olisi tullut luoksesi.) Kun aurinko nousi ja kaupat avautuivat, ostin keksejä tälle odottamattomalle vieraalle, joka istui kärsivällisesti odottamassa. Kuitenkin, kun asetin keksit sen eteen maahan, koira haisteli niitä ja katsoi sitten takaisin minuun ottamatta suupalaa tai edes nuolaisematta niitä.

Nyt olin vieläkin hämmentyneempi. Jos sillä ei ollut nälkä, niin mitä se sitten minulta halusi?

Jatkoin kävelemistä, ja tietenkin koira nousi ja seurasi minua jättäen keksit jollekin toiselle koiralle tai onnekkaalle eläimelle. Nyt kaikki suru, jota olin tuntenut, oli jo kadonnut, ja sen tilalle oli tullut leikkisä ihmetys tapahtuvasta. Kävellessämme yhdessä, muistelin monia Dr. Naramin minulle opettamia asioita, jotka hänen poismenonsa valossa vaikuttivat minuun uudella tavalla. Tuntiessani tämän kaiken

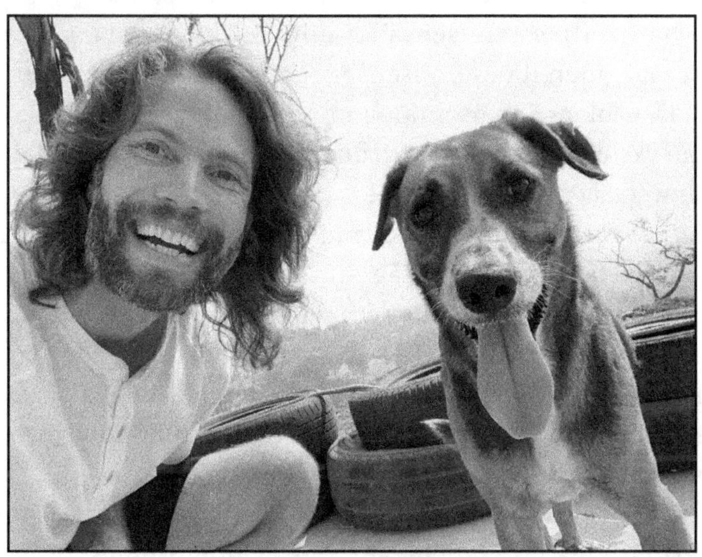

Ihmekoira Milo ja minä yhteisen kävelymme jälkeen

arvon ja taian tämän koiran ilmaantumisessa, otin puhelimeni esiin ja nauhoitin Facebookiin live-videon jakaakseni sen muiden tohtori Naramin poismenosta mahdollisesti kärsivien kanssa.

Videon saama vastaanotto oli ilmiömäinen. Ihmiset ympäri maailmaa jättivät kommentteja siitä, miten video auttoi heitä heidän parantumisprosessissaan. Heti sen jälkeen tapasin Krushnan, jolle koiran näkeminen myös toi muistoja mieleen. Innostuimme niiden tuomista oivalluksista.

Sinä iltana olin kuitenkin haasteen edessä. En tiennyt, mitä tekisin koiralle, joka haukkui tai vinkui, jos jätin sen oven ulkopuolelle. Lopulta päätin todella kohdella tätä odottamatonta vierasta kuin Jumala itse olisi tullut. Enhän jättäisi Jumalaa nukkumaan kadulle? Niinpä päästin koiran varovasti sisään. Olin iloisesti yllättynyt siitä, ettei se raapinut huonekaluja eikä pissannut lattialle. Jumalalle kiitos! Koira vain makasi lattialla minua katsoen siinä huoneessa, johon kulloinkin menin. Kun oli nukkumaanmenon aika, se lopetti vinkumisen vain, jos se sai maata lattialla aivan sänkyni vieressä, käteni sen pään päällä.

Tästä jumalallisesta koirasta voisi sanoa niin paljon. Kutsun häntä nyt Bhairavaksi (joka on Jumalan pyhä ilmentymä koiran muodossa) tai ihme *Milo*ksi - koska löysin hänet, kun olin alakuloinen (*my low*), mutta hänen ilmestymisensä toi minut rakkauteni (*my love*) luo. Hänen maaginen ilmestymisensä sai aikaan syvän parantumisen. Hänen läsnäolonsa on osoittanut minulle, ettemme todellakaan ole koskaan yksin. Kaikkialla ympärillämme on merkkejä jumalallisesta rakkaudesta, ja meidän tarvitsee vain etsiä niitä.

Kuullessani ensimmäisen kerran Dr. Naramin kuolemasta, ajattelin: "Onko tämä loppu? Mitä seuraavaksi?" Milon minulle tuoma parantuminen on muistutus siitä, että hänen kuolemansa EI ole loppu. Tarina vain sai erilaisen käänteen kuin mitä odotimme tai halusimme. Minulla on vielä monia tarinoita jaettavaksi menneisyydestä Dr. Naramin kanssa, mutta Milo opetti minulle myös, että tulevaisuudessa tulee vielä paljon lisää tarinoita.

Olen hyvin innoissani siitä, että sinä olet nyt osa jatkuvaa tarinaa. Olen erittäin utelias kuulemaan, mikä sinun osuutesi on tarinan jatkuessa, ja minkä osan tarinasta koemme yhdessä. Aikani Milon kanssa muistutti minua siitä, että olemme kaikki tässä yhdessä, eikä kukaan meistä ole koskaan yksin.

Tähän liittyen on vielä yksi viimeinen kokemus, jonka haluan jakaa kanssasi. Milon toisena päivänä kanssani, minun ja ystäväni Minan piti mennä klinikalle. En tiennyt, mitä tehdä Milon kanssa. Soitin Uberin ja Milo seurasi minua autoon. Noustuamme Minan kanssa autoon, Milo hyppäsi heti perässämme ja lysähti syliini. Uber-kuski ei näyttänyt iloiselta, mutta päätti onneksi ajaa meidät kuitenkin.

Milo istui sylissäni koko 35 minuutin ajomatkan. Mina huomautti, kuinka outoa ja mielenkiintoista oli, että katukoira tekee näin. Kun saavuimme klinikalle, Milo hyppäsi autosta ja alkoi heti heiluttaa häntäänsä. Minua jännitti antaa koiran kävellä kanssani klinikan käytävillä, mutta se ei muuhun suostunut. Perustelin sitä mielessäni ajattelemalla, että koska monet ihmiset tuovat eläimiään Dr. Naramin vastaanotolle, oletin henkilökunnan olevan tottunut siihen. Klinikalla ollessani tapahtui toinenkin hämmästyttävä asia, jonka myös tallensin Facebookin livevideolle.

Rakennuksen toisessa kerroksessa koira jätti minut ja meni suoraan toimistoon, jossa Dr. Naram otti vastaan potilaita. Yksi henkilökunnasta avasi oven, ja me kaikki yllätyimme, kun Milo meni suoraan sisään, katsoi kuvaa Dr. Naramista ja Smitasta Dalai Laman seurassa ja sitten tuolia, jossa Dr. Naram aina istui. Sitten Milo istuutui aivan kirjoituspöydän eteen, aivan kuin hän kuuluisi sinne. Kyyneleet alkoivat valua henkilökunnan kasvoja pitkin heidän tullessa todistamaan tätä ihmeellistä tapahtumaa.

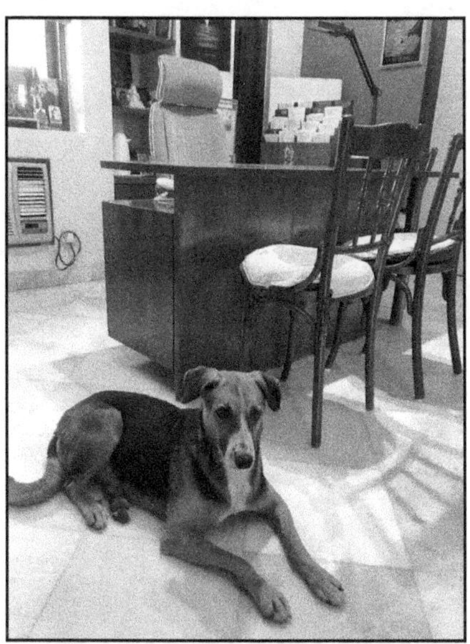

Milo istuu lattialla Dr. Naramin työpöydän edessä.

Jopa minun piti palata katsomaan Facebook videoni nähdäkseni, tapahtuiko kaikki todella niin vai kuvittelinko vain.

Henkilökunnan tultua katsomaan ja ottamaan kuvia Milon kanssa, koko kokemus herätti meissä kaikissa ihailua ja ihmettelyä. Pian sen jälkeen suljin toimiston ovet, ja Mina, Milo ja minä istuimme siellä hetken aikaa. Mina ja minä suljimme silmämme meditoidaksemme, ja hiljaisuudessa mieleeni nousi muisto yhdestä ensimmäisistä kerroistani tuossa huoneessa - kymmenen vuoden takaa, kun ensimmäisen kerran vierailin Intiassa Alician kanssa.

Aivan sen vieressä, missä Milo nyt istui, Dr. Naram oli vetänyt minut syrjään odottavien ihmisten joukosta. Minusta oli outoa, että hän oli valinnut minut, ja niinpä kuuntelin uteliaana, kun hän puhui: "En tiedä miksi, Clint, mutta uskon sinuun." Hän piti tauon. "Ehkä on olemassa syy, miksi olet täällä. Minulla on vahva tunne, että tulet tekemään elämässäsi jotain suurta, että tulet menestymään niissä asioissa, joita haluat tehdä." Kätensä käsivarrellani hän katsoi minua silmiin ja sanoi: "Tärkein kysymys on, mitä sinä haluat."

Tämän muiston tullessa mieleeni, kasvoilleni levisi leveä hymy, joka katkaisi kyynelvirtaa poskillani.

Se on kysymys, jonka jätän nyt myös sinulle, rakas lukija.

Mitä sinä haluat?

Mitä seuraavaksi?

Elä niin kuin kuolisit huomenna.
Opi niin kuin eläisit ikuisesti.
–Mahatma Gandhi

Mitä seuraavaksi? Ihmiset kysyvät minulta: "Clint, nyt kun Dr. Naram on kuollut, missä voin kokea muinaisia salaisuuksia?"

Dr. Naram opetti minulle, että kahdeksankymmentä prosenttia terveysongelmista on sellaisia, joihin löytyy yksinkertaisia keinoja parantaa itse itseään. On vain sovellettava tiettyjä periaatteita ja saatava hieman tukea. Mistä löydät lisätietoa?

Rekisteröidy nyt ilmaisella jäsensivustolla:
www.MyAncientSecrets.com/Belong

1. Saat linkkejä Dr. Naramin, itseni ja muiden tekemiin opetus-videoihin jotka vastaavat tämän kirjan jokaista lukua sisältäen kotirohtoja, yrttilääkkeitä, marmaa ja ruokavalion salaisuuksia, joista voit saada apua.

2. Jos haluat keskustella henkilökohtaisesti jonkun kanssa tilan-teestasi, löydät linkin kautta tiedon, miten se onnistuu.

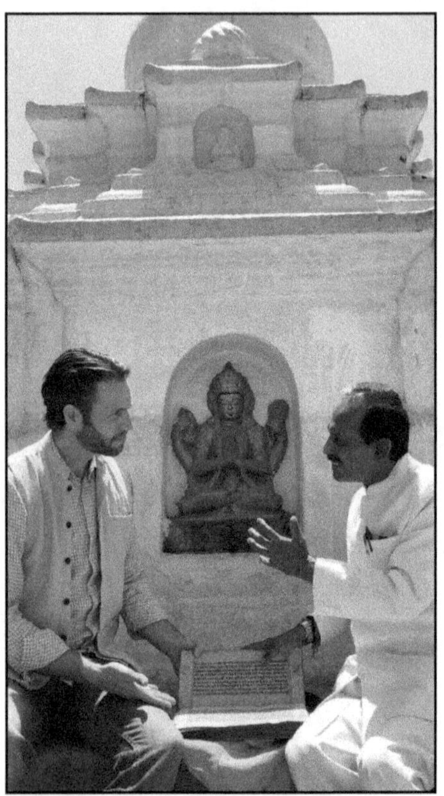

Dr. Naram ja minä samassa paikassa, jossa hänen mestarinsa opetti häntä.

3. Saat linkkejä kaikkiin tapahtumiin tai koulutuksiin (live- ja verkkokoulutuksiin), ja näet, miten voit kutsua minut tai jonkun muun puhujaksi tapahtumaasi.

4. Löydät lisää tietoa tähän kirjaan liittyvästä työkirjasta nimeltä *Discover Yourself: Applying Ancient Secrets That Can Change Your Life.* (Kirja sisältää syventävää sisältöä, jota ei ole tässä kirjassa). Se auttaa sinua henkilökohtaisesti soveltamaan tätä ajan hiomaa viisautta omaan fyysiseen, psyykkiseen, emotionaaliseen ja hengelliseen hyvinvointiin.

5. Hauskana bonuksena olemme kehittäneet pelin nimeltä *30 päivää muinaisen salaisen voimasi avaamiseen (30-Days to Unlocking Your Ancient Secret Power).* Se voi auttaa sinua löytämään elinvoimaisemman terveyden, rajatonta energiaa ja mielenrauhaa peliä pelaamalla.

6. Saat välittömästi yhteyden yhteisöön, joka koostuu ihmisistä, jotka haluavat vaikuttaa tähän maailmaan, ja sinusta tulee osa perhettämme.

On jännittävää nähdä, mitä elämässäsi tapahtuu,
kun liityt seuraamme.

Huomautus: Tietääkseni tämä on ensimmäinen englanniksi julkaistu kirja Dr. Naramin ikivanhoista parantamisen salaisuuksista. Minua ei pyydetty kirjoittamaan tätä kirjaa eikä kukaan ole maksanut minulle tämän kirjan kirjoittamisesta. Tunsin kutsumusta sen kirjoittamiseen. Tämä kirja ei ole lopullinen teos Dr. Naramista tai Siddha-Vedasta, se on vain minun näkökulmani. Toivon, että se tavoittaa ja asettaa arvoonsa tämän ainutlaatuisen miehen ja parantajamestarin elinvoimaisen ja dynaamisen luonteen sekä niiden ihmisten tunteet, jotka jakoivat tarinansa kanssani. Jotkut haastattelemistani ihmisistä toivoivat pysyvänsä anonyymeinä, joten olen muuttanut heidän nimensä. Loput ovat antaneet luvan jakaa tarinansa julkisesti ja jotkut ovat sanoneet, että voin jakaa heidän yhteystietonsa kaikille halukkaille. Muutamissa tapauksissa yhdistin henkilöiden tarinoita, jotta ihmiset pysyisivät anonyymeinä ja pitäen tarinan samalla sujuvana. Kaikki tarinansa jakaneet ihmiset toivoivat, että heidän kokemuksensa voisivat auttaa muita kiinnostumaan tästä vaihtoehdosta silloin, kun he sitä eniten tarvitsivat. Olen tehnyt jatkohaastattelun tai -videon monien tässä kirjassa mainittujen ihmisten, kuten Rabbatin, kanssa, jotta saisit tietää mitä heidän elämässään tällä hetkellä tapahtuu. Löydät ne MyAncientSecrets.com-jäsensivustolta.

Erityiskiitokset ja huomioinnit: Kiitettävien lista on niin pitkä, että se oli laitettava MyAncientSecrets.com-sivustolle. Kaikille niille, jotka ovat auttaneet jollakin tavalla tarinoiden jakamisessa, arvioissa, muokkaamisessa ja palautteen antamisessa tästä kirjasta, kumarran syvään kiitollisuudesta teille. Rakkautenne siunaus täyttää tämän kirjan jokaisen sivun.

Seuraava kirja: Koska tässä kirjassa kerrotaan vain kourallinen niistä lukemattomista tarinoista ja kotirohdoista, jotka olen tallentanut, työskentelen jo sarjan seuraavan kirjan parissa, joka sisältää lisää elämää muuttavia tarinoita ja salaisuuksia. Liittymällä jäsenyyssivustolle, löydät tiedon miten saat ilmoituksen seuraavan kirjan julkaisusta. MyAncientSecrets.com/Belong.

Sinun matkasi: Mahatma Gandhi totesi, että me kaikki olemme yhteydessä toisiimme. Yhden ihmisen kärsimys on kaikkien kärsimys. Käänteisesti, kun yhtä ihmistä autetaan, kaikki tulevat autetuiksi. Jos tämä kirja on auttanut sinua millään tavalla, kutsun sinua jättämään viiden tähden arvostelun Amazon.com-sivustolla sekä jakamaan oppimasi rakkaittesi kanssa. Jokaisesta elämästä, jota kosketat ja parannat, hyötyy koko ihmiskunta.

Tämä kirja ei varsinaisesti kerro Dr. Naramista, eikä ole koskaan kertonutkaan. Eikä se myöskään kerro minusta. Et ehkä koskaan tapaa kumpaakaan meistä etkä seuraa tätä parantamismenetelmää.

Tämä kirja kertoo *sinusta*, ja on aina kertonut. Tarkoitus on, että sinä näet itsessäsi jumaluuden, joka voi ohjata sinut sinulle täydellisten kokemusten, opettajien ja parantumisen pariin. Toivon, että luettuasi tämän kirjan tunnet enemmän rakkautta, lisääntynyttä halua pitää itsestäsi parempaa huolta ja enemmän kunnioitusta koko elämän ihmettä kohtaan.

Olet todella kaunis, ainutlaatuinen ja loistava osa olemassaolon jumalallista kudosta. Kaikki elämä tapahtuu *sinua varten*, ei *sinulle*.

Ja *sinua* ohjataan. Todisteena tästä luet näitä sanoja juuri nyt.

Olet ehkä jopa inspiroitunut tätä kirjaa lukiessasi joistakin asioista, jotka sinun pitäisi toteuttaa, ja kannustan sinua tekemään niin. Tai ehkä sinulle tuli mieleen joku, jonka kanssa haluaisit jakaa tämän kirjan. Koskaan ei voi tietää, kuka tarvitsee sellaisen rakkauden lahjan juuri nyt.

Minulla on vielä yksi pieni pyyntö sinulle.

Pyydän sinua pysähtymään muutamaksi minuutiksi, joko sulkemaan silmäsi tai kirjoittamaan vapaasti alla olevaan kenttään.

Varaa nyt hetki kirjoittaaksesi tähän jokainen muistamasi hetki, henkilö ja kokemus, joka on vaikuttanut elämääsi ja josta olet kiitollinen:

____

____

____

____

____

____

____

____

____

____

____

____

____

____

____

____

____

____

____

____

____

Katso nyt listaa uudelleen, ja kun luet jokaisen hetken, henkilön tai kokemuksen, sano sydämessäsi "kiitos" elämälle. Sano sitten lopuksi "kiitos" siitä lahjasta, että olet sinä, juuri sinä, juuri siellä, missä olet, juuri tällä hetkellä. Kiitos.

Minua ohjattiin auttamaan isääni, ja monet ihmiset ja kokemukset asettuivat luontevasti polulleni auttamaan minua sinne, missä nyt olen. Totuus on, että sinuakin on ohjattu. Rakkaus ohjaa. Luota siihen, että rakkaus ohjaa sinua edelleen juuri siihen, mikä on sinulle paras.

Toivon, että muistat aina, että mitä ongelmia kohtaatkin, jokaiseen löytyy ratkaisu. Vielä paremmin, kuten Dr. Naram sanoi: "Jokainen vastoinkäyminen - jokainen vaikea tilanne tai sydänsuru – kantaa siemenen yhtä suureen, tai jopa suurempaan hyvään"

Namaste,
Dr. Clint G. Rogers

P.S. Haluaisin mielelläni olla sinuun yhteydessä, kuulla tarinasi siitä, miten sinut johdatettiin tämän kirjan pariin, ja kokemuksistasi sen luettuasi. Voit olla minuun yhteydessä Facebookissa, Instagramissa tai lähettää sähköpostia osoitteeseen DrClint@MyAncientSecrets.com.

Uusien sanojen opas

Aam (tai ama) = myrkyt

Agni = muinainen termi, jota käytetään kuvaamaan ruoansulatuksen tulta tai voimaa.

Allopatia tai allopaattinen lääketiede = lääketieteellinen järjestelmä, joka pyrkii hoitamaan sairauksia käyttämällä parannuskeinoja (kuten lääkkeitä tai leikkauksia), jotka vaikuttavat erilaisella tai yhteensopimattomalla tavalla kuin hoidettava sairaus. (*Merriam-Webster Medical Dictionaryn* määritelmä).

Amrapali = nainen, jota pidettiin yhtenä kauneimmista koskaan syntyneistä naisista. Käyttämällä Jivakalta oppimiaan ikiaikaisia Siddha-Vedan nuoruuden ja kauneuden salaisuuksia, hän säilytti nuoruutensa ja kauneutensa niin, että nuori kuningas, jolla oli jo nuori ja kaunis vaimo, rakastui Amrapaliin, vaikka tämä oli yli kaksikymmentä vuotta häntä vanhempi.

Muinainen parantaminen = tasapainon luomista kehoon, usein myrkkyjä puhdistamalla, jotta keho parantaa itse itsensä.

MyAncientSecrets.com Ilmainen jäsenyyssivusto = lahja sinulle tämän kirjan lukemisesta ja lähdeaineisto, jonka avulla voit oppia, miten välittömästi soveltaa näitä muinaisia parantavia salaisuuksia omassa elämässäsi. Aloita tästä: www.MyAncientSecrets.com/Belong.

Ancient Traditions of Healing (ATH) = Dr. Naramin ja Siddha-Vedan muinaisten parannusmenetelmien kaksivuotinen sertifiointikurssi, jota alun perin tarjottiin Berliinin yliopistossa ja joka nyt leviää muihin yliopistoihin ympäri maailmaa.

'Atithi Devo Bhava' = intialainen sanonta, joka tarkoittaa, että kohtelet kaikkia vieraita niin kuin Jumala itse olisi tullut kotiisi, olivatpa vieraat keitä tahansa ja olipa heidän vierailunsa miten epämukava tahansa. Siddha-Vedan parantavassa perinteessä pidetään jokaista ihmistä Jumalan ilmentymänä, ja tätä periaatetta pidetään sydämen asiana.

Atmiyata = voimallinen elämänperiaate, jonka Hariprasad Swamijii opetti ja jota Yogi Divine Societyn jäsenet harjoittavat: riippumatta siitä, miten joku kohtelee sinua, voit vastata rakkaudella ja kunnioituksella.

Ayurveda = elämän tiede; yli 5 000 vuotta vanha intialainen lääketieteen ala, joka keskittyy sekä sairauksien parantamiseen että ensisijaisesti sairauksia ehkäisevään elämäntapaan.

Tukokset (fyysiset, psyykkiset, emotionaaliset, ihmissuhde-, hengelliset, taloudelliset jne.) = joihin elämä jumittuu ja alkaa sitten haista (ja vaikeutua). Syvempi parantuminen tapahtuu, kun tunnistamme ja poistamme tukokset turvallisesti ja kestävästi.

Buddha = hengellinen mestari, jonka alkuperäinen nimi oli Sidhartha Gautama. Syntyi Intiassa noin 2500 vuotta sitten. Hänet tunnetaan siitä, että hän luopui etuoikeutetusta elämästä palatsissa seuratakseen ja myöhemmin opettaakseen tietä valaistumiseen.

Tietoisuus, tiedostamaton, korkeampi tietoisuus = kolme tietoisuuden tasoa, jotka aktivoituvat Marmaa Shaktin kautta.

Dard Mukti = *Dard* tarkoittaa "kipua" ja *Mukti* tarkoittaa "vapautumista"; muinaisia parantavia salaisuuksia, jotka auttavat lievittämään erilaisia nivel- tai lihasvaivoja.

Dis-ease (epämukavuus) = Dr. Naram puhuu epätasapainosta - että on olemassa epätasapaino, joka luo epämukavuus, ja kun poistat tukoksen ja tasapainotat järjestelmän uudelleen, mukavuus palaa elämääsi.

Syvempi parantuminen = pyritään ratkaisemaan ongelman juurisyy pintaoireita syvemmältä fyysisellä, psyykkisellä, emotionaalisella ja hengellisellä tasolla.

Doshat = luonnossa esiintyvien elementtien ilmentymiä kehossa (esim. *kapha = maa/vesi, vata = tuuli/eetteri, pitta = tuli*); olemme terveitä, kun doshat ovat tasapainossa, ja kun ne eivät ole, epätasapaino aiheuttaa sairauksia.

Ghee = kirkastettu voi, josta keittämällä erotellaan maidon kiinteät ainesosat pois ja jota käytetään ruoanlaittoon ja lääkinnällisiin tarkoituksiin.

Gurudwara = sikhiläisten palvontapaikka.

Jivaka = mestariparantaja, joka eli noin vuonna 500 eKr. Hänet tunnetaan Siddha-Veda -perinteen ensimmäisenä mestarina, ja hän oli myös Buddhan, Amrapalin, jota pidettiin yhtenä maailman kauneimmista naisista, ja Intian kuninkaan Bimbisāran henkilökohtainen lääkäri. Hän oppi, kirjasi muinaisiin käsikirjoituksiin ja välitti oppilailleen löytämänsä salaisen tiedon, jonka avulla voi saavuttaa elinvoimaisen terveyden, rajattoman energian ja mielenrauhan missä iässä tahansa.

Kapha = maahan/ veteen liittyvä *dosha* tai elämän elementti

Karmayog, bhaktiyog ja gyanyog = eri polkuja valaistumisen tai täyttymyksen tilaan eli mokshaan. (meditaation polku, rukouksen polku, liike-elämässä tai taistelussa menestymisen polku).

Marmaa Shakti = muinainen syvemmän muutoksen väline, joka toimii kaikilla tasoilla - kaikilla - kehon, mielen, tunteiden ja hengen tasoilla. Tietoisesti tai tietämättään, kaikki ovat yhteiskunnan ohjelmoimia. Marmaa on muinainen tekniikka, jolla voit ohjelmoida itsesi uudelleen, linjataksesi elämäsi todellisen tarkoituksesi mukaisesti. Se voi auttaa poistamaan tukoksia ja tasapainottamaan järjestelmääsi. Sen lisäksi, että fyysinen kipu voi lievittyä tai kadota, tämä muinainen tekniikka voi myös auttaa sinua saavuttamaan mitä elämässäsi haluat.

Moksha = valaistumisen tai täyttymyksen tila.

Namaste tai Namaskar = intialainen tervehdys, joka tehdään painamalla kämmenet yhteen sydämen eteen tarkoittaa, että "jumala/jumalatar minussa kumartaa jumalalle/jumalattarelle sinussa kunnioittaen paikkaa, jossa sinä ja minä olemme yhtä."

Pakoda = friteerattuja sipulirenkaita muistuttava intialainen ruoka, jota Dr. Naram käytti parantaakseen kovan päänsärkyni ja osoittaakseen periaatteen, jonka mukaan kaikki voi olla joko lääkettä tai myrkkyä riippuen siitä, miten/missä/milloin sitä käyttää.

Panchakarma tai asthakarma = kehon keskeisten järjestelmien moniprosessinen puhdistus ja uudelleen rakentamisen menetelmä, yksi Siddha-vedan kuudesta syvemmän paranemisen avaimesta. *Karma* tarkoittaa "toimintaa" ja *pancha* tarkoittaa "viittä". Panchakarma koostuu siis viidestä toimenpiteestä, joiden tarkoituksena on poistaa myrkkyjä kehosta tai puhdistaa keho. Asthakarmassa on kahdeksan toimenpidettä eli kolme lisävaihetta, joilla keho puhdistetaan ja tasapainotetaan perusteellisesti.

Pankaj Naram = mestariparantaja (Dr. Naram), johon tässä kirjassa viitataan, syntyi 4. toukokuuta 1955 ja jätti ruumiinsa 19. helmikuuta 2020.

Pitta = tuleen liittyvä *dosha* tai elämän elementti.

Pulssiparantaminen = ikivanha diagnoosimenetelmä, jossa parantaja koskettaa potilaan pulssia ja pystyy pulssin liikkeen perusteella määrittämään, mitä epätasapainotiloja ja tukoksia kehossa on ja miten ne vaikuttavat fyysiseen, psyykkiseen, emotionaaliseen ja hengelliseen terveyteen.

Seva = käännettynä tarkoittaa "palvelua".

Shakti = määritelty "voimaksi" tai jumalalliseksi luomisvoimaksi. Dr. Naramin mukaan tämä voima on jo sinussa, ja *marmaa shakti* on ikivanha väline, joka auttaa tuomaan sen esiin - se toimii yhdessä Siddha-Vedan muiden avainten kanssa auttaakseen ihmisiä kokemaan elinvoimaisen terveyden.

Siddha-Veda (tai Siddha-Raharshayam) = parantamisen perinne tai koulukunta, jonka syvemmän parantamisen salaisuudet menevät askeleen Ayurvedaa pidemmälle, joita opetetaan mestarilta oppilaalle, ja joissa on salaisuuksia tai "teknologiaa", joka auttaa sinua selvittämään, saavuttamaan ja nauttimaan siitä, mitä haluat.

> 95 prosenttia ihmisistä tällä planeetalla ei tiedä, mitä he haluavat;
>
> 3 prosenttia tietää, mitä haluaa, mutta ei pysty saavuttamaan sitä;
>
> 1 prosentti tietää, mitä haluaa, saavuttaa sen, mutta ei sitten nauti siitä.
>
> Vain 1 prosentti ihmisistä tietää, mitä haluaa, saavuttaa sen ja nauttii siitä.

Siddha-Vedan kuusi avainta syvempään parantumiseen = ruokavalio, kotirohdot, yrttivalmisteet, marmaa shakti, elämäntapa ja pancha-karma/asthakarma. Nämä auttavat pitämään ihmiset nuorekkaina kaikenikäisinä.

Vaidya = sanskritinkielen "lääkäriä" tarkoittava sana, jota käytetään henkilöstä, joka harjoittaa Intian alkuperäistä lääketieteen järjestelmää.

Vata = tuuleen/eetteriin liittyvä *dosha* tai elämän elementti.

Yagna = rituaali, jolla on tietty tavoite.

Allopatian (nykyaikaisen länsimaisen lääketieteen), Ayurvedan ja Siddha-Vedan vertailu

	Allopatia	Ayurveda	Siddha-Veda
Kuinka vanha?	Yli 200 vuotta vanha, nimettiin ensimmäisen kerran vuonna 1810	Yli 5 000 vuotta vanha	2 500+ vuotta vanha
Kuka aloitti?	Samuel Hahnemann (1755-1843) keksi termin "allopatia" erotukseksi käsitteestä "Homeopatiasta"	Sushruta, eräs alkuperäisistä oppineista kertoi, että hänelle tämän lääkintämenetelmän opetti Dhanvantari, joka inkarnoitui aikanaan Varanasin kuninkaaksi	Jivaka (Buddhan ja muiden kuuluisien aikalaistensa lääkäri)
Miten siirtyi eteenpäin?	Lääketieteelliset koulut ja erikoistumisjaksot	Kirjat, yliopistot ja käytäntö	Mestarin ja oppilaan välinen oppisopimuskoulutus katkeamattomassa perinteessä
Mikä on sen peruslähtökohta?	Sairauden oireiden hoito lääkkeillä ja leikkauksilla; näkee kehon osina, ja spesialistit keskittyvät yksittäisiin osiin	Määritelty "elämän tieteeksi", joka keskittyy sairauksia ehkäiseviin tai parantaviin elämäntapoihin, (sovelletaan yksilöllisesti henkilön dosha kehotyypistä riippuen) - näkee kehon kaikkien osien, mielen ja tunteiden yhteyden toisiinsa ja luo hoidot sen mukaisesti	Auttaa ihmisiä saavuttamaan kukoistavan terveyden, rajattoman energian ja mielenrauhan (sovelletaan yksilöllisesti henkilön dosha kehotyypin mukaan) - näkee kehon, mielen ja tunteiden kaikkien osien yhteydet toisiinsa ja luo hoidot sen mukaisesti - auttaa ihmisiä myös selvittämään, mitä he haluavat, saavuttamaan, mitä he haluavat, ja nauttimaan siitä, mitä he ovat saavuttaneet

Mitkä ovat tärkeimmät parantamisen välineet/ menetelmät?	Ulkoisten laitteiden käyttö mitattavien tietojen keräämiseen (esim. ruumiinlämpö, verenpaine, verensokeri jne.)	Lääkärin suora havainnointi (esim. pulssin, kielen, virtsan jne. tutkimus)	Lääkärin suora havainnointi (esim. pulssinluennan sekä muiden tilannekohtaisten menetelmien avulla)
Todennusmenetelmät?	Lääkkeet ja leikkaus	yrttirohdot, ruokavalio, elämäntapa, panchakarma	6 parantamisen välinettä tai "avainta": kotirohdot, ruokavalio, marmaa shakti, yrttirohdot, panchakarma/ asthakarma, elämäntapa
Mitä ovat vahvuudet?	Kaksoissokkotutkimukset (joissa eristetään muuttujat ja testataan niitä kontrolloidussa ympäristössä kuukausien tai vuosien ajan)	Hoidon vaikutus välittömään terveyteen pitkän ajan kuluessa, eri tyyppisillä ihmisillä, tuhansien vuosien ajan	Hoidon vaikutus välittömään terveyteen pitkän ajan kuluessa, eri tyyppisillä ihmisillä, tuhansien vuosien ajan
Mitkä ovat haittapuolet?	Toimii usein nopeasti	Keskittyy pitkän aikavälin hyötyihin	Keskittyy syvempään paranemiseen ja pitkäaikaiseen hyötyyn; käyttää aina raskasmetalleista vapaita korkealaatuisia yrttejä
What are downsides?	Hoidoilla on usein kielteisiä sivuvaikutuksia; lisäksi on usein hakeuduttava erikoislääkärille joko sairasvakuutuksen turvin tai maksamalla kulut itse	Vaatii usein aikaa, vaivannäköä, elämäntapamuutoksen ja kärsivällisyyttä tulosten saavuttamiseksi; lääkärin tai yrttien laatu vaihtelee; joskus yrtit sisältävät raskasmetalleja	Suuren kysynnän vuoksi pitkä odotus lääkärin vastaanotolle. Vaatii usein aikaa, vaivannäköä, elämäntapamuutoksen ja kärsivällisyyttä tulosten saavuttamiseksi; yrtit ovat hinnoiteltuja korkealaatuisuutensa mukaan

*MyAncientSecrets.com-sivustolla on lisää keskustelua edellä mainittujen kolmen menetelmän sekä muiden perinteisten ja "vaihtoehtoisten" parantamismuotojen välisistä eroista.

Päiväkirjani merkintöjä (bonussalaisuus sinulle)

AMRAPALIN SALAISUUS

Kolme muinaista salaisuutta jotka tukevat kaikenikäisten naisten (15-vuotiaista 60+ ikävuoteen) optimaalisia hormonitasoja*

1) Kotirohto - Dr. Naramin Amrapalin salainen kotirohto (Amrapali's Secret Home Remedy).

250 g fenkolijauhetta
250 g juustokuminajauhetta
50 g ajwainjauhetta
50 g mustasuolaa
50 g tillinsiemeniä
25 g korianterijauhetta
10 g Asafoetida/Hing-jauhetta

Sekoita kaikki ainekset keskenään ja jaa ne yhteensä 60 yhtä suureen pakettiin. (Monia ei-perinteisiä ainesosia voi tilata verkosta.)

Kaada yhden pakkauksen sisältö lämpimään veteen, anna seoksen liota 30-60 minuuttia ja juo koko sisältö. Ota päivittäin 4 tällaista pakkausta päivän mittaan. Jatka prosessia vähintään 6 kuukauden ajan.

2) Amrapalin salaisuus Marmaa Shakti - Laske vasemmassa ranteessa, peukalon alla olevasta pisteestä, kolme sormenpäänleveyttä alaspäin ja paina pistettä 6 kertaa useita kertoja päivässä.

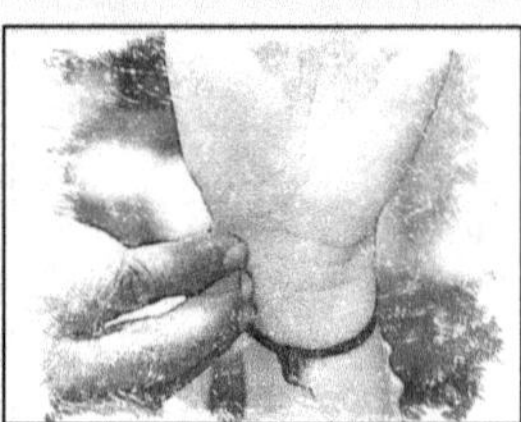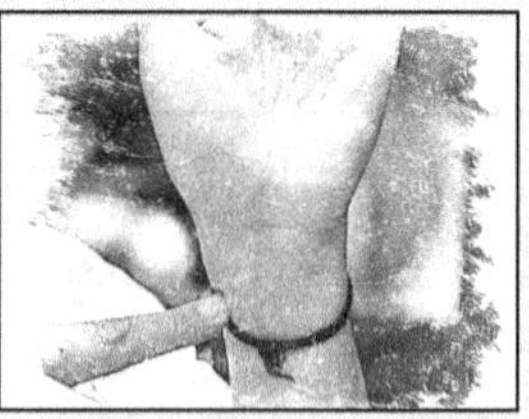

3) Yrttirohdot - ainesosia, kuten fenkolia, shatavaria, selleriä ja chastetree-siemeniä sisältäviä nestemäisiä ja tablettimuotoisia yrttirohtoja oli olemassa naisten terveen hormonitoiminnan tukemiseksi.

*Bonusmateriaali: Voit tutustua Amrapalin salaisuuksiin verkossa jäsensivustolla: MyAncientSecrets.com/Belong.

*Muista, että lääketieteellinen vastuuvapauslauseke koskee kaikkea tässä kirjassa tai verkossa olevaa materiaalia.

Päiväkirjani merkintöjä (bonussalaisuus sinulle)

MUINAISIA SALAISUUKSIA VASTUSTUSKYVYN VAHVISTAMISEKSI

Luvussa 12 Dr. Giovanni auttoi mehiläisiä selättämään viruksen osittain antamalla niille vastustuskykyä vahvistavia yrttejä ja kotirohtoja. Hän sai nämä ikiaikaiset salaisuudet Dr. Naramilta, joka käytti niitä auttaakseen ihmisiä saavuttamaan elinvoimaisen terveyden, rajatonta energiaa ja mielenrauhaa.

1) Ruokavalio - Keitä tuoreen inkiväärin viipaleita ja 1/2 tl kurkumajauhetta vedessä ja siemaile pitkin päivää. Vältä vehnä- ja maitotuotteita sekä happamia ja hapatettuja ruokia. Syö sen sijaan mung-keittoa ja kypsennetyjä vihreitä lehtivihanneksia.

2) Marmaa Shakti – Paina oikean käden keskisormen kärkeä 6 kertaa useita kertoja päivässsä.

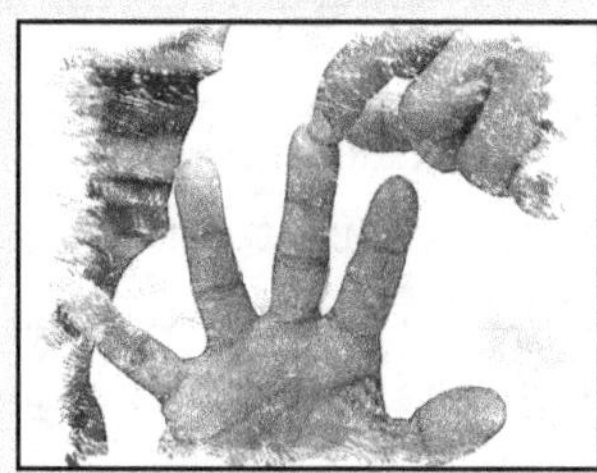

3) Kotirohto -Dr. Naramin tehokas ikiaikainen kotirohto vastustuskyvyn vahvistamiseen:

    1 tl hunajaa
    1/2 tl inkiväärimehua
    1/2 tl kurkumajauhetta
    1/4 tl kanelijauhetta
    11-12 Tulsin (pyhä basilika) lehteä
    1/8 tl neilikkajauhetta
    1 valkosipulinkynsi (jos vältät valkosipulia uskonnollisista syistä, voit jättää sen pois) sekoita kaikki puoleen lasilliseen lämmintä vettä ja juo 2-4 kertaa päivässä.

4) Yrttirohdot - Dr. Giovannin antama yrttisekoitus vastustuskyvyn tukemiseen sisälsi mm. granaattiomenan kuorta, intialaista tinosporaa, lakritsijuurta, holarrhena-kuorta, andrographis-juurta, inkivääriä ja Pyhäbasilikan lehtiä:

*Bonusmateriaali: Voit tutustua Amrapalin salaisuuksiin verkossa jäsensivustolla: MyAncientSecrets.com/Belong.

*Muista, että lääketieteellinen vastuuvapauslauseke koskee kaikkea tässä kirjassa tai verkossa olevaa materiaalia.

Tässä kirjassa mainitut yrttirohtosekoitukset*

Dr. Naram loi yli 300 yrttirohtoa, joiden avulla hän auttoi ihmisiä paranemaan syvemmin. Hänellä oli niille eri nimet eri maissa. Hän loi nämä sekoitukset käyttäen mestariltaan oppimiaan periaatteita, muinaisia käsikirjoituksia ja laajaa kokemustaan yli miljoonan ihmisen auttamisesta yli 36 vuoden aikana. Näin, miten hän käytti salaisia ikiaikaisia prosesseja tuodakseen esiin tiettyjen ainesosien yhdistelmien alkemistiset hyödyt, käyttäen samalla nykyaikaisia tieteellisiä välineitä varmistaakseen tuotteiden puhtauden, standardoinnin ja turvallisuuden. Toiveeni on, että kaikki, jotka luovat yrttivalmisteita tekisivät sen samalla huippuosaamisen tasolla. Kaikkien käyttämiesi kasviperäisten lisäravinteiden kohdalla on hyvä tarkistaa, sisältävätkö ne tuoreita ainesosia, ja varmistaa, etteivät ne sisällä raskasmetalleja.

Tämä on vain opetustarkoitukseen tarkoitettu taulukko, jossa luetellaan muutamien tässä kirjassa mainittujen kasviperäisten valmisteiden joitakin ainesosia. Taulukon tarkoitus ei ole olla tyhjentävä tai kattava luettelo. Jos haluat lisätietoa tästä aiheesta, hae netistä tai etsi hyvä opettaja.

*Tukee terveellistä toimintaa:	*Jotkut kasviperäiset kaavat voivat sisältää tällaisia ainesosia:
Verenpaine	arjunankuori, rohtosammakonputki, boerhavia, violetti tephrosia, valkosipuli
Aivojen toiminta	aitoelämänlanka, gotu kola, vesihyssoppi, shatavari, valkoinen kurpitsa, sellastruksen siemenöljy
Rauhoittuminen	ashwaganda, vesihyssoppi, gotu kola, kääpiö elämänlanka, kurkuma ja lakritsi
Hiukset	seesamiöljy, Amla, Rohtosammakonputki, Noronepikki, neem, saippuamarja, hennanlehdet
Vastustuskyky	granaattiomenan kuori, intian tinospora (guduchi), lakritsijuuri, holarrhena-kuori, inkivääri ja Pyhäbasilikanlehdet

Nivelet	siipipuunkuori, intian frankinsensi, siveydenpuun-lehdet, inkivääri ja guggul-kumihartsi
Maksa	phlanthus, Indian tinospora (guduchi), boerhavia, chebulic myrobalin (haritaki), andrographus, kaprispensas
Keuhkot	granaattiomena, keltajuuri, valkopantterinkita lehdet, lakritsijuuri, Pyhäbasilika (Tulsi), belahedel-mäpuun juuret, fragrant padri -puun juuret
Miesten hormonit	seesaminsiemen, okarennokki, intian tinospora (guduchi), ashwaganda, intian kudzu ja samettipa-vun siemenet (mucuna pruriens)
Lihakset/nivelet	piparminttu, lamosalali, oroxylum, pluchea, kaneliöljy, inkivääri, sädekaislanjuuri, kurkuma, siveydenpuunlehdet
Iho	neem, kurkuma, kookosöljy, Pyhäbasilika (Tulsi) sweet indrajao, kaneli, kardemumma, intian kultasadekassia, amla, intianmerantipuu, ja mustapippuri
Naisten hormonit	fenkoli, shatavari, selleri, siveydenpuunsiemenet, devil's cotton -puun juuret, temppeliasoka-puun kuori ja kumina

Huomautus yrttirohdoista ja kotirohdoista

Mikäli jotkut ainesosat yrttirohtoihin ei ole saatavilla maassasi, älä huolestu. On vielä paljon muuta, mitä voit tehdä.

Muistatko Siddha-Vedan kuusi avainta? Voit muuttaa ruokavaliota, painaa marmaa shakti -pisteitä tai valmistaa kotirohtoja omassa keittiössäsi olevista aineksista. Dr. Naram mukautti usein rohtojen ainesosia ihmisten kunnon, kehotyypin, iän, sukupuolen ja joskus myös asuinympäristön perusteella. Hän kiinnitti huomiota myös siihen, mitä heidän kehoissaan tapahtui heidän käyttäessä rohtoja, ja teki muutoksia tarpeen mukaan. Kuuntele siis kehoasi kaikessa, mitä teet, ja jos voit, etsi avuksesi hyvä lääkäri. Dr. Naram sanoisi: "Tuhannen kilometrin matka alkaa yhdestä askeleesta. Aloita siitä, mitä sinulla on, ja tee mitä voit." Luota sitten siihen, että mikäli tarvitset jotain, sinua ohjataan - mitä se sitten onkaan.

*Lue tässä kirjassa tai verkossa olevien lääkkeiden osalta lääketieteelliset vastuuvapauslausekkeet.

Hauskoja Kuvia Ja Siunauksia

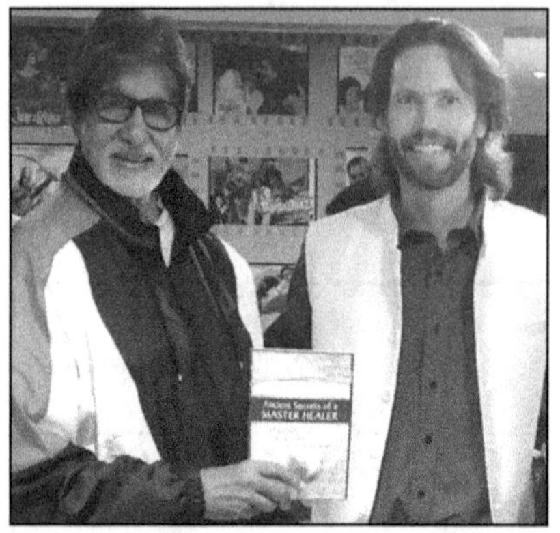

Dr. Clint G. Rogers Bollywood tähti Amitabh Bachchan kanssa

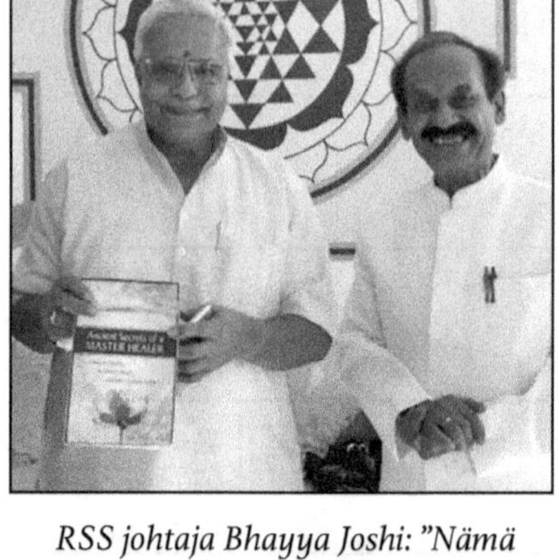

RSS johtaja Bhayya Joshi: "Nämä salaisuudet ovat korvaamaton aarre, josta ihmiset Intiassa ja kaikkialla maailmassa voivat olla ylpeitä"

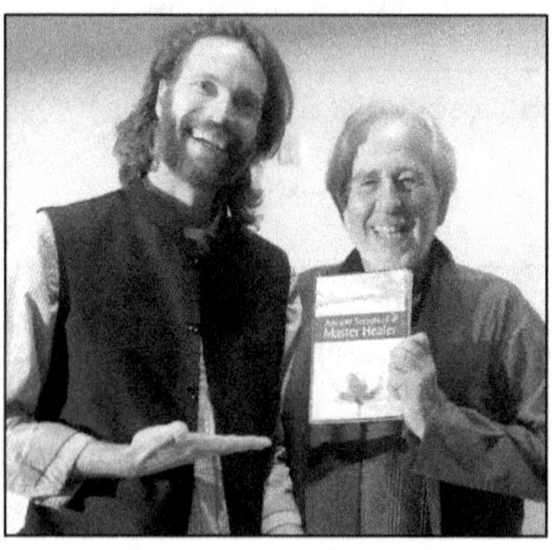

Dr. Clint G. Rogers biologi ja menestyskirjailija Dr. Bruce Liptonin seurassa

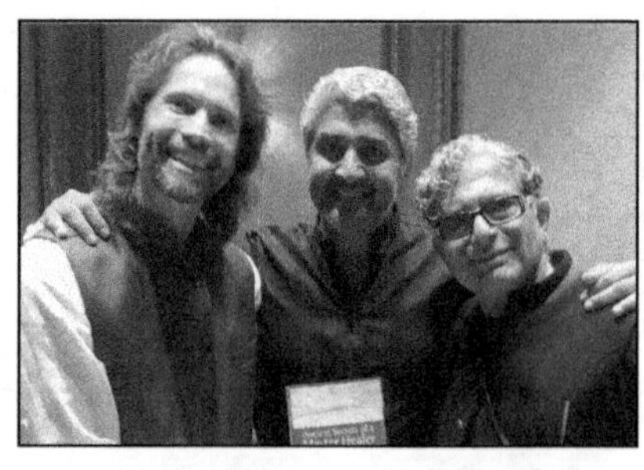

Dr. Clint G. Rogers Poonacha Machaiahin ja Dr. Deepak Chopran kanssa

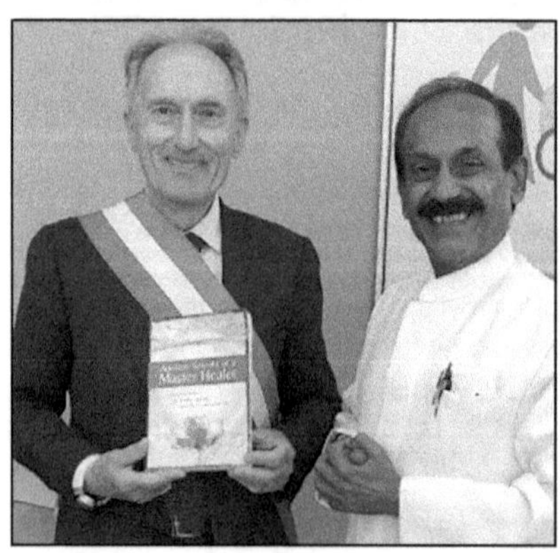

Pietro Tanzini, Buchinen pormestari Toscanassa kutsuu Dr. Naramia "PARANTAVAKSI GURUKSI ".

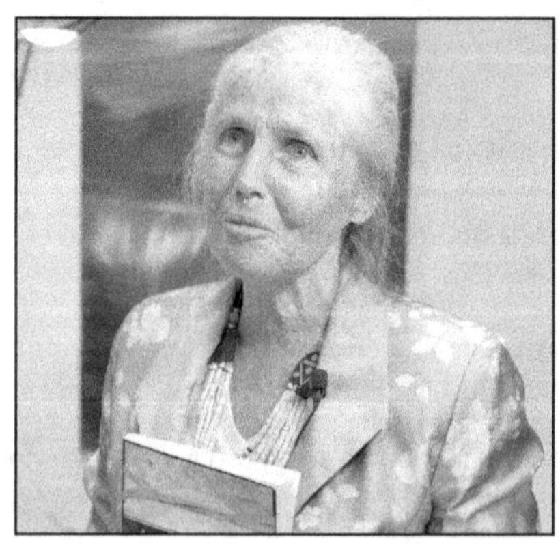

Dr. Dagmar Uecker, arvostettu saksalainen lääkäri, kutsui Dr. Naramin joka vuosi klinikalleen ratkaisemaan tapauksia, joita kukaan muu ei osannut ratkaista.

Hyviä uutisia! Monet suuret pyhimykset ja mestarit, ovat siunanneet kaikkia, jotka omistavat ja antavat eteenpäin tämän kirjan. Heidän joukossaan ovat:

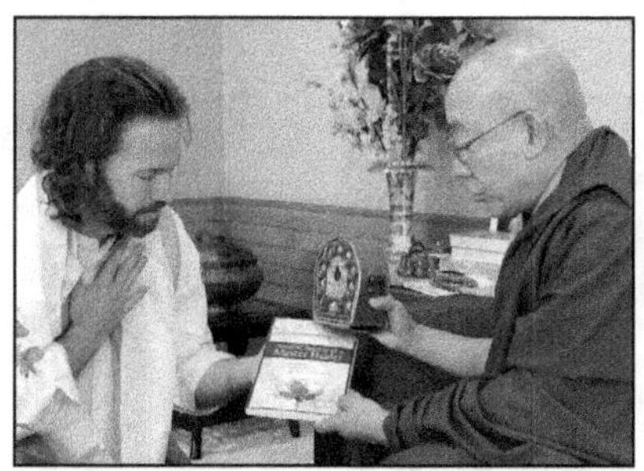

Hänen Pyhyytensä 14. Dalai Laman oraakkeli

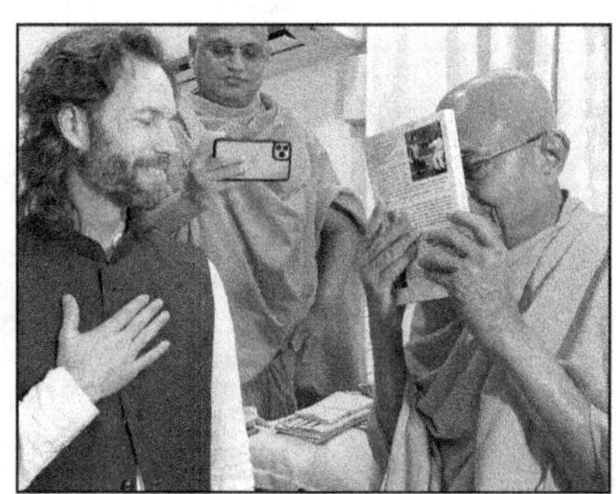

Hänen Pyhyytensä Hariprasad Swami

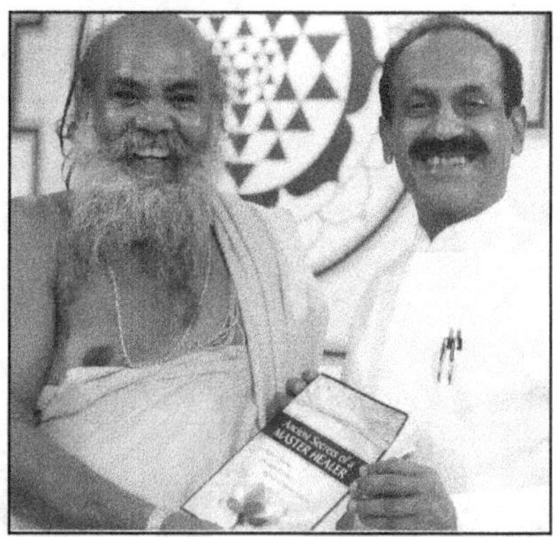

Das Ji Maharaj

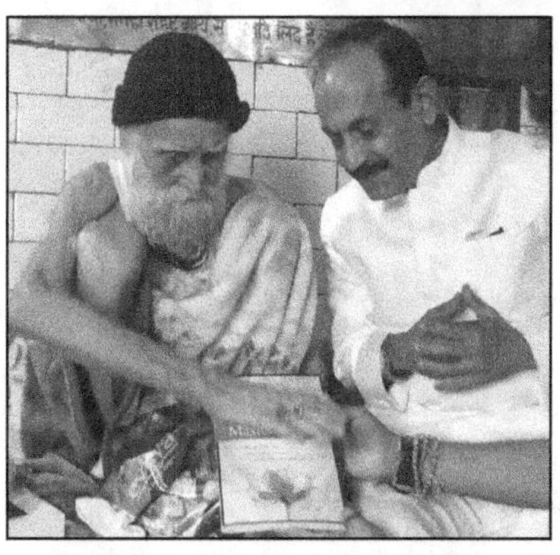

Dr. Tyaginath Aghori Baba

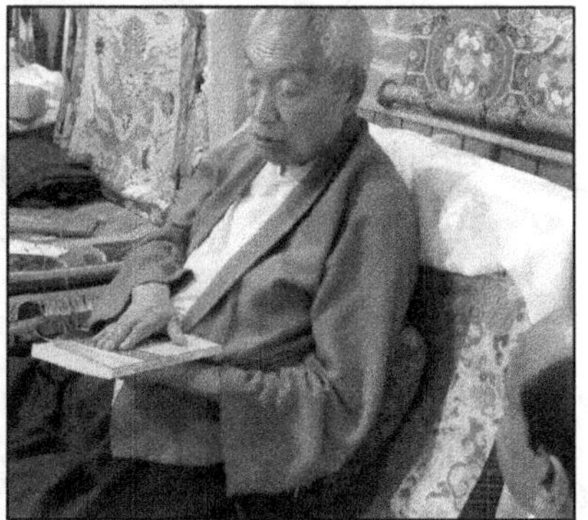

Hänen korkea-arvoisuutensa Namkha Drimed Ranjam Rinpoche

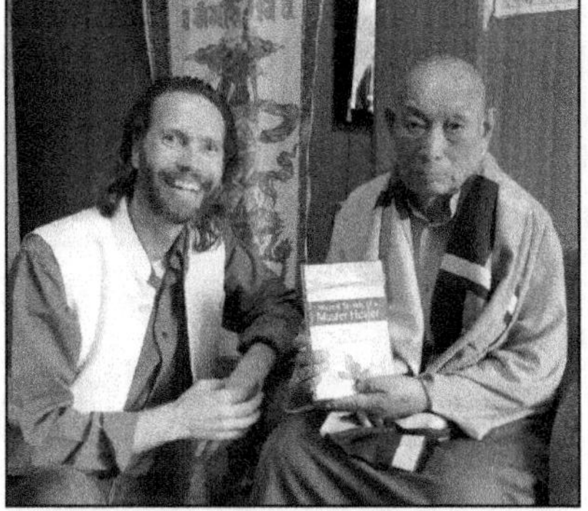

Dr. Yeshi Dhonde, Tiibetiläinen parantaja

*Lisätietoa heidän siunauksistaan ja muista monien eri perinteiden hengellisten johtajien antamista siunauksista löytyy osoitteesta MyAncientSecrets.com

Pyhimysten, Oppineiden Ja Tukijoiden Kirjeitä:

Hänen Pyhyytensä Hariprasad Swami, Yogi Divine Society (Yogi Divine Society).

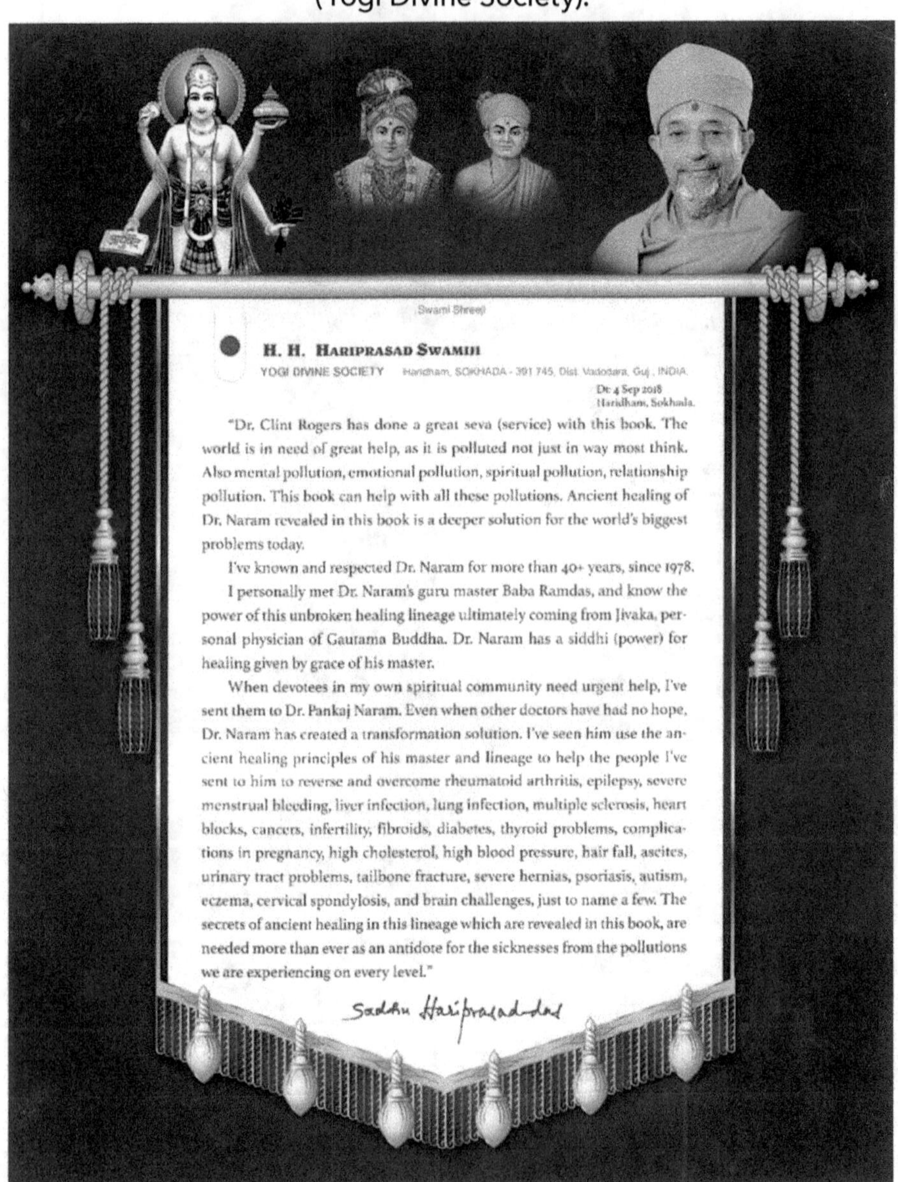

"Dr. Clint Rogers has done a great seva (service) with this book. The world is in need of great help, as it is polluted not just in way most think. Also mental pollution, emotional pollution, spiritual pollution, relationship pollution. This book can help with all these pollutions. Ancient healing of Dr. Naram revealed in this book is a deeper solution for the world's biggest problems today.

I've known and respected Dr. Naram for more than 40+ years, since 1978.

I personally met Dr. Naram's guru master Baba Ramdas, and know the power of this unbroken healing lineage ultimately coming from Jivaka, personal physician of Gautama Buddha. Dr. Naram has a siddhi (power) for healing given by grace of his master.

When devotees in my own spiritual community need urgent help, I've sent them to Dr. Pankaj Naram. Even when other doctors have had no hope, Dr. Naram has created a transformation solution. I've seen him use the ancient healing principles of his master and lineage to help the people I've sent to him to reverse and overcome rheumatoid arthritis, epilepsy, severe menstrual bleeding, liver infection, lung infection, multiple sclerosis, heart blocks, cancers, infertility, fibroids, diabetes, thyroid problems, complications in pregnancy, high cholesterol, high blood pressure, hair fall, ascites, urinary tract problems, tailbone fracture, severe hernias, psoriasis, autism, eczema, cervical spondylosis, and brain challenges, just to name a few. The secrets of ancient healing in this lineage which are revealed in this book, are needed more than ever as an antidote for the sicknesses from the pollutions we are experiencing on every level."

Sadhu Hariprasaddas

Hänen Pyhyytensä 14. Dalai Laman oraakkeli

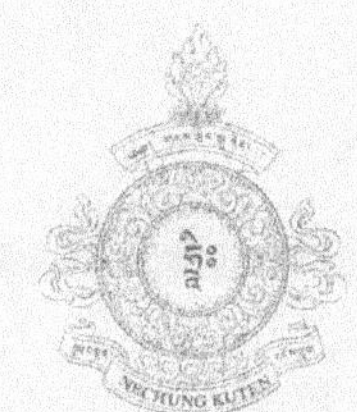

ༀ། །གནས་ཆུང་སྨྱུ་ཏེན། །

Ven. Thupten Ngodup

(The Medium of Tibet's Chief State Oracle)
Nechung Dorje Drayangling Monastery

"I am very much interested in Clint Rogers' upcoming book of Ancient Secrets of a Master Healer, because it is exactly related with Lord Buddha's teachings - 'Oh Bhikshus & Wise men, as one assays gold by rubbing, cutting & melting, so examine well my words & accept them. But not because you respect me.'

Clint Rogers has researched thoroughly about Dr. Naram's lineage of ancient techniques to cure lots of illness, especially in this century where there are so many different diseases. It is very necessary to combine both ancient and modern techniques of healing. My blessing and prayer is on this book and the millions who will read it, that their lives will be blessed with deep healing, happiness, and peace of mind."

Ven. Thupten Ngodup (Medium of Tibet's Chief State Oracle)

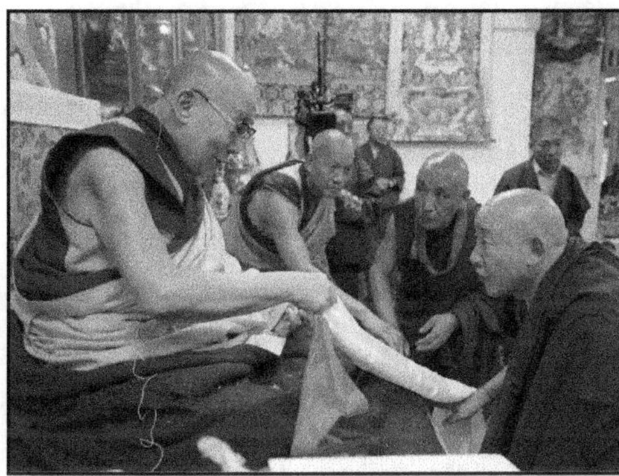

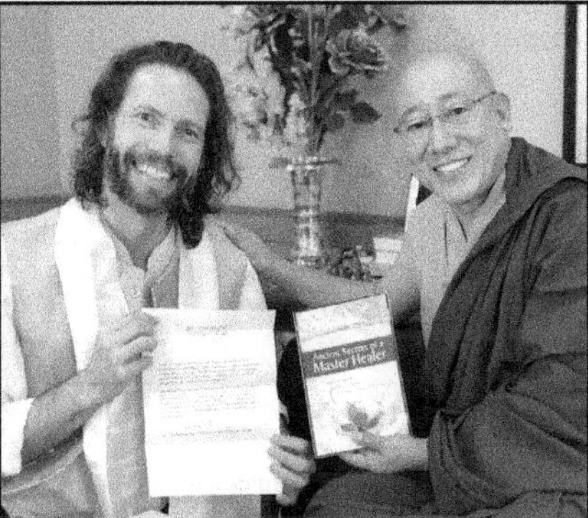

Mrs. World Supermalli & Harvardissa koulutettu lääkäri

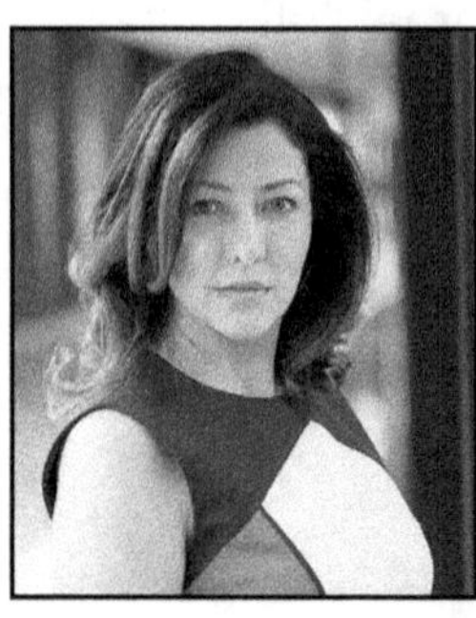

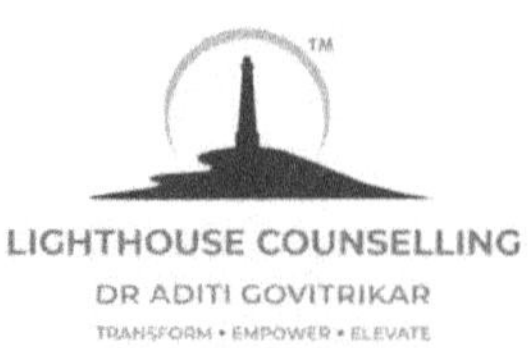

This book "Ancient Secrets of a Master Healer" by Dr. Clint G Rogers is a gift, and I want not only the people I love but every single person on this planet to read it. It is written from the heart, with timeless wisdom integrated into each engaging story—and acts like a bible of time-tested home remedies you can apply whenever you need them.

The first chapter pulled me in, and I didn't want to put it down... it was so intriguing. Simple and easy to read, it kept me on the edge of my seat always wondering, what's next?

I loved the way the stories throughout were interwoven with profound, timeless wisdom (or 'gyan' as we call it in India). It is practical and inspiring — getting me to ask important questions that make my life better—physically, emotionally and spiritually.

This book is like the Gita (or the Bible, Quran, etc) — whatever age or stage of life you are in, you will benefit from reading it. Everyone can find wisdom in it that applies to what you are experiencing at this point in your life. And every time you read it, you will find something new.

As a mother, I want every child to read the book. As a woman and model, I'm excited to apply the ancient secrets in it to look and feel younger. And as a medical doctor, I appreciate how this ancient healing science resets the body from the core. I've come to realize only ego keeps any doctor or healer from accepting the effectiveness of other forms of treatment that are different from the one that they personally practice.

With the unexpected passing of Dr. Naram, this book is needed now more than ever. As I approached the last chapter, I kept wishing the story would not end. I'm already looking forward to Dr. Clint G Rogers publishing the next book!

~ Dr. Aditi Govitrikar (Medical doctor, Harvard trained Psychologist, Mrs. World, Supermodel and Actress)

V Care Polyclinic, La Magasin, Above Roopkala Showroom, SV Road, Santacruz-54
022-26050846, 91-9820108600 | info@lighthousecounsellingcentre.com

Intian arvostetuimpiin liike-elämän imperiumeihin kuuluvan L&T:n puheenjohtaja

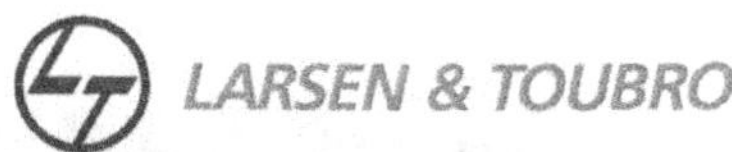

LARSEN & TOUBRO

A. M. Naik
Group Chairman

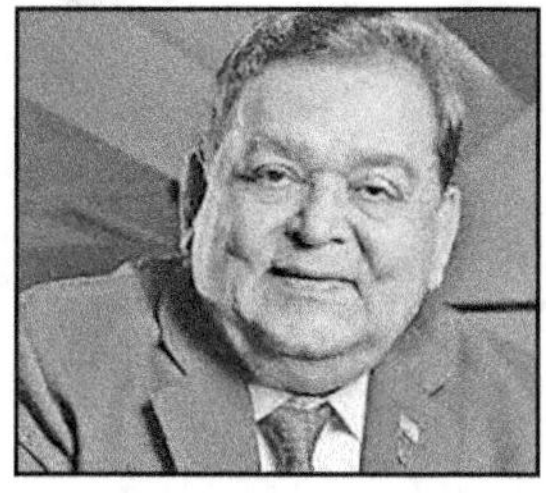

September 05, 2018

Ancient Secrets of a Master Healer

I have known Dr. Pankaj Naram for over 30 years, and seen his mission to spread healing across the world grow steadily over time.

I am delighted to have been asked to write the recommendation for this book as we share common values of integrity, hard work and most importantly, unwavering passion for whatever we may do – including propagating the relevance of ancient healing teachings in modern society.

Dr. Naram has brought to the world, ancient healing practices that had been lost over the generations. Moreover, he has helped demystify these practices and share them in a manner that can be adopted by just about anyone.

Even after touching the lives of over a million people across the globe, his devotion to his cause keeps him going from strength to strength. At an age when most people would retire, he is more passionate than ever about protecting, preserving, and bringing to the forefront ancient healing secrets (gleaned from the handwritten manuscripts of the Himalayan masters) to help heal this world more effectively.

I am sure that you will find Dr. Naram's life story as shared by university researcher Dr. Clint Rogers truly fascinating and inspiring, as you discover gems of ancient wisdom that you can apply in your daily life in this book.

I wish him all the best in his noble endeavour.

Best Regards,

A. M. Naik
Group Chairman - Larsen & Toubro

Larsen & Toubro Limited, Landmark Bldg., 'A' Wing, Suren Road, Chakala, Andheri (East), Mumbai - 400 093, INDIA
Tel: +91 22 6696 5333   Fax: +91 22 6696 5334   Email: amn@Larsentoubro.com   www.Larsentoubro.com
Registered Office: L&T House, N. M. Marg, Ballard Estate, Mumbai - 400 001, INDIA   CIN: L99999MH1946PLC004768

Hänen Pyhyytensä, Divine Premben

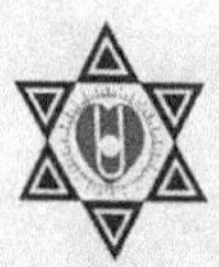

"Dr Pankaj Naram is a world authority in Ancient Healing Secrets.

My Guru H.H.Hariprasad Swami Maharaj (Founder - President of Yogi Divine Society) has known Dr Pankaj Naram for more than 40 years.

This book inspires one to infuse Dr Pankaj Naram's Ancient Healing Secrets in ones daily life. He helps people with diet, lifestyle, herbs, home remedies for immense energy, healthy and happy life.

I have always been touched by Dr Pankaj Naram's mission to bring the benefits into every heart and every home on earth through the Ancient Healing.

I am taking his medicine for diabetes and cholesterol and have had extraordinary results. Many Sadhvis in Bhakti Ashram (Yogi Mahila Kendra) are taking His medicines and have had incredible effect and some completely cured. Whether it be diabetes, thyroid, arthritis, joint pain, back pain asthma, and more. His Marma works wonders on people with critical condition. Dr Naram also put many of us on vegan, gluten-free diet with his herbal supplements, exercise and panchakarma. All having amazing results.

I thank Clint G Rogers for this magnificent book which every human should read."

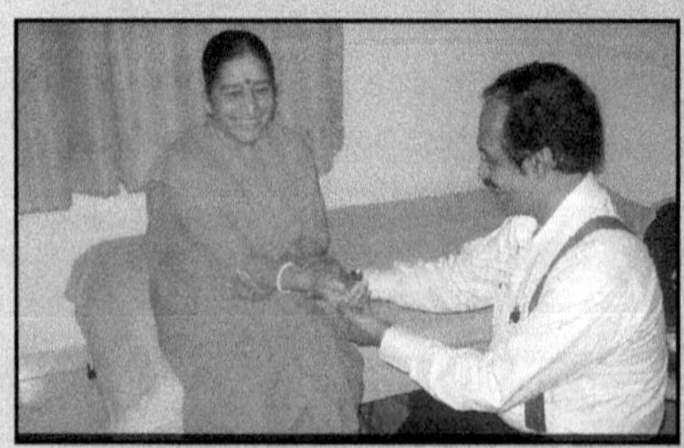

Sadhvi Suhrad

Shadhvi suhrad.

Ravitsemustutkimussäätiön johtaja & kuusinkertainen
NY Timesin bestseller-kirjailija

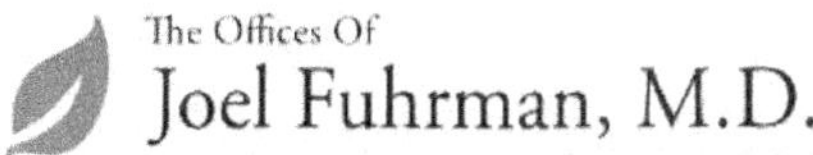

The Offices Of

Joel Fuhrman, M.D.

June 18, 2019

I appreciate Clint's friendship and comradery. He has been very interested in the extensive research I've done on how a Nutritarian diet can completely reverse health challenges like diabetes, high blood pressure, heart disease, obesity, autoimmune disease and more. My life's research, as shared through my books and PBS TV shows, demonstrates how the health problems we face are directly related to the food we eat, and that making changes in our food greatly impacts our physical, mental, and emotional health in significant ways.

Remarkable stories of people reversing all kinds of illness and diseases are not 'medical miracles'. These results are predictable when you follow certain principles. Health is your right and accessible to anyone. The problem is the toxic foods, lifestyle, and medications most people consume which put stress on our tissues year after year until they finally break down. The good news is you can heal from virtually any illness and avoid sickness to begin with, if you want to. The human body is already inherently an amazing self-repairing, self-healing machine when you simply feed it optimally with the right foods and habits.

What I love about Clint is that he is a seeker of truth with a curiosity that has led him on a unique path and mission. He has impressive knowledge of useful but generally unknown ancient healing techniques. At one point while we were in Mexico together my wife became ill with a severe digestive problem (sometimes called Montezuma's revenge). Clint quickly helped her with a remedy he knew from Dr. Naram, which we were surprised and delighted that she was well the next day. What I respect most of all is Clint's heart and powerful desire to have good will for all people. I wish him all the best with this book and in his overall mission to help humanity.

Joel Fuhrman, M.D.

President Nutritional Research Foundation

6 times NY Times Bestselling Author

4 Walter E Foran Boulevard, Suite 409, Flemington New Jersey 08822 Phone: (908) 237-0200 · Fax (908) 237-0210 · Web www.DrFuhrman.com

Muita hyviä kirjeitä löytyy verkosta.

Vielä Yksi Hauska Tarina

Kathmandussa, Nepalissa, on Swayambunath niminen temppeli, (joka tunnetaan kutsumanimellä "apinatemppeli"). Tässä paikassa Dr. Naram aloitti pulssinluennan opiskelun mestarinsa kanssa. Valmistellessamme tämän kirjan julkaisemista Dr. Naram ja minä (Dr. Clint) menimme temppeliin kiittämään. Laskin kirjan hetkeksi ottaakseni siitä kuvia kaunista taustaa vasten... ja sen seurauksena tämä mitä odottamattomin tapahtui!!

Yli neljänsadan vapaasti alueella vaeltavan apinan epävirallinen hoitaja Aghori Kabiraj oli järkyttynyt nähdessään kuvat. Hän sanoi, ettei ollut koskaan ennen nähnyt mitään tällaista tapahtuvan. Hänen

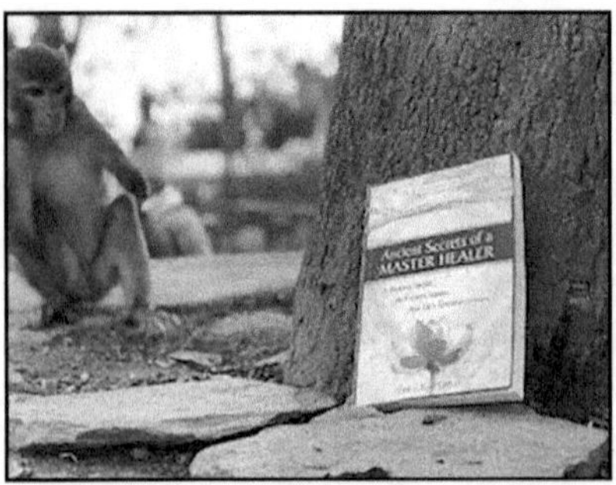

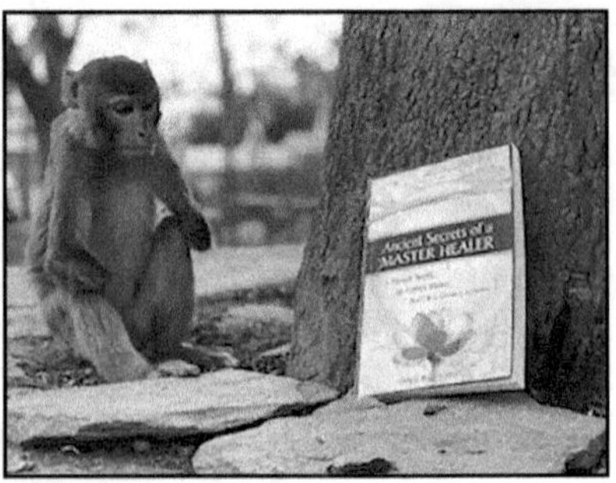

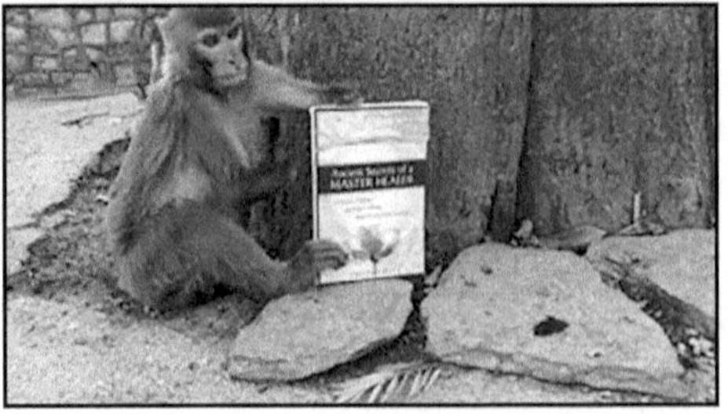

Kädetön "Tantra-apina" tuli
paikalle, otti kirjan ja piteli
sitä varovasti.

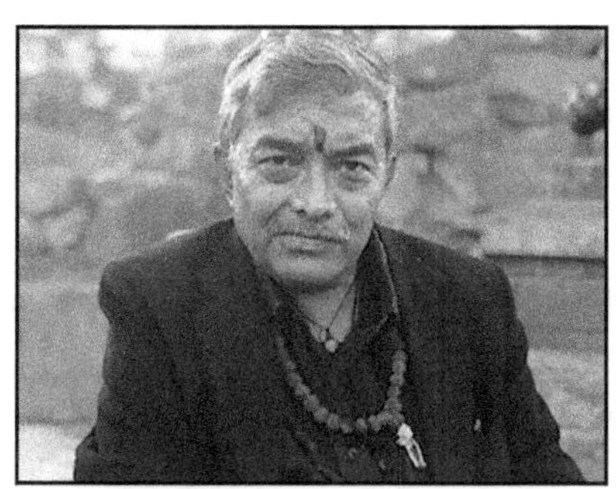

Aghori Kabiraj

mukaansa kyseessä ei ollut mikä tahansa apina. Se on helposti tunnistettava, koska sillä ei ole käsiä ja tätä pidetään temppelin voimakkaimpana "tantra-apinana", apinajumala Lord Hanumanin edustajana.

"En usko silmiäni", hän sanoi. "Sinua kohtasi ihme!" Aghori Kabiraj korosti tämän siunauksen ainutlaatuista voimaa. "Hanuman on siunannut kaiken, mitä tässä kirjassa on, ja kuka tahansa, jolla on yksi näistä kirjoista kotonaan ja elämässään, hänet siunataan tuolla jumalallisella suojelulla, eheytymisellä sekä kaikkien esteiden poistamisella."

"Länsimaisena skeptikkona" en rehellisesti sanottuna tiennyt, mitä ajatella tästä koko tilanteesta. Koska kuitenkin tunsin jumalallisen voiman siunauksen tämän kirjan luomisessa, olin kiitollinen tämän aghori-mestarin tunnustuksesta siitä, että kun teillä on nyt tämä kirja käsissänne, on se vahva merkki jumalallisesta siunauksesta myös teidän elämässänne.

Namaste.

Kirjailijasta

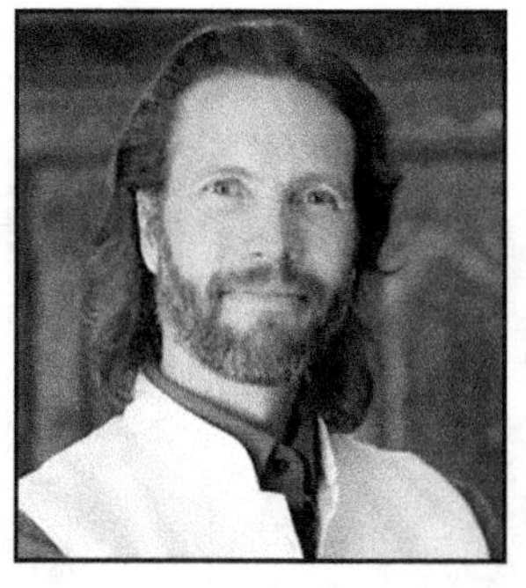

Dr. Clint G. Rogers, PhD, on yliopistotutkija, jolla ei ollut aikaa "vaihtoehtolääketieteelle". Koska hän suhtautui epäilevästi kaikkiin länsimaisen tieteen ulkopuolella esiintyviin ilmiöihin, hän kohtasi Dr. Naramin muinaisen parantamisen maailman valmiina väheksymään ja vähättelemään kaikkea näkemäänsä.

Sitten moderni lääketiede kuitenkin petti hänen oman isänsä, ja Dr. Clint etsi epätoivoisesti ratkaisua pitääkseen isänsä hengissä.

TEDx-puheessaan, joka on tavoittanut miljoonia ihmisiä, ja tässä uudessa läpimurtokirjassaan *Ancient Secrets of a Master Healer* Dr. Clint paljastaa, kuinka rakkaus isää kohtaan nosti hänet loogisena tai mahdollisena pitämänsä rajan yli maailmaan, jossa 'parantavat ihmeet' ovat jokapäiväisiä.

Tämän kirjan julkaisemisen aikaan Dr. Clint oli viettänyt yli 10 vuotta matkoilla Dr. Naramin kanssa, dokumentoiden ikiaikaisia salaisuuksia ja auttaen yhä useampia ihmisiä tiedostamaan niiden olemassaolon.

Tämän kirjan ja TEDx-puheen lisäksi Dr. Clint suunnitteli ja opetti yhdessä Dr. Naramin kanssa Berliinissä, Saksassa, yliopistollisen sertifikaattikurssin eri puolilta maailmaa tuleville loistaville lääkäreille, jotka halusivat oppia ja soveltaa näitä muinaisia parantavia salaisuuksia.

Dr. Clint on tällä hetkellä *Wisdom of the World Wellnessin* toimitusjohtaja. Tämä on organisaatio, jossa unelmoijat ja tekijät etsivät planeetan parhaita viisauksia kaikkien hyväksi.

Hän on myös valtuutettu *Ancient Secrets –säätiössä*, joka tukee Dr. Naramin rakastamia humanitaarisia toimia.

Dr. Clint haluaa intohimoisesti jakaa tämän muotoista syvemmän parantumisen sanomaa. Vaikka kaikki eivät ehkä valitsisikaan sitä, ainakin heidän olisi hyvä tietää, että heillä on valinnan mahdollisuus.

ILMAINEN BONUS

Tutustu muinaisiin parantamisen salaisuuksiin, jotka voivat muuttaa elämäsi.

Onko sinulla tai jollakulla rakkaallasi jokin haaste:

- ✓ Fyysinen
- ✓ Psyykkinen
- ✓ Emotionaalinen
- ✓ Henkinen

Haluatko helpotusta vaivaan, joka on vaivannut sinua jo vuosia?

Lahjana sinulle, löydät ILMAISELTA jäsensivustoltamme tämän kirjan kaikki linkit, videot ja lähteet.

Voit rekisteröityä osoitteessa:
www.MyAncientSecrets.com/Belong

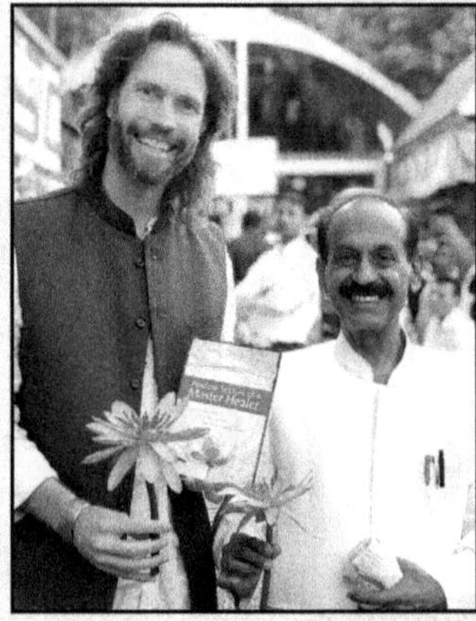

Tohtori Clint G. Rogers &
Dr. Naram

ILMAISELLA JÄSENSIVUSTOLLA löydät mm. seuraavat aiheet?:

- ✓ Miten vähentää ahdistusta nopeasti
- ✓ Miten laihtua ja pitää paino kurissa
- ✓ Miten lisätä energiaa ja vastustuskykyä
- ✓ Miten lievittää nivelkipuja ruokavalion avulla
- ✓ Miten parantaa muistia ja keskittymiskykyä
- ✓ Miten löytää elämän tarkoitus
- ✓ Ja paljon muuta...

Auttaaksesi itseäsi ja muita saat jokaiseen lukuun liittyvät videot, jotka havainnollistavat tämän kirjan salaisuuksia.

Lisäksi voit kokeilla voimallista peliä, jonka nimi on 30 päivää iki-aikaisen salaisen voimasi avaamiseen. Pelatessasi tulet huomaamaan miten voit välittömästi soveltaa muinaisia parantavia salaisuuksia elämässäsi. (HUOMAUTUS: Tämä sisältää pidemmälle edennyttä materiaalia, jota ei löydy kirjasta.)

Tutustu osoitteessa: MyAncientSecrets.com/Belong

www.ingramcontent.com/pod-product-compliance
Lightning Source LLC
Chambersburg PA
CBHW051755050726
47598CB00006B/2288